郑氏三杰中医学术经验丛书

郑惠伯医集

主　审：郑邦本　王光富　郑家本

主　编：蒋　飞　陈代斌　郑建本

副主编：余宗洋　龚　雪　牟方政　魏大荣
　　　　郑祥本

编　委：（以姓氏笔画为序）
　　　　王建晖　王剑雄　刘仁毅　苏一林
　　　　李　玲　郑　东　郑　丽　郑　波
　　　　郑佳昆　秦建设

全国百佳图书出版单位

中国中医药出版社

·北京·

图书在版编目（CIP）数据

郑惠伯医集 / 蒋飞，陈代斌，郑建本主编. —北京：
中国中医药出版社，2023.4

（郑氏三杰中医学术经验丛书）

ISBN 978-7-5132-7756-3

Ⅰ.①郑…　Ⅱ.①蒋…　②陈…　③郑…　Ⅲ.①中医临
床-经验-中国-现代　Ⅳ.①R249.7

中国版本图书馆 CIP 数据核字（2022）第 156386 号

中国中医药出版社出版

北京经济技术开发区科创十三街 31 号院二区 8 号楼
邮政编码　100176
传真　010-64405721
三河市同力彩印有限公司印刷
各地新华书店经销

开本 710×1000　1/16　印张 19.5　彩插 0.75　字数 347 千字
2023 年 4 月第 1 版　2023 年 4 月第 1 次印刷
书号　ISBN 978－7－5132－7756－3

定价　86.00 元
网址　www.cptcm.com

服 务 热 线　010-64405510
购 书 热 线　010-89535836
维 权 打 假　010-64405753

微信服务号　zgzyycbs
微商城网址　https://kdt.im/LIdUGr
官 方 微 博　http://e.weibo.com/cptcm
天猫旗舰店网址　https://zgzyycbs.tmall.com

如有印装质量问题请与本社出版部联系（010-64405510）
版权专有　侵权必究

郑氏三杰中医学术经验丛书
编审委员会

编 审 单 位：重庆三峡医药高等专科学校

重庆大学附属三峡医院（重庆三峡中心医院）

学 术 顾 问：郑邦本　郑家本　王光富

主 任 委 员：陈地龙　张先祥

副主任委员：牟华明　谭　工

主　　　编：陈代斌

主　　　审：郑邦本

副　主　编：郑建本　郑祥本　牟方政

编　　　委：（以姓氏笔画为序）

王顺德　王家陟　尧传翔　李柏群

杨　昆　余宗洋　张文涛　张绍林

陈晓霞　罗红柳　郑　丽　郑　波

胡　波　胡江华　秦　超　秦建设

徐　冬　黄玉静　龚　雪　蒋　飞

曾凌文　漆辉莲　熊　燕　魏大荣

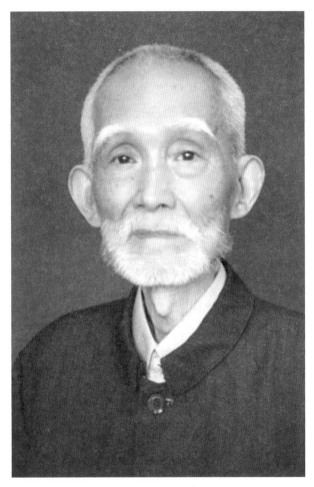

郑惠伯先生（1914—2003）

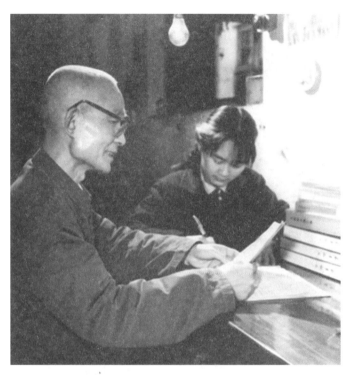

1978 年郑惠伯先生指导女儿郑建本学习中医

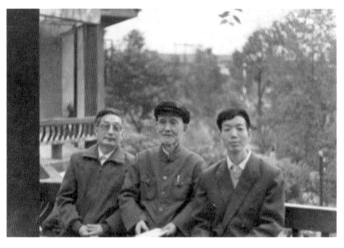

1993 年春，全国首批老中医药专家学术经验继承工作指导老师郑惠伯先生（中）与学术经验继承人郑邦本先生（左）、王光富先生（右）合影

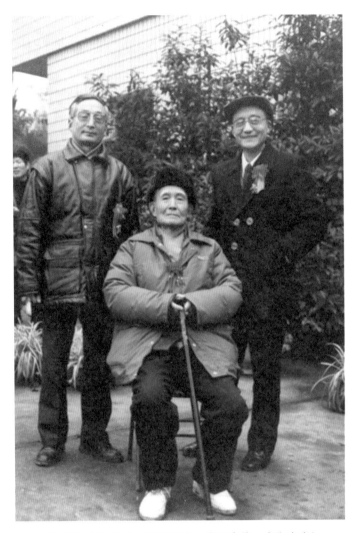

“郑氏三杰”合影（左郑邦本，中郑惠伯，右郑家本）

照片说明：1994年2月1日上午9时许，“郑氏三杰”在“国务院政府特殊津贴领证会”（在原四川万县市委中型会议室召开）后，在场外接受媒体记者采访时。

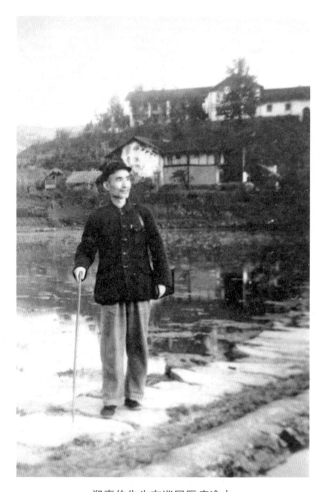

郑惠伯先生在巡回医疗途中

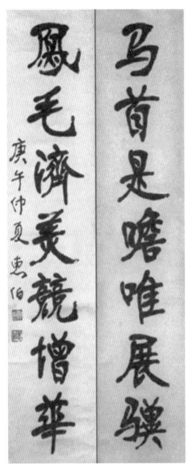

郑惠伯先生书法对联

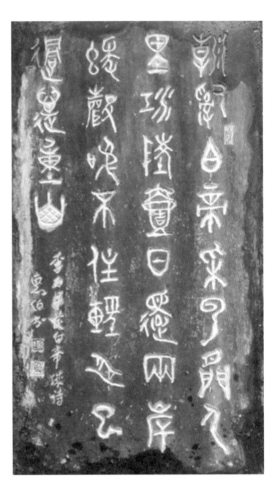

郑惠伯先生书法碑刻

序一

    1979年春，我应万县地区中医药学会（万州区中医药学会前身）之邀，前往美丽江城万州进行中医学术交流，并借机拜会著名中医专家郑惠伯老师，当面请教，又与郑老侄子郑邦本、郑家本两位中医后起之秀亲切交谈，有缘幸会，惺惺相惜，相聚甚欢。此后与郑氏三位师友热情交往至今已有40余年。1994年2月15日，见到《健康报》报道他们三位同时荣获国务院政府特殊津贴的喜讯，我特别高兴，为这郑氏三杰叫好。此后，我特邀惠伯先生为重庆市中医药学会50周年纪念画册题词，郑老仙逝后，他留下的这幅珍贵墨宝就是对他的真切怀念。时至今日，得见其后辈整理的《郑惠伯医集》即将问世，这更加珍贵，承蒙受邀作序，撰写下读后之感。

    郑惠伯先生是渝东北地区非常杰出的中医专家，是首批全国500名老中医药专家学术经验继承工作指导老师之一，德艺双馨，为巴蜀名医，是我十分敬重的前辈。

    惠伯先生丰富和发展了渝东"夔门郑氏温病流派"，家学渊源，成就斐然，可谓中医家族传承的典范。我与郑氏一门诸位先生结下莫逆之交数十年，深知诸君皆诚笃君子，从实治学，谦逊谨严，一心一力耕耘在中医临床，疗效卓著，活人无算。

    惠伯先生长于中医世家，得家学与名师真传，枕籍经史，博采众长，衷中参西，克难斗疾，以挽急重症而著称，尤其擅长温病。他的学术思想经后人总结为"温热湿热，厘清属性；祛邪救正，先发制病；以方系病，以法创方；衷中参西，重视药理；细参四诊，见微知著"等方面。他创制的肺炎合剂、达原柴胡饮、加味四妙勇安汤、加味甘露消毒丹等经验方剂疗效确切，初学者直接套用，即可见效；有成者若能结合其以方系病、以法创方之意，自可明临床遣方之妙。惠伯先生根底深厚，医文并茂，在经史、诗词、书法方面造诣亦深，书法以行、篆、隶、魏碑见长，现万州文化名胜"太白仙岩"犹存先生题刻。

    惠伯先生一生勤奋学习工作，为弘扬中医药国粹鞠躬尽瘁。18岁即悬壶济世，耄耋之年仍坚持出诊不辍，忙于治病救人70年，积累了大量的临床经验。对于温病、尿毒症、重症肝炎、小儿肺炎等诸多疾病均做过深入专题研究，既积累了深厚的中医理论基础，又具备扎实全面的诊疗技能。还在中年之际主动学习西医学，以兼容并包的态度，透彻高明的见解，探索创新的勇气，衷中参西的优势，对西医学的多种疾病治疗均取得了突破性的疗效，实乃一代大医。

惠伯先生学养深厚，笔耕不辍，留下论文、讲稿数十篇，自创效验方数十方，有夙愿将自己一生之经验教训整理出版，以助后学，至今思之仍不胜怀念。喜其学术经验由其子孙及弟子整理编辑成《郑惠伯医集》，在即将出版之际，以之为序，深感荣幸。

马有度

2019 年冬

序 二

"岐黄风华清韵远，五代业医济人多。"

郑氏中医世家悬壶始于清道光年间，郑氏一脉青囊传承，名医辈出，名驰川渝。祖师爷钦安先生为清末蜀中名医，著名伤寒学家，著有《医理真传》《医法圆通》《伤寒恒论》三书，传世当今，受到历代扶阳学派临床医家的推崇和传承。

第二代传人仲宾先生，因参加同盟会从事革命活动，为避清政府追捕而移居夔州（今重庆奉节县）。针对当时温病瘟疫流行的状况，仲宾先生积数十年的临床实践经验，而奠定了"夔门郑氏温病流派"的基础，民国初期被知县侯昌镇誉为"儒医"，并刻字赠大匾，以资表彰。

第三代传人惠伯先生，以辨治温病急症而著称，为享受国务院政府津贴专家、全国著名中医，于1956年创建万县专区人民医院（今重庆大学附属三峡医院）中医科，为我院中医药事业的开拓者和奠基人。

第四代传人邦本先生和家本先生，擅长疑难病症的中医论治，均为享受国务院政府津贴专家和重庆市名中医。邦本先生年近八旬，长期坚持临床医疗和师承带徒工作，为把我院建成全国综合性医院中医药工作示范单位，做出了重要贡献。第四代传人中还有建本女士、祥本先生和光富先生，均系享有很高声誉的优秀中医专家。

第五代传人郑丽女士，就职于四川省中医药科学院附属医院，继承家学，妙手祛疾，深受好评。郑氏医学既注重家门一脉传承，也广泛带徒授业，在第五代传人中已有一批从师承中脱颖而出的外姓后起之秀。他们辛勤工作在临床、教学和科研第一线，成为继承和发扬郑氏中医学术经验的生力军。

郑氏家学渊源，成就斐然，影响深远，发人深思，值得悉心学习探讨。郑氏医家经过数代人的不懈努力，创建了"夔门郑氏温病流派"。《川派中医药源流与发展》一书，已将"夔门郑氏温病流派"列为温病学在四川地区的两大著名学派之一。"夔门郑氏温病流派"充分诠释了中医药文化底蕴及家学渊源对于中医药临床高端人才培养的重大意义，已成为祖传家学成功之典范。

20世纪90年代初，惠伯先生与其侄邦本先生、家本先生因医术精湛，德艺双馨，为三峡库区中医药事业贡献颇多，被誉为"郑氏三杰"，新华社曾发专稿《川东名医"郑氏三杰"同获国务院政府特殊津贴》。"郑氏三杰"在继承"夔门郑氏温病流派"基础上，又各自在内科、妇科、儿科等方面有所创新运用，这些宝贵的学术经验历经数十年的实践、归纳、总结、提炼，方编就《郑氏三杰中医学术经验丛书》，充分印证和体现了郑氏家学之精髓。

《郑氏三杰中医学术经验丛书》分为《郑惠伯医集》《郑邦本医集》和《郑家本医集》。每集内容包括"学术渊源及学术思想""医理心悟""经验方药""医案实录"等，均见解独到，极其实用。

本为家学秘传，而竟公开出版，此乃心系苍生、关爱生命、济世活人之举，以期弘扬国粹、传承学术、奉献社会、服务民众，体现了郑氏家风的博大胸怀，可谓仁心仁道也，故乐而为之序。

重庆大学附属三峡医院院长　张先祥

2021 年元旦

前 言

巴蜀悠悠，得天地之韵；长江浩浩，出三峡之险。巴山蜀水，自古人杰地灵，贤达辈出。论杏林一脉，可谓彬彬济济，十步之泽，必有芳草。

其中有郑氏一门，自清末始，以渝东夔门为基点，由郑仲宾奠基，郑惠伯大成，郑氏诸子侄拓展发扬，历经百余年，悬壶川渝，护佑乡梓，逐渐形成了特色鲜明、实用性强的温病学家传体系。《川派中医药源流与发展》一书称其为"夔门郑氏温病流派"，列为四川地区两大温病流派之一。2019 年 6 月"郑氏温病诊疗法"已成为重庆市非物质文化遗产。

郑公名方，字仲宾，幼师火神派大家郑钦安，后创"夔门郑氏温病流派"之雏形，并为其奠定良好之基础，惜其著作毁于战火硝烟。其子郑惠伯先生，系首批全国老中医药专家学术经验继承工作指导老师，享受国务院政府特殊津贴，主任中医师，临床工作 70 余年，德术双馨，承祖学又拜名家，凝理念而构框架，秉古训兼参西学，创方剂并立治法。杏林一念，岐黄一生，世事浮沉不改其志，贫富冷暖不变其心，后学纷纷，共济疾困。惠伯先生是创建"夔门郑氏温病流派"集大成者，也是流派绽放光华的铺路人。憾其有生之年，未能将其毕生经验汇成一书。

时有机缘，在中国中医药出版社的关注和支持下，《郑惠伯医集》终于完成编写并即将出版。其目的一是贯彻国家发展中医药、促进中医药继承工作的精神；二是完成先生遗愿；三是与同道分享，交流经验，帮助后学。本书首次全面系统总结郑惠伯先生的临床经验，以惠伯先生的笔记、录音、论文、讲稿、自传等资料为基础，结合传人应用理解而成，计有"医家小传""学术渊源及学术思想""专病论治""经验方药""医案实录""诊余漫笔""薪火传承""年谱"8 个篇目，辑有"专病论治"12 篇，经验方 23 首，医案 87 则，内容涵盖内、外、妇、儿诸科，突出了温病、急危重症诊治。此专辑是郑惠伯先生习医、执教、科研 70 余年的精华所聚，除通过严谨的理论思辨外，还经过了数代人临床实践的千锤百炼。

本书的编写出版工作得到重庆三峡医药高等专科学校、重庆大学附属三峡医院领导及中国中医药出版社的重视和大力支持，同时也得到惠伯先生的女儿郑建本女士、女婿王光富先生，侄子郑邦本、郑家本、郑祥本诸先生的共同指导。在书稿审读、修改过程中，众多朋友与后学者（郑仁尧、余宗洋、龚雪、牟方政、魏大荣、郑波、秦建设、蒋谷等）为其付出了辛勤的劳动。在此，特向关心支持本书出版的单位和友人致以由衷的谢意！《郑氏三杰中医学术经验丛书》的总主编陈代斌先生，长期致力于长江三峡地区中医药相关史料的搜集，此次整理提供了20世纪30年代载于《起华医药杂志》的多份电子文献史料，甚为难得，并一直督促关注本书进展，特此致谢。

我是先生的外孙女婿，承担医集主编任务，内心忐忑，只有全力以赴，期医集可读，以了却祖辈之夙念，并与诸君共建岐黄之路。

本书是按照郑邦本先生拟定并在第一次编审工作会上通过的《郑氏三杰中医学术经验丛书》编写大纲的要求进行整理完成的。在编写本书的过程中，作者们尽最大努力工作，限于时间、整理者的学识和水平，书中难免存在不当或错讹之处，敬请读者朋友不吝赐教，以便再版时修订完善。

蒋　飞

2022 年春于万州

目 录

郑惠伯小传

郑惠伯（1914—2003），重庆奉节县永安镇人，祖籍四川成都。首批全国老中医药专家学术经验继承工作指导老师，主任中医师，享受国务院政府特殊津贴。

其父郑方，字仲宾，蜀中名医。幼时拜义父为师，即"火神派"创始人郑钦安，后毕业于京师大学堂，医文并茂，授业奉节"昭文私塾"，创建"泰和祥"中医药馆，名动川东。惠伯先生幼循家训，耳濡目染，遂有岐黄之意。总角之岁，入昭文私塾，随父学医，并学西文、博物（相当于现在的自然科学）等，广览群书，形成了有别于普通私塾的认知观念。时光荏苒，白驹过隙，转眼志学，明五行之理，叩阴阳之门。勤研古训，通读通解，如《黄帝内经》（以下简称《内经》）、《难经》及《神农本草经》等，尤其以伤寒、金匮、温病著作用力最深，常有所悟。同窗有李重人、向蛰苏、冉玉璋等。

辛未年（1931）求学于重庆针灸医院，与龚志贤、熊雨田、唐阳春等同窗。同时受业江苏承淡安前辈，函授针灸。被当时政府考试院正式录取为中医师。

壬申岁（1932），惠伯先生年十八，发悬壶之志，立济世之心。在其父仲宾先生的带领下，于夔州（奉节县）慈善机构"济贫药局"义诊。初喜用仲景方，但时疫病流行，湿温伤寒、疟、痢、春温等十分常见，仲景方效不显，遂开始了对温病急症的临床探索。昔日同窗李重人之父李建之前辈，建树温病。惠伯先生为深入学习，拜门学医3年。一边义诊，一边精读叶天士、薛生白、吴鞠通、王孟英诸家医籍及其他医林名著数十家，深研《伤寒论》《金匮要略》古今注家十余家。惠伯先生别异比类，求古验今，遣方用药，颇见疗效，民间渐有佳名。3年间，惠伯先生通过深入学习思考及大量的临床实践，初步总结出温病治疗经验，为日后学术思想的形成，打下了坚实的基础。

甲戌年（1934），惠伯先生参与创建"泰和祥"中医药馆并设医于此。同年李重人在万县创刊《起华医药杂志》，惠伯先生任编委，发表《疫症汇参》《痨病灸》等论文。

惠伯先生因在临床实践中不断验证着中医的确切疗效，投身岐黄的意志与日俱坚，恰逢中医学术理论百家争鸣之期，遂广纳各家精华，为己所用。惠伯先生推崇恽铁樵、陆渊雷等革新派，后在临床中又崇尚张锡纯、陈无咎、丁甘仁、何廉臣诸前辈。

抗日战争期间，避难奉节安坪行医。惠伯先生继承和发展了温病应分温热及湿热论治之理念，形成了自己独特的治疗经验。当时逢霍乱流行，惠伯先生用辛开苦降、酸甘化阴、苦寒清热法，配合急救回生丹，救人无算。

1949 年后，惠伯先生仍私人开业行医，慕名而来者甚众。1951 年奉节成立卫生工作者协会，惠伯先生任会长，同年参加川东行署卫生局创办的卫生行政干部训练班学习。1955 年任奉节县城关镇一、二联合诊所所长。

1956 年，奉调万县专区人民医院（重庆大学附属三峡医院前身），参与组建中医科，与龚去非同辈老中医等建立和完善了医院中医工作体系，为科室发展奠定了坚实基础。后任科主任，进一步推进了学科医教研全面建设，并培养了大批中医后继人才。时至今日，重庆大学附属三峡医院中医科在渝东北片区仍独树一帜，颇有影响力，年门诊量达 10 万余人次，医院保持着"全国综合性医院中医药工作示范单位"的荣誉称号。

在此期间，惠伯先生面临着一个至今都让中医思辨不止的现象，即西医的普及。

西学东渐，各种声音纷然。惠伯先生自幼接触自然科学，对西医欣然接受，同时也对中医药在这种环境下的应用与发展开始了新的探索。

惠伯先生认为，医学不断发展是必然趋势。西医发展很快，而中医自《内经》《伤寒杂病论》以来，真正大的理论突破在温病学派的问世。中医若是故步自封，将来必是困难重重。穷则变，变则通，通则久。西医医学为我们认识疾病带来了新的角度与方法，若能合理借鉴，可能对中医新的发展带来契机。对一个具体的病患，无论是西医还是中医诊治，患者疾病的客观存在总是一致的；中医和西医追求患者恢复健康、延长生命、提高生活质量、预防疾病发生的目标是相同的。中医既是科学，也是职业。科学总需要理论的突破与进步，经得起实践的检验；职业总是要解决实际问题，得到社会的认可。中医工作者不但要学习西医，还应当了解一些自然科学及社会科学，因为医学涉及多学科的综合知识，对科学和人文的素养要求都较高。

惠伯先生深感衷中参西迫在眉睫，为深入理解西医学，他以身作则，参加夜大系统学习西医 3 年，在临床工作中常与西医工作者互相交流。惠伯先生认为，中医应当借鉴、参考西医的现代化检测手段和结果，在发扬中医特色的同时，自身的诊治方法也应向前发展，临床中辨证与辨病应相结合，要重视药理，还需要开展系统规范的临床科学研究。

1960 年，惠伯先生对血小板减少这一常见临床现象进行中医理论分析，辨证论治，通过系列临床实践，撰写了《血小板减少症中医在临床上分型治疗之我见》，在《江苏中医》上公开发表，系统总结了血小板减少症的中医治疗。

惠伯先生在辨证与辨病相结合、衷中参西的基础上，用中医药诊治了诸多内科急重症和急性热病，积极总结临床经验，开展科研教学工作。在温病理论上逐渐总结出"先安未受邪之地，先发制病，祛邪救正"的理论体系；对内伤病提出了"重视七情致病，治疗需分层次，痼疾莫忘祛除客邪"的理念。

1964 年开始，惠伯先生用釜底抽薪法，重用大黄治疗急慢性肾损害，对降低尿素及肌酐均获得显效。采用中药口服、灌肠的方式，成功救治多例尿毒症患者。

惠伯先生不仅善于观察总结、别异比类，还有神农之心，拿自己观察疗效。1965 年严冬，惠伯先生在万县（现万州）白土镇山区工作，因山高雪冷，冠心病旧疾复发，心绞痛，诸法效不佳。偶阅《中医杂志》报道四妙勇安汤治疗脱疽，横向联系认为冠心病与脱疽病机大有相同之处。异病同治，当即试用四妙勇安汤，心绞痛症状迅速缓解，在当地工作约 4 个月，每日步行约 10 公里，再未发病（此经历在北京电视台 2016 年 4 月 22 日《养生堂》节目中有专门介绍）。惠伯先生据自身体会，结合古今医家论述，创立加味四妙勇安汤，在随后的临床中，以方系病，广泛应用于冠心病及肝肾区绞痛等疾病。

1966～1976 年，惠伯先生潜心岐黄。于 1976 年创制"舒心合剂"等方剂，为便于科学观察对照，单独设置病区，收治冠心病患者，取得较好疗效。

1977 年，惠伯先生带领由中医科及儿科组成的团队，开展中医药治疗小儿肺炎的对照研究，单纯用中药治愈数百例，弥补了西药过敏及病毒性肺炎效果欠佳的缺点，其成果获 1978 年万县市科学大会科研成果奖。并据此临床研究为依据，创立了院内制剂"肺炎合剂"，用于治疗支气管炎、肺炎等。因使用方便，效果确切，制剂常常供不应求。后来合作团队在此基础上进一步深入研究，以抗生素为对照组，试验结果经统计学分析，证实了"肺炎合剂"的有效性。较为遗憾的是，"肺炎合剂"止步于院内制剂。

发热性疾病，西医认为多与"感染"相关。抗生素的广泛使用，在一定程度上压缩了中医治疗温病的空间。但惠伯先生顺势而为之，用温病之理法方药在非温病领域发热中灵活发挥，运筹帷幄，累战累胜。

如惠伯先生观察到，不少非温病发热也具有温病卫气营血诸证的脉证特点，于是对其按卫气营血辨证，专用中药治疗，经多年临床实践，收到较好疗效。

1980年惠伯先生在传染科用清热解毒、活血化瘀、通里攻下、醒脑开窍法，抢救数例重症肝炎，均获康复。肝功能等指标持续性改善为中医药疗效提供了确切的、有力的证据。次年据此撰写《解毒化瘀治疗急黄验案》，获省优秀论文奖，并参加在上海召开的全国中医内科急症学术讨论会。在此文中，惠伯先生明确了在急黄治疗中，不用安宫牛黄丸，因为其内含有雄黄，西医学认为急黄是急性肝炎，雄黄中含有硫化砷，对肝脏有害，因而影响疗效。

惠伯先生指出，中药也要弄清楚毒副反应，以便在临床中减少不良反应，提高疗效。惠伯先生还借鉴现代药理学，扩大了一些药物的使用范畴。如根据麻黄有兴奋中枢神经、作用于多种平滑肌等药理作用，从而在重症肌无力、面神经麻痹、多发性神经根炎、遗尿、子宫脱垂等病中配用麻黄，而得良效。惠伯先生还认为具有特殊效果的中药要深入研究，以便明确作用机制与效果，有条件时应改变剂型。

惠伯先生对温病造诣颇深，对新感温病、伏气温病及瘟疫都有自己的见解。采众家所长，在理论上除总结祛邪救正、先发制病的理论体系外；还主张以方系病，以法创方。并拓展了一些温病治法、方剂在非温病范畴的应用。

除温病诊治外，惠伯先生对妇、儿科也有自己独特的思考与临床经验。如崩漏，他认为崩漏的发病原因虽然复杂，但其根本为肾气虚、封藏失职、冲任不固、不能约制经血所致。崩漏在出血阶段，虽可以出现血热、血瘀、脾虚等不同见证，但不可与肾虚等同看待，不能作为崩漏的主因，肾虚是崩漏之本，因而补肾为主，兼顾他证，应为治疗崩漏的基本原则。并通过以法创方，创立加味二仙汤，辅以定坤丸，治疗崩漏效果十分显著。又如惠伯先生在《自学中医阶梯（二）》（重庆出版社，1986）中系统总结了对小儿急惊的理解，提出"辨小儿急惊分表里，识六淫积滞定治法"。

惠伯先生曾读《史记·扁鹊仓公列传》，其中有"过邯郸，闻贵妇人，即为带下医；过雒阳，闻周人爱老人，即为耳目痹医；来入咸阳，闻秦人爱小儿，即为小儿医：随俗为变"，深为赞同。他认为医学是为社会服务的，在不同的自然环境、时代背景与经济条件下，疾病发生亦不相同，中医应当根据社会的需要，为健康之需要尽己之力。惠伯先生青年时代，温病流行，深研温病；在三峡中心医院任中医科主任时，学习西医，结合辨病辨证，深研尿毒症、急黄、小儿肺炎、冠心病等内科急重症的中医治疗；花甲之年，仍在临床积极科研，发展中医。

惠伯先生传道授业，要求理论与实践并重，重视熟读经典和反复实践。不熟读背诵经典，如登山不及顶，何以见远景，曾在培养其学术继承人王光富先生时，要求其通篇背诵《伤寒论》《金匮要略》《温病条辨》，这仅是第一步；第二步就是反复临床实践，不反复实践，如纸上谈兵，误己误人。惠伯先生无论带徒还是授课，均一丝不苟，言传身教，影响了无数后学。后学者有于闹市或阡陌耕耘奉献者，也有全国知名的杏林妙手。其女建本，女婿王光富，侄子郑邦本、郑家本、郑祥本均执业岐黄，各有所长，影响一方。惠伯先生与其高足邦本、家本，叔侄三人同时获国务院政府特殊津贴，传为佳话。

医德尤为惠伯先生所重。治病不分贫富，均以仁待之。常有病患，经治后送礼物以表感激之意，惠伯先生一概拒收。友人问何以拒之。惠伯先生解释说：我之为医，薪资粗茶淡饭足矣，患者患病已为不幸，没必要额外再耗钱财。我既为医，当循精诚之传统，除病患之痛苦为己任，故不收礼。惠伯先生对后学之辈，也常用医德叮嘱之。

惠伯先生临床工作十分繁忙，出星归月，但坚持笔耕不辍，留下了论文数十篇，自创验方数十方。治学严谨，常常自省。惠伯先生临床，祛疾救人无数；惠伯先生撰文，立意深刻，临床使用方便且可重复性强，深获同道赞赏与社会认可。1978年，惠伯先生被授予主任中医师职称。1982年，任四川省中医学会理事、《四川中医》编委。1991年由人事部、卫生部、国家中医药管理局确定为首批全国老中医药专家学术经验继承工作指导老师。1993年享受国务院政府特殊津贴待遇。

惠伯先生除行医服务大众外，也参加社会活动服务社会，1985年任农工民主党四川省万县市临时领导小组主任委员、筹委会主任委员，1986年任农工民主党四川省万县市第一届委员会主任委员。还曾任万县政协常委。惠伯先生充分利用农工民主党这一平台，多次举行义诊；充分发挥人才优势，领导组织了"前进学校""万县市医卫咨询服务部"，直接为广大人民群众提供服务；开设培训班，内容涵盖文学、英语、法律、书画等多个领域。惠伯先生还带头亲力亲为，在万县市中医院举办专题讲座，现存其手写讲稿，仍有厚厚一叠，字字见真心。

惠伯先生还热爱诗词与书法，是中国书法协会四川分会会员，万县市书法协会名誉理事。常以此抒发情怀，修身养性，留有诗歌数十篇。现选1993年惠伯先生踏青时作的一首七绝，《春游石宝寨》："登临俯瞰春意浓，涛涛不息大江东。慨然怀古秦良玉，谪居诗人乐天翁。"登高怀古，不以物喜，不以己悲的情怀跃然纸上。

80 岁时，病至卧床不起，惠伯先生自嘲：终于偷得浮生半日闲，中医谓七情可致病，西医说心理因素影响机体，人生七十古来稀，吾当平常以待之。遵《内经》之法，饮食有节，起居有常。中西药并用。研墨练习书法，自得其乐。数月，病痊愈，又至临床工作数年。

2003 年 4 月，惠伯先生驾鹤西去，享年 89 岁。惠伯先生医海遨游七十载，丰富和发展了"夔门郑氏温病流派"。辨难疑，汇古今，起沉疴，挽危境；播岐黄，育杏林，授后学，精诚心；医教研，俱美名。期世间长乐永康，愿国医大道天行。

惠伯先生以一生的积淀与无私，奠定了流派走向辉煌的基础。流派人才辈出，名扬巴蜀。"夔门郑氏温病流派"在中国中医药出版社出版的《川派中医药源流与发展》一书中被列为四川地区两大温病流派之一。2019 年"郑氏温病诊疗法"被列为重庆市非物质文化遗产。

（王建晖　郑建本）

第一篇

学术渊源及学术思想

🔓 篇首语

中医，一门凝聚着数千年思辨、实践的国粹。

无数先贤，披荆斩棘，阴阳为道，针药为器，期我华夏，康宁有继。各种中医理念在历史的长河中，大浪淘沙，洗尽铅华。中有大家者，代代相传，遂有渊源。

西南夔门，有郑氏一脉，抟心揖志岐黄百余载，迄今已有五代。

郑公惠伯，承家学，拜名师，枕籍经史，博采精思，衷中参西，克难斗疾。临床一线工作 70 余年，以挽急重症而著称，尤其擅长温病。在其父郑仲宾先生的学术基础之上，从多维度构建和发展了夔门温病流派，是流派之集大成者。其诸多学术思想，仍指导后学者临床，具有简洁、实用、可重复性强的特点。于此系统全面总结其重要的学术思想。

惠伯先生诊治温病，"分清温热、湿热"是理论基础。"祛邪"是治疗温病的重要手段与方法。"衷中参西，重视药理"是时代发展的必然。"四诊合参，见微知著"是其诊查中的技巧。

这些学术思想是惠伯先生经验的总结，也是了解"夔门郑氏温病流派"的重要途径。

昔者，不少传统技艺总是局限在血缘关系中保守性传递，导致不少内容变味甚至失传。现遵郑公惠伯广济天下之心，应其学术继承人不藏私之意，尽悉述其精要，供杏林同道共参，以期在西医学较为发达的今天，共同传承、守护、发展中医这一国粹。

是为艰难，亦为幸事。

家学师授　继往开来

巴蜀地区的"夔门郑氏温病流派"，是通过数代人努力不断完善发展而形成的。在该学派发展过程中，惠伯先生系统完善理论体系，是流派集大成者，其学术思想的形成和渊源主要有 4 个方面。

一、家学与师承

1. 郑仲宾的影响 惠伯先生的父亲郑方，字仲宾，幼时拜义父、著名火神派代表人物郑钦安先生为师学习3年，当时主要学习的是中医经典如《内经》《伤寒论》《金匮要略》等，因其当时年幼，未能深入学习领会火神派的精髓，又未跟随钦安先生临床。在仲宾先生的相关记录中，未发现广泛使用火神派的独门治法——大剂姜、附、桂等辛温之品，而是以治疗温病而驰名。但钦安先生擅治重症、药物剂量重的特点在仲宾先生和惠伯先生的行医过程中都能看到一缕影子，而且父子俩对钦安先生的"贵在认证之有实据"等观点都极为推崇。

仲宾先生面对的是一定规模的温病疫证流行，且曾随军为医，方法复杂了不行，效果慢了也不行，故而结合先贤，强调温病分温热、湿热，简化诊断；温病早下，先安未受邪之地，防止疾病传变等。这些学术思想惠伯先生都继承了下来，并进一步条理化了温热、湿热如何区分，如何分证论治，并把温病的诊治方法扩大到非温病范围，简化组方过程，强调以法创方，以方系病。惠伯先生自幼随父学医，后又共同创建并运营"泰和祥"中医药馆，虽然仲宾先生的著作未能流传，但其临床经验通过言传身教，传给了惠伯先生，比如如何治血证、重视舌诊等经验。

仲宾先生的影响还体现在教育上，他本身从事教育，有丰富的经验，对惠伯先生的教育面宽识广，对后来惠伯先生研读经典，学习西医，兼容并包等是有影响的。

郑方对惠伯先生早期学术思想的形成，尤其是温病领域，起了关键性作用。

2. 李建之与承淡安 李公建之的独子李重人先生（后来也成为一代医学名家），在仲宾先生执教的昭文私塾念书。郑李两家为世交，建之公本人在治疗温病方面颇有名气，两家时常交流，并不藏私。惠伯先生年轻时，向建之先生拜师学习3年，除临床经验外，对惠伯先生从"喜用仲景方"到"广用温病方"的转变亦起到了一定作用。

惠伯先生通过函授的方式，向江苏的承淡安前辈学习针灸。在惠伯先生早期的行医过程中应用了一些针灸的方法治疗疾病。在后来的记载中也可见到针灸内容。惠伯先生在其手书的自传中明确记载了这一过程，推测针灸中的经络学说也影响了惠伯先生的临床思维。

二、典籍与文献

1. 博览群书 惠伯先生青少年时代，在其父指导下，大量涉猎目录学，如《四库全书总目提要》《书目答问》《医学读书志》《中国医学大成总目提要》《四部总录·医药编》等。在没有电脑索引的时代，通过目录可快速知道各书的大概内容，再根据自己研究需要，精勤不倦，以全面、系统地掌握本专业知识，避免一叶障目。除医学专业典籍外，惠伯先生还阅读了大量的中国传统经典著作，既可帮助理解医学，又打下了坚实的人文基础。

《内经》《难经》《伤寒论》《金匮要略》等古典医籍，几乎是每一个中医成长之路上必读的书，惠伯先生也不例外。在其治疗发热性疾病中"辨六淫与季节"，不难看出《内经》中五运六气对其影响。

2. 精研温病 惠伯先生精读吴又可、叶天士、薛生白、吴鞠通、何廉臣、王孟英、雷少逸、杨栗山、俞根初等医家的温病学著作。除卫气营血、三焦辨治体系外，以何廉臣为代表的伏气温病学家对惠伯先生的学术思想也有重要影响。伏气温病强调"一因、二纲、四目"，重在治疗病因，与新感温病学家的"卫气营血"分层思维迥异。对温病的深入研究和理解，惠伯先生在临床治疗中，不拘泥于一家之言，而是博采众长，灵活用之。

3. 广涉医学杂志 惠伯先生早年订阅了不少医学类期刊，诸如《中医杂志》《江苏中医》《四川中医》等，每有兴趣处便记之。此次整理中，我们发现惠伯先生有多本笔记，记录了摘自其他文献资料的病、方或药。可见惠伯先生是关注他山之石的。比如惠伯先生扩大麻黄的应用，就源于药理研究方面的文献。

三、问道西医

中年时，惠伯先生调入综合性医院中医科工作，除与同事交流外，还通过夜大等方式，系统学习了西医。当时的夜大，还是新鲜事物，惠伯先生用了数年时间，扎扎实实学完了《解剖学》《生理学》《诊断学》《内科学》等课程，每门功课考试都取得了 5 分（当时是 5 分制）的优异成绩。这些影响融入惠伯先生后来的思维里，衷中参西、重视药理等学术思想都和这个过程和经历有关。

1. 诊断思维 西医学对"病"的认识，异于中医学。中医学对病的命名和划分往往是基于临床症状，这导致中医学的"病"往往涵盖过广，西医学对病的定义更明确，更具有特异性。这些年来中医学病名的不断规范统一，很难说不是受到了西医的影响。还有，一些临床表现找不到一个合适的中医学病名来对应，一些疾病中医学传统的望闻问切发现不了。因此，临床上病证结合就很重要，不但可以明晰诊断范围，而且可以让治疗更加精准。

2. 辅助检查　西医学的实验室和器械检查，除了帮助医生认识把握疾病外，还能够判断疗效。如惠伯先生治疗急黄的过程中，肝功能等指标变化为治疗效果提供了强有力的证据。有一些病变，虽然传统的望闻问切发现不了，但辅助检查能发现，从而使得中医能更早、更全面参与疾病治疗。

四、实践与探索

惠伯先生善于观察、思考和总结，通过经典的"审察于物，别异比类，慧然夺悟"中医思维方式，为自己学术思想的形成和提炼添砖加瓦。比如通过观察日常生活中制作泡菜的一些现象，提出用紫苏治疗真菌感染。

仲宾先生善于舌诊，观察仔细。惠伯先生继承了细致入微观察的临床习惯，从舌诊扩大到四诊范畴，强调四诊合参，并在实践中总结了一些特征性的、具有明显诊断或鉴别意义的要点，见一叶而知天下秋。

实践是惠伯先生学术思想确立最为重要的依据。

1. 对前人经验的实践　惠伯先生早期独立临床时，喜欢用伤寒的方子，但在实践中发现仲景方在当时温病多见的疾病谱中效不显，通过对师承经验的汲取及对温病各家著述的提炼，在实践中取得了较好的效果。正是在这种不断的实践中，惠伯先生发挥了执简驭繁的方法，逐渐完善了温热类温病和湿热类温病的分证论治，积累了大量临床有效方剂，逐渐提出了以方系病，以法创方。

2. 对同道经验的借鉴　惠伯先生青年时同窗和好友中多才俊，李重人、向蛰苏、冉玉璋、龚志贤、熊雨田、唐阳春等先生在岐黄界均有建树，同道间多有交流。李重人先生与惠伯先生关系尤好，其创办《起华医药杂志》过程中，惠伯先生积极撰文发表，在较早的医案记录中，还能见到他们就疑难病患展开讨论的记录。

后来惠伯先生任四川省中医学会理事、《四川中医》编委等职，在各种学术交流中，惠伯先生都注重留意他人经验。结合自己在临床所面对的情况，融会贯通。

3. 对自己设想的求证与探索　继承和借鉴是一个层面，探索创新是另一个层面。

惠伯先生在临床数十年的过程中，时有灵感闪现，这些灵感中的一部分，通过临床实践，促成了其学术思想中闪耀的部分。

卫气营血辨证是温病的经典内容，惠伯先生在临证时发现，不少内科发热性疾病具有类似于温病的卫气营血表现，于是按此立法选方，果有良效，逐渐总结出了一套在非温病发热疾病中应用温病方药的经验。

惠伯先生阅读杂志时产生了用"四妙勇安汤"治疗冠心病的灵感，在自己身上求证有效，后来广泛用于管路痉挛性疾病，还推论出冠心病的病因可能有热毒的因素。

4. 科研 科研是另一种形式的探索。惠伯先生借鉴西医学的科研体系，带领中医团队和儿科、心血管科等合作，开展了肺炎、冠心病等科研，并据此创立了"肺炎合剂""舒心合剂"等院内制剂，用了数十年。既有惠伯先生执简驭繁的理念，也有其对中药剂型改革的期许。

惠伯先生的一生，家传和师承是其学术渊源的基础，学习、交流、实践是其学术思想提炼、发展的重要手段，后来对西医的学习对其学术思想也产生了诸多影响。从18岁到近90岁，从"济贫药局""泰和祥"到重庆大学附属三峡医院，惠伯先生筚路蓝缕，融会古今，形成了学术体系完整，以厘清温热湿热、以方系病等为特色学术思想（随后详述）的"夔门郑氏温病流派"。惠伯先生以下有其女郑建本、女婿王光富，侄子郑邦本、郑家本、郑祥本，侄孙女郑丽，外孙女婿蒋飞，郑邦本学术继承人张文涛、王顺德、胡波、牟方政、胡江华、余宗洋、魏大荣、龚雪等。流派以奉节、万州为基点，辐射至川西平原地区。

温热湿热　厘清属性

外感温热病名目、分类繁多，比如按季节可分为春温、秋燥等；按四时主气可分为风温、暑温、湿温等；按发病途径可分为新感温病和伏气温病。然就其病因病机来说，不外温热与湿热。吴鞠通将温病分为温热性质温病和湿热性质温病两大类，仲宾先生与惠伯先生均继承其学，在临床辨治温病时亦以"温热""湿热"为纲，强调必须分清温病的温热、湿热属性。用以指导临床，执简驭繁，效果甚佳。

温热类温病与湿热类温病的特点、临床表现、治法均有明显不同，进行区分对指导治疗有重要临床意义。

一、两类温病各自特点

温热类温病纯热无湿，主要包括风温、春温、暑温（不兼湿者）、秋燥及疫证之属温热者。临床起病较急，传变较快，病程一般不长。初起多见肺卫表证或里热亢盛证。继之见肺胃气分热盛证，以及热入营分、热闭心包、热盛动风、热盛动血等热入营血的里热证候。后期则多见气阴两伤，可出现肺胃阴伤甚至肝肾真阴虚损证等。

温为阳邪，传变最速，故起病较急，传变较快，易内陷生变；阳热之邪最易损伤阴液，故温热类温病，以阳热阴伤为其病理特点。

湿热类温病湿热相兼，主要包括湿温、暑温伏暑之偏湿者，以及疫证之属湿热者。临床起病较缓，病势缠绵，病程较长。初起以湿热郁遏卫气分见证为特征，亦可见有邪阻膜原之特殊类型，初起阳热征象不显；自始至终以脾胃为病变中心；湿热稽留气分为其病机特点。

湿性黏腻，易聚难化，故起病较缓，病势缠绵，病程较长。湿温发病多内外合邪，正如吴鞠通所说"内不能运水谷之湿，外复感时令之湿"，故初起以湿热郁遏卫气分为特征。其后，卫表症状逐渐消除，出现湿热留恋气分，从而形成以中焦脾胃为中心的气分证。湿热稽留气分有偏湿重热重之分，故可见湿重于热、湿热并重、热重于湿三种证候类型。薛生白云："中气实则病在阳明，中气虚则病在太阴。"

湿为阴邪易伤人之阳，但郁久则湿从热化，故湿热后期，亦可化燥伤阴。

二、辨证治法代表方药

吴鞠通在《温病条辨》里说："温病之不兼湿者，忌刚喜柔……温病之兼湿者，忌柔喜刚。"高度概括了两类温病不同的用药原则。

1. 温热类温病 以阳热阴伤为其病理特点，治则为清热生津。惠伯先生治疗温热性质温病，常用的有以下 4 种治法。

（1）清热解毒 是祛邪的主力，也是救阴的重要环节，包括辛凉解表，如银翘散；辛寒清气，如白虎汤；苦寒清热，如黄连解毒汤；清营凉血，如清营汤等。

（2）养阴生津 温（热）为阳邪，化火迅速，最易耗阴伤津。养阴生津至关重要，养阴生津即属扶正，如增液汤、益胃汤、沙参麦冬汤、五汁饮等。

（3）通里攻下 "温病下不嫌早"，早下能祛邪退热。在时行感冒、肺炎等外感温热病中，适当配用泻下药，可提高疗效、缩短病程。对于急性热性传染病，如流行性出血热（发热期、少尿期）、流行性乙型脑炎、钩端螺旋体病、重症肝炎等，亦不可缺少泻下方药。通里攻下法又分：苦寒泻火，如承气汤类；导滞通腑，如枳实导滞丸；增液润下，如增液承气汤：通瘀破结，如桃核承气汤等。

（4）活血化瘀　"营分受热则血液受劫"，热邪入营斑疹隐隐，入血耗血动血，两者都须凉血散血。温热之邪，内陷心包，阳明腑实者，当解毒通腑、活血化瘀，如牛黄承气汤合血府逐瘀汤；温病蓄血，血热互结者，应破血下瘀，如桃核承气汤；外感温热，经水适来，热入血室者，宜和解散邪、佐以消瘀，如小柴胡汤加牛膝、桃仁、牡丹皮、赤芍之类。

惠伯先生强调早用、重用清热解毒，清热解毒贯穿始终，温病下不嫌早，祛邪无拘结粪。主张在气分多采取清热、养阴、攻下三法；入营血则加入活血化瘀法。从整体观察病性，根据热盛、阴虚、腑实、血瘀之轻重缓急，分清主次，依法组方。

惠伯先生常用治温热性质温病的方剂如下。邪在卫分，以辛凉解表的银翘散为主。高热在卫气分，常以金银花、连翘、薄荷、荆芥、牛蒡子、卢根为主，加入石膏、知母、柴胡、黄芩、大青叶取效。如胃家实，银翘散加升降散。津液伤，银翘散加增液汤。邪在气分肺热者，用麻杏石甘汤辛凉宣泄、清肺平喘。自创治疗肺炎的"肺炎合剂"，即此方加金银花、野菊花、柴胡、黄芩、鱼腥草、虎杖、地龙、僵蚕、重楼、贯众等清热解毒之品，疗效远远高于原方。入营用清营汤。清瘟败毒饮是清代医家余师愚治暑燥疫之方，专治气血两燔证。

2. 湿热类温病　具有湿、热两方面的证候，湿热稽留卫气分为其病机特点，"热得湿而愈炽，湿得热而愈横"，治则为分消湿热。惠伯先生治疗湿热性质温病，常用的有以下 3 种治法。

（1）芳香化浊　常用药物：藿香、佩兰、石菖蒲、白豆蔻、郁金、薄荷。

（2）苦温（寒）燥湿　常用药物：苦温燥湿的草果、厚朴、半夏、苍术、陈皮、枳实、槟榔；苦寒燥湿的黄连、黄芩、黄柏、栀子、龙胆。

（3）淡渗利湿　常用药物：薏苡仁、通草、茯苓、泽泻、滑石、芦根、豆卷、川木通、茵陈。此外，甘寒清热常用药物有石膏、寒水石、金银花、连翘、竹叶。

惠伯先生主张"化湿三法"，可根据湿热所在的部位和湿与热的轻重，配合应用，依法组方。但解毒、活血、泻下等法于某些湿温病亦不可少。

惠伯先生常用治湿温方剂如下。湿遏卫气（湿重于热），表湿重者，用藿朴夏苓汤；里湿重者，用三仁汤。湿热郁阻气机（湿热并重），用甘露消毒丹。秽浊阻于膜原（湿重于热），用达原饮。湿热蒙闭心包，热重于湿者，用菖蒲郁金汤加抗热牛黄散；痰浊重者，菖蒲郁金汤配苏合香丸。特别是甘露消毒丹和达原饮，惠伯先生临床运用尤其得心应手，可参看本书相关病案。

惠伯先生强调治疗湿热性质温病是中医的优势，对于有效方药应认真总结，加以研究。治疗湿温，以分消湿热为其大法，而解毒、活血、泻下法应随辨证需要而灵活配伍。

此外，内科疾病属湿热者，病位多在阳明太阴二经，有的是湿与痰结，有的是食滞化热。病因病机是脾胃不健，湿不运化，或受时令湿热之邪。薛生白说："太阴内伤，湿饮停聚，客邪再至，内外相引，故病湿热。"临床治疗中可参考温病治湿之法。

祛邪救正　先发制病

人体很多疾病的发病和转归，都可以看作正邪相争的结果，在温病领域内尤为如此。因而治疗的策略上可分为两大部分：祛除邪气、救助正气。

祛除邪气有两种方法：让邪气外出与直接清除邪气。这可以借助用药如用兵的观点来理解，对待敌人有两种办法：一是驱敌出境，如同解表透邪外出；二是就地歼灭，如同清热解毒，与西医直接用抗生素杀灭细菌极为相似。

救助正气也有两种方法，即直接扶正与祛邪救正。通过祛邪的手段达到救正之目的，是谓祛邪救正。同样以兵法为例：假若敌兵围城，此时的方案，一是全城动员，坚壁清野，与敌周旋抗争；另一种是以援兵直接打掉围城的敌兵，城市被围的问题也解决了，这种办法就和祛邪救正相类似。

如果从正邪虚实角度，可以简单将温病分成邪气亢盛、正气尚可，虚实夹杂，邪去正虚三种状态。温病发展迅速，常有燎原之势，邪毒引起高热，易灼伤津液，耗伤正气。温病初期或极期，此时若邪气亢盛、正气亦不虚，当把好气分关，及时祛除邪气，使邪去而正安，方为上策。在具体过程中，惠伯先生倡导先发制病，先安未受邪之地。

为更好地理解惠伯先生先发制病这一学术思想，此处从四个方面加以讨论：什么是先发制病？为什么要先发制病？为什么可以先发制病？什么时机可先发制病？

所谓先发制病，是指在温病的治疗中，对温病可预期的即将损害的层面先用药物干预。如邪在卫分兼清气，及早重用清热解毒药物。邪在气分兼凉血，及早运用凉血开窍药物。腑实未备，及早运用苦寒攻下药物。其目的在于防止传变，保护未受邪之地。这与"见肝之病，知肝传脾，当先实脾"有异曲同工之妙。

为什么要先发制病，关键在于部分温病传变迅速且后果严重。比如瘟疫，邪毒炽盛，如野火燎原。这种速度能快到什么程度呢？假设一患者，就诊时为气分证，按气分证给药，等处方、煎药、服药到药物发挥作用时，病情可能已经到营血分了，气分药发挥的作用也就很有限。这个例子可能有点极端，但能反映其本质。又好比明知道敌人将从某个地方打进来了，还不调兵遣将增援这个地方吗？因此，在那些邪毒炽盛、可能迅速传变的温病治疗中，不能仅仅见症施治，"尾随敌后"，而必须迎头痛击，先发制病，防其传变。正如清·徐大椿《医学源流论》所言："是故传经之邪，而先夺其未至，则所以断敌之要道也；横暴之疾，而急保其未病，则所以守我之岩疆也。"

为什么可以先发制病？其间涉及的主要问题是叶天士那句著名的话："在卫汗之可也，到气才可清气……"越层次用药可能会"引邪深入"。

要厘清这一问题，得回顾一下明清温病的历史，涉及新感温病和伏气温病。

温病学家叶、薛、吴、王的主要成就是新感温病学说方面。叶天士创立卫气营血的辨证层次，吴鞠通又据此构建了三焦、卫气营血纵横交错的立体辨证系统，以此来认识温病的传变，指导温病的治疗。叶天士等温病学家主张按层次顺应调节治疗："在卫汗之可也，到气才可清气……"

而吴又可、戴北山、杨栗山、陆九芝、俞根初、何廉臣对伏气温病有丰富的实践经验与理论成就。何廉臣在《重订广温热论》一书中提出较为完整的伏气温病理论体系，主张"握机于病象之先"，针对病因"伏火"，采用攻下逐邪、清热解毒来治疗。

回顾这段历史是为了说明温病体系中的伏气温病治疗没有强调卫气营血层次。新感温病的病机是由表入里，而伏气温病是由里出表，伏气常兼表证，但其病位主要在里。故治疗伏气温病用"清里泄热"的方法，常使里清表和，而不是见到表证来解表，这是审证求因的推理。惠伯先生认为临床上部分温病应使用伏气温病来解释和指导治疗，虽见表证，但直清里热，握机于象先，先发制病，此其一也。

其二，先发制病会不会引邪深入？惠伯先生认为只要把握得当是不会出现的。现代名医严苍山有一段描述可为佐证："夫温病之邪热亢盛者，每致热乱神识，而令神昏谵语，治之者便须预识病机，先事预防，不令邪入，否则鲜有不偾事者矣。当其夜有烦躁，睡则梦语，醒则清明，或高热而见舌质红绛者，即须于大剂清热方中，加入紫雪丹、牛黄清心丸之品。或谓早用此等药，有引邪入脑，犹如开门揖盗之说。但据余经验，绝无此事，用后即获热退神清之效。若必待谵语神昏痉厥时始用之，已作焦头烂额之客矣，此护脑法也。"

需要特别说明的是，惠伯先生并非否定卫气营血之说，而是认为临床上部分温病治疗上不能拘泥于按卫气营血层次治疗。

以上所论，非纸上谈兵，而是惠伯先生借鉴先贤理论，经临床大量实践后所证实的。

接下来阐述哪些情况治疗不拘泥卫气营血层次，即先发制病的时机。惠伯先生常在以下三种情况时使用先发制病：外感热毒亢盛有内传之势、瘟疫、伏气温病。此类病邪不外毒、热、瘀、滞四字，把病邪控制在热实阶段，先发制病、祛邪救正，使病情不继续恶化，是提高治愈率的关键。

最后举例介绍惠伯先生祛邪救正、先发制病思想在选方遣药上的具体运用。

邪在卫分，银翘散为其代表方剂，无论是否兼有气分证，惠伯先生常于方中加入柴胡、黄芩、青蒿、大青叶、野菊花等，以增强其清热解毒作用。杨栗山所著《伤寒温疫条辨》有言："在温病，邪热内攻，凡见表证，皆里证郁结，浮越于外也，虽有表证，实无表邪，断无正发汗之理。故伤寒以发表为先，温病以清里为主……里热一清，表气自透，不待发散多有自能汗解者。"说明表证是温病初起，温邪侵入人体内脏而在体表所出现的症状（如肺炎初起寒颤），直清里热，有助于祛除产生表证的根源，表证可解。现代多数医家对于急性感染性疾病的治疗，总倾向是清热解毒，只要感染有效控制，作为毒血症反映出的"表证"即可消失。

高热在卫气分，除重用清热解毒药物外，无论有无大便秘结，及早加入大黄，以釜底抽薪，排泄邪热。常用银翘散、升降散、白虎汤合方加减，药用金银花、连翘、荆芥、薄荷、柴胡、黄芩、大青叶、野菊花、石膏、知母、蝉蜕、僵蚕、大黄、甘草。此方汗、清、下三法综合运用，外疏通、内畅达，给邪热以出路，具有良好的退热效果。

气分热炽、高热不退者，除了仍然重视清热解毒、苦寒攻下药物的选用外，无论有无营血分、心包症状，及早选加凉血开窍的药物，如安宫牛黄丸、紫雪丹、羚羊角、水牛角、生地黄、玄参等，可根据病情选用。据惠伯先生数十年临床经验，早期选用这些药物，易获热退神清之效，不必等待谵语、神昏、痉厥时才用之。

惠伯先生曾于1981年同时治愈两例急黄（重症肝炎），邪在气营阶段，采用清热凉血、活血化瘀、通里攻下、开窍醒脑法，取得满意疗效。而凉血、化瘀、醒脑又都是治血之法，这是"先发制病"之体现。用泻下法是釜底抽薪、急下存阴、利疸退黄。急黄用下法，未便秘或便泻者，均可使之，"通因通用"排出毒邪，亦是先发制病。

以方系病　以法创方

分清温热、湿热属性，是惠伯先生对温病整体的认识；祛邪救正、先发制病是治疗的一种切入方式与时机。在辨证论治的具体过程中，惠伯先生倡导"以方系病"，"以法创方"。

一、以方系病

以方系病即持方论证，是惠伯先生论治温病的一种方法。

在整个中医的治疗体系中，辨证论治无疑是最闪耀的瑰宝。证是中医临床用以概括疾病过程中不同阶段和不同类型的病机（含病因、病位、病性、病势等）的诊断范畴，无数先贤大家都在强调证的重要性。病虽不同，但只要其证相同，都可采用同样的治疗方法，也就是常说的"异病同治"。

异病同证，同证同法，同法同方，简而言之就是同证同方。

基于异病同治及执简驭繁的理念，惠伯先生在临床工作中提倡以方系病。也就是说一方对应一证（可能涉及多个病），但见是证，便用是方。

临证时，一般流程是通过四诊收集信息，辨证，立法，选方遣药。事实上中医有据可考的方剂浩如烟海，反映某一治法的方剂可能有数个或更多，如何在多个方剂中做出选择是临床的一大困惑。

惠伯先生认为：假如我们掌握了针对该治法的有效方剂，就不用再去选择，直接应用已掌握的有效方剂即可。因为同证同法，同法同方的关系，意味着我们在临床上见到某证，即可直接用某方，既保证了疗效，又简化了从辨证到选方的过程，惠伯先生把这种方法称为以方系证或持方论证。因为多种疾病均可导致同一证，通常叫作以方系病。以方系病之"病"，可以指某一个具体的疾病，也可以指具有同一证的一系列疾病。

如"达原饮"对应症状是寒热似疟，或憎寒壮热，胸胁满痛，腹胀呕恶，便滞不畅，苔厚腻，舌红等。其病机为湿热秽浊疫毒内蕴，或寒湿痹阻，湿浊化热。惠伯先生用"达原柴胡饮"（本方系在《瘟疫论》达原饮的基础上加柴胡而成）加减治疗疟疾、流行性感冒、传染性单核细胞增多症、结核性胸膜炎、急性肾盂肾炎、病毒性肺炎、阿米巴痢疾和霉菌性肠炎等疾病，都取得好的疗效，即因其证候相同，病机一致，故而用之。他强调达原饮证的特征是苔白厚垢腻如积粉。又如《验方新编》的四妙勇安汤，是治血栓闭塞性脉管炎验方，他将此方推广运用于治疗冠心病心绞痛、肾结石绞痛和肝区血瘀绞痛等，均获良效。

以方系证，并不意味着抛弃了"病"。惠伯先生认为，临床若要取得更好疗效，在以方系病的基础上，针对不同的疾病加用不同的专用药。比如甘露消毒丹系湿热并重，邪留气分证。但在传染性单核细胞增多症，可加入蝉蜕、僵蚕、姜黄、大黄，以疏风清热、活血通便。病毒性肺炎，可加入麻黄、杏仁、蝉蜕、僵蚕，以疏风清热、宣肺止咳。秋季腹泻，可加入地锦草、凤尾草、木瓜、石榴皮，以清热解毒、化湿止泻。急性黄疸型肝炎，可加入板蓝根、虎杖或大黄；热毒重者还可再加龙胆，以清热解毒、利胆退黄。当不同的病出现同一病机，表现出同一症状的时候，掌握病机，是以方系病的关键。平素能够熟练驾驭针对某证的几个疗效明确的方剂，并能深谙其中加减变化之理，是以方系病的前提。有效方剂从何而来？主要有两个方面，一是师承，二是对成方或自拟方的临床实践，以法创方。

二、以法创方

以法创方即持法论病证，法内遣药组方，是惠伯先生论治温病的另一种方法。

温病病名林林总总，但惠伯先生认为在分温热湿热的前提下，温病的病机是有共性的，故而治法也相对固定。在此基础上他提出了"以法创方"。从治法角度论治温病，不但可以执简驭繁，还可以创制新方。

通过病机分析，温热类温病，热盛阴伤，主要病机不外乎热毒炽盛、腑气不通、瘀热内阻、阴液耗伤等，主要治法可对应归纳为清热解毒、养阴生津、活血化瘀、通里攻下四法。湿热类温病，湿中蕴热，病位涉及上、中、下三焦，据部位和湿与热的轻重分利湿热，主要治法可归纳为芳香化浊、苦温（寒）燥湿、淡渗利湿三法。

临证时，以治法对应病机证候，一法单用或数法合用，法内选方用药，形成具体的治疗方剂，即"以法创方"。

温热类温病，邪在气分，多采取清热、养阴、攻下三法；入营血则加入活血化瘀法，四法合用。从整体观察病情，根据热盛、阴虚、腑实、血瘀孰轻孰重，分清主次，依法选方，对证下药。湿热类温病，一般来讲，湿遏表里气机则芳香化湿；湿阻中焦，湿盛则苦温燥湿，热盛则苦寒燥湿；湿热阻于下焦则淡渗利湿。

治湿的常用药有30余味，若从以法创方的形式入手，以三法概括之，不过数耳。藿朴夏苓汤与三仁汤均是集芳香化浊、苦温燥湿、淡渗利湿三法于一方，用于湿重于热，邪遏卫气，表湿重者用藿朴夏苓汤，里湿重者用三仁汤。三仁汤如果加苦寒燥湿的黄芩、黄连则似治湿热交蒸的杏仁滑石汤；如果加清热燥湿的黄连、栀子、石菖蒲、芦根则似治湿阻中焦的王氏连朴饮。甘露消毒丹芳香化浊，辛开苦降，淡渗利湿，治湿热并重。达原饮开达膜原、辟秽化浊，用于秽浊阻于膜原。至于湿热酿痰蒙闭心包，则用清热化湿、豁痰开窍的菖蒲郁金汤。

在应用以法创方的过程中，有些时候有经典方剂可供选用，如需清热解毒、养阴生津、活血化瘀三法合用，清营汤刚好能同时体现这三种治法，选用即可。有些时候每种治法都有经典的方剂，则将这些方剂组合应用。例如惠伯先生在急黄中采用清热解毒凉血、活血化瘀、通里攻下、开窍醒脑四法合用，选用黄连解毒汤、犀角地黄汤、茵陈蒿汤合方加减，配合抗热牛黄散，疗效满意。还有些时候没有现成的方剂，则会形成一些新的组合，有的组合在临床中反复实践有效，就成了惠伯先生的自创新方。例如，肺炎、急性支气管炎辨证多属肺热喘咳，治宜清热解毒、宣肺平喘。依法选用宣肺清热的麻杏石甘汤，但方中仅石膏清泻肺热，清热解毒之药力尚嫌不足，依法加入虎杖、金银花、大青叶、柴胡、黄芩、鱼腥草、青蒿、贯众、重楼、地龙、僵蚕、野菊花等清热解毒药，组成"肺炎合剂"，清热解毒之力增强，疗效远远强于麻杏石甘汤。

以方系病是方剂和病证的直接联系，主要适用于具有相同病机特点的一系列病证，见是病，用是方。以法创方更侧重于治法和病证的直接联系，主要适用于治法相对固定（本质上是证相对固定）的疾病，合其法，组其方。综合运用以上两种治疗方法，于温病临证时，可达到执简驭繁的目的。

以方系病、以法创方的实际运用不局限于温病，可用于各科疾病。流派数代后学者，在惠伯先生的基础上，临床广泛使用以方系病，以法创方，取得了显著的临床效果。

衷中参西 重视药理

惠伯先生重视衷中参西，并认为这是现代中医一个非常重要的手段。

自惠伯先生幼时，便受其父亲影响，不但接触到西文（英文），而且了解到不少博物（自然科学）知识，这种儿时的熏陶使得惠伯先生能够客观、积极地对待新知识、新方法。

在惠伯先生青年时攻读的医学典籍里面，不少近代名医的著作里已涉及衷中参西，比较有代表的是张锡纯的《医学衷中参西录》。

再后来，惠伯先生来到万县专区人民医院，在一个综合性医院工作，不可避免经常与西医沟通交流，这种沟通交流对惠伯先生产生了触动和启发。为了更好地了解西医学，惠伯先生通过夜大系统学习了 3 年西医，并采取兼容并包的态度，不断琢磨，不断提高自己的临床效果。逐渐将衷中参西的优势发挥出来。

首先惠伯先生重视西医辨病和中医辨证相结合，加深了对疾病的认识，提高了临床疗效。20 世纪 60 年代，惠伯先生经过临床实践，系统总结归纳了血小板减少的证治：血小板在传统中医学的概念里是没有的，这是一个典型的西医辨病和中医辨证相结合的例子。又如惠伯先生总结小儿泄泻时提出："对于急性胃肠炎，急剧吐泻，中药无法入口，失水、酸中毒严重者，应予以禁食（不禁药），必需输液，纠正水、电解质紊乱，若用中药救阴，很难收到效果。"惠伯先生不执一家之念，而是以患者最大获益为目标。在辨病和辨证结合的过程中，还形成了专病专方与辨证方剂相结合的治疗模式，如用加味虎挣散治疗骨结核、用济生乌梅丸治疗多种息肉，配合辨证方药，均取得了较好疗效。

惠伯先生还通过西医的辅助检查指标来证实中医疗效，比如其在治疗风温（肺炎）的过程中通过观察胸片上的变化，来判断患者病情转归，胸片的改善也证实了中医中药的疗效。

随着思考的深入，惠伯先生意识到要使中医中药更有说服力，就必须采用当代的科研方法来研究中医药。惠伯先生曾和儿科合作，研究自拟验方肺炎合剂的疗效，也曾为研究冠心病的中医诊治专门设立病区，便于观察记录。

需要强调的是，在整个衷中参西的过程中，中医药仍是惠伯先生主要的治疗手段，并未受西医的影响而对中医的赤诚有半分动摇。而且，惠伯先生敢用中医药治急危重症，诸如急黄、癃闭，在西医广泛影响的环境下，这需要莫大的勇气与信心。

此外，惠伯先生在衷中参西的过程中，还突出了重视药理。以前受科技手段所限，对中药的认识大多停留在经验水平，而今在技术层面上我们已经大为拓展，对中药的药理认识应该深入。

通过对中药药理研究的认识，惠伯先生扩大了一些药物的应用范围。比如麻黄，药理研究发现其能兴奋中枢神经、作用平滑肌等。惠伯先生将之用于重症肌无力、遗尿、子宫脱垂等，取得了良好的临床疗效。

在关注药理时，惠伯先生特别留意一些中药的毒性。在急黄的治疗中，惠伯先生发现治温病入营血，通常用的三宝中，安宫牛黄丸治疗效果不显，后来用抗热牛黄散就效果明显。细究药理，安宫牛黄丸内雄黄有毒，治其他温病可以毒解毒，且有抗菌杀虫抗癌之效；但西医学认为急黄是急性肝炎，雄黄中含有硫化砷，对肝脏有害，故而影响疗效。

细参四诊　见微知著

人命至重，有贵千金。药王孙思邈以此立煌煌巨著《千金方》，突出了医者对生命的尊重。惠伯先生认为临床四诊合参，细心辨证是对患者及其生命的关爱和尊重。

细心辨证，要理解整体与局部。整体思维是中医思维方式的特征之一。在整体思维的影响下产生了许多著名的观点，如"天人合一""五脏六腑皆令人咳，非独肺也"等。阴阳五行、气血、经络、三焦等概念将整个人体密切联系起来。但中医在论述病机和诊断的过程中，却有不少是以局部为起点，比如寸口脉分脏腑、舌面分属脏腑、眼有五轮等。中医诊法中，望诊为整体与局部皆有之；闻诊集中于声音和气味，偏重于局部；问诊侧重于通过每个局部而整体了解；切诊（一般指脉诊）实施过程中集中在局部。四诊合参，既要知整体，也要知局部。

细心辨证，要把握好"象"与"机"。患者脉、舌、症符合，辨证较为容易，但患者三者不合的现象是屡见不鲜的。惠伯先生认为通过细心辨证，有的应舍症从脉，有的应舍脉从症，有的应舍症舍脉从舌苔。如何舍与从，关键要把握好"象"与"机"。所谓象者，我们见到的表现，所谓机者，为病机。虽然临床中强调"证"，但别忘了中医学是有"病"的概念的。临床中通常是通过表现去推断其病机，而其本质是病机导致表现，从其时间点上来讲，机在前而象在后，每个病有它的内在联系和发病机制，可以通过逻辑推理得出一定结论，握病机于病象之先，特别是一些变化迅速的疾病。

细心辨证，在现代还应参考西医的系统问诊、查体及辅助检查。中医也应进行腹部切诊，若发现患者具有"腹膜刺激征"，大多需要外科手术来解决，切不可持门户之见，贻误病情。西医学的一些资料也能给我们辨证带来一定帮助。比如有的蛋白尿患者，四诊无任何异常，此时我们只能通过西医检查中的尿蛋白来推论辨证：脾肾气虚、精微失固，或兼下焦湿热等。

临床辨证，还应注意动态辨证，观察治疗效果，反思诊断。每个病自有其发病演变规律，如果其演变发展不符合一般规律或治疗无效，此时就应反过来思考最初的辨证是否准确。惠伯先生在自录医案时，专设救误一栏，详细记录了患者因疗效不佳，反思初时诊治方案，重新调整治疗方案而收效的案例。

惠伯先生在温病舌诊，尤其是舌苔方面，有自己独特的经验。

许多内在脏腑，通过经络与舌相连，如足太阴脾、手少阴心、足少阴肾等。舌为心之苗，脾之外候。故舌诊能察脏腑功能变化。舌苔乃胃气熏蒸，能辨脾胃功能之盛衰。湿热类温病，多以脾胃为重心，故舌苔在很多情况下，更能反映湿的病机本质，有见微知著之功。

经验一：以苔鉴别 惠伯先生在辨温热、湿热中常用舌诊作鉴别。例如肺炎属风温，辨证有属温热型的，亦有属湿热型的，关键在于辨舌。舌苔厚腻，当以治湿温之法生效。

惠伯先生曾治中年男性患者，发热将近1个月，中西药治疗无效。恶寒发热，时令近秋分，而患者身着棉衣，头裹毛巾，上午体温38℃，下午40℃，耳聋，目赤，头痛，身痛，小便黄，大便结，舌质红，苔黄白腻，脉数。

初诊诊断为外感风寒、内有伏热，从表里双解，拟三黄石膏汤、荆防败毒散合方，2剂。

二诊仍发热不退，大便滞而不畅，舌苔白厚腻，脘痞不饥，时有恶心，余症如前。病情有增无减，实为湿疫蕴结膜原，阻遏三焦气机，邪在半表半里而形成上述发热等症状。仿吴又可三消饮法予药。病情大减，后随证调治而愈。

后惠伯先生在提及此患者时指出患者初诊时恶寒发热、头痛身痛似外感风寒表证，目赤、小便黄、大便结、舌质红似内有伏热。辨证为表里合邪，但用三黄石膏汤、荆防败毒散表里双解，不仅未能见效，而且病情加重。原因在于诊断辨证中忽视了浊湿为患的耳聋及腻苔，且发热近 1 个月时间，已非一般外感风寒所致。二诊时，抓住长期发热、日晡益甚等症，尤其是苔白厚腻，从而辨证为湿疫发热。按此投方，佳效立现。

经验二：以苔定方　凡见苔白厚腻如积粉，达原饮为主方，因为这种舌苔最能反映湿遏热伏夹秽浊内阻之本质。后有专论，于此不赘述。

回顾惠伯先生的一生，在家学师承、求古问今、探索实践的基础上，将前辈的沉淀与自己几十年的临床经验，凝练成"温热湿热，厘清属性；祛邪救正，先发制病；以方系病，以法创方；衷中参西，重视药理；细参四诊，见微知著"的学术思想，这些是"夔门郑氏温病流派"的核心理念。在学术思想下形成的系统辨证论治、特色方药应用标志着流派真正意义上的创立。"夔门郑氏温病流派"侧重于温病和危重症，又不局限于温病，重实效、简洁，对巴蜀地区中医药事业的发展产生了积极影响。

第二篇

专病论治

篇首语

传统中医学的病名并不规范统一，命名方式也很多，一病多名者众，多病一名者亦不少。随着医学的进展和疾病谱的变化，一些临床情况在传统中医学中可能还找不到合适的病名。

有感于临床实际需要，惠伯先生不固化拘泥，对一些症状或是疾病，甚至是西医的某个疾病，进行了中医辨证论治总结。此处所列者，是较为系统完整的十二种，名之为专病论治。

其中"发热的辨证论治"一文，其要义主要源于惠伯先生的手书讲稿和对后学者的讲解，跨度大、涉及广，是治疗温病的全面论述之一。

咳嗽、肺炎均为临床常见病证。胸痹、肾炎、肾盂肾炎在当今多见。急黄、尿毒症、血证为危急重症。崩漏、乳癖、小儿泄泻是妇儿科的常见疾病。

发热的辨证论治

发热，是多种疾病的常见症状，它既是外感六淫，也是内伤脏腑伏邪化火的共有症状，临床上常可见到。用一个什么方法执简驭繁地对发热进行辨证施治，算是一个难题。

我（编者注：此文尽量保持惠伯先生手写讲稿原貌，仍保留第一人称）来试探性讨论一下这个问题，辨证方面，主要从辨卫气营血、辨温热与湿热、辨新感与伏气、辨六淫与季节四个方面讨论；论治方面，采取异病同治、以方系病、以法创方。

本文所论属于外感内伤在急性发热阶段的辨证，凡久病致脏腑功能失调，气血阴阳亏耗，属于慢性低热症，不在此讨论。

一、按卫气营血的规律辨证

我们首先来谈谈卫气营血辨证。卫气营血辨证，是外感温热病的一种辨证方法，它是清代温病学派代表医家叶天士所创立的一种治疗外感温热病的辨证方法，将外感温热病的发展过程中不同的病理阶段，分为卫分证、气分证、营分证、血分证四类，用以说明病位的由浅入深、病情由轻渐重的传变规律，并指导临床辨证论治。

而我在 50 年临床中体会到内科杂病的发热，用卫气营血的辨证方法，也可取得较好的疗效。但是起初并未认识这个规律，总以为是偶合。后读重庆市中医研究所郑新等撰写的《卫气营血在内科热病的辨证论治规律探讨——附 2391 例分析报告》一文，文中对内科热病进行探讨，提及"本组资料说明，内科热病的临床表现，不仅大多具有温病卫气营血诸证的脉证特点，而且按此辨证论治，专用中药治疗，多能收到较好疗效"，读后令人豁然开朗。这个辨证规律，经过实践，确能经得起临床检验。

从临床观察发热属于外感的占多数，属于内伤的仅占少数。

下面举例说明，卫气营血用于内科疾病辨证。

1. 热痹（急性风湿热） 热邪在卫、气鸱张阶段，汗出脉数，临床上大多用银翘白虎汤加桂枝，并加祛风湿药如防己、桑枝、秦艽、苍术、姜黄、虎杖之类。入营血阶段，壮热烦渴，舌红少津，脉弦数，常用清营汤、清瘟败毒饮，加入祛风湿之类药，治心痹（心肌炎、心瓣膜炎）可取得较好的疗效。我曾治患者曹某，男孩，患热痹。发热，四肢关节红肿游走痛，不能行动，夜痛尤甚，不能入睡，食欲不振，面色灰暗，呼吸迫促，舌绛，脉数而弦，脉率 124 次/分，心脏有杂音，白细胞计数升高，中性粒细胞百分比 84%，淋巴细胞百分比 16%，体温 39℃，平时 38℃左右，午后体温较高，白天四肢微冷。经上法治疗，愈后参军，无后遗症。（详见本书诊余漫笔"湿热痹与寒湿痹的辨证论治"）

2. 急性五淋证（泌尿系统感染） 在急性阶段，出现高热或寒热往来少阳症状，属于热在卫、气阶段。常用金银花、连翘、柴胡、黄芩为主，加入清热解毒之品；或用龙胆泻肝汤、八正散也可取得较好的疗效。

3. 咳喘（慢性支气管炎、肺心病） 感受外邪化火，属于热在气分阶段，常用麻杏石甘汤、千金苇茎汤，选加青蒿、鱼腥草、忍冬藤、板蓝根、蒲公英、芦根、三颗针等清热解毒之品。入营用清营汤。曾治肺心病患者，高热神昏午后加重，舌绛，用清营汤 1 剂神清热减，继用此法症状得以控制。（详见本书医案实录"救误案二：哮喘邪入营分"）

4. 败血症（热入营血） 表现为高热神昏，谵语，斑疹，风丹，脓疱疮，舌绛，苔黄，脉数。按温病热入营血进行中西医结合治疗，我们通过临床观察可降低死亡率。李某，患胆囊炎，术后并发败血症，发热 3 个月，用多种抗生素治疗无效。经用黄连解毒汤、犀角地黄汤、五味消毒饮及鱼腥草、重楼等加减治疗，月余而愈。

5. 尿毒症（热入营血）　神昏谵语，循衣摸床，抽搐痉挛，牙宣鼻衄，舌绛，苔黄。用清热凉血息风法，选用清营汤、羚角钩藤汤、安宫牛黄丸、至宝丹等。彭某，患尿毒症，用上法加六月雪、白花蛇舌草、大黄灌肠治愈。（详见本书医案实录"风水热入营血"案）

从以上病例可知，卫气营血用于内科热病辨证论治，是基本符合叶氏温病的辨证施治规律的。

"大凡看法，卫之后方言气，营之后方言血。在卫汗之可也，到气才可清气，入营犹可透热转气，入血就恐耗血动血，直须凉血散血。"这是叶氏治温热病的一整套治疗原则，其主要精神，在于逐邪外出为顺，纵邪内陷为逆，邪热盛以撤热为主，阴液亏又当以救阴为主，而撤热即为救阴。

邪在卫气说明病情尚浅易治；入营血说明病变深入难治。有研究表明在卫仅以上呼吸道炎症及体表神经血管反应为主；到气以高热、毒血症而引起的水电解质代谢紊乱为主，内脏功能紊乱；入营则出现中枢神经系统变性坏死，凝血系统紊乱，血管壁出现中毒性损害；入血提示神经、内脏（心、肺、肝、肾）损害更为严重，机体抵抗力下降，暴发型往往可见急性肾上腺皮质功能不全及广泛出血。因此治温病的原则，主要应使病邪阻断在气分阶段。

二、辨温热与湿热

外感温热病虽名目繁多，然就其病因病机来说，不外温热与湿热。杂病虽主要用脏腑辨证，但在发热病中如能初步掌握属热属湿，对于认识病因病机，进一步细辨病位论治，亦能起到提纲挈领的作用。以下我们对温热和湿热分别从病因病机和论治进行阐述。

1. 温热类发热证　温热类的病因，外邪不外风热、燥热、暑热；杂病中多属阴虚之体，伏邪化燥火。温热属阳邪，阳盛伤人之阴。因此无论是外感或内伤，其基本病机均为热盛和阴伤，以及二者的消长状况。若邪热盛于卫气，可有肺胃热炽，阳明热盛与里结腑实之证；津液受伤时，则现肺胃津伤，燥渴便干，无水行舟；如邪热内陷营血，可有气营两燔，发斑发疹，耗血动血，以致心神内闭、痉厥动风的热极实证；如营血亏耗，肝肾阴虚，则有虚风内动，化源衰竭，甚至气随血脱、阴阳离决的虚证。

综上所述，温热类发热，以阳盛伤阴为基本病机。在治法上，祛邪以清热解毒为主，扶正以救阴生津为主。

在论治上，我常采取三个方法，即异病同治、以方系病、以法创方。

现在举例谈谈以法创方治疗温热类发热证。

治温热类发热运用的四个治法，即清热解毒、养阴生津、活血化瘀、通里攻下。它们单独使用各有其功效，联合使用更能显示出特殊的功能。

（1）清热解毒　辛凉解表，银翘散；辛寒清热，白虎汤；苦寒清热，黄连解毒汤；清营凉血，清营汤。其都是为排除温热燥火一切阳邪而设的，是祛邪的主力，也是救阴的重要环节。

现代药理研究表明，清热解毒药具有抗菌、解毒、消炎、解热、促进提高机体免疫功能的作用。如生地黄、玄参、虎杖、水牛角有提升白细胞数量的作用，对肾上腺皮质功能有良好的改善作用；如穿心莲、黄连、白花蛇舌草、山豆根、秦皮、牛黄等，均能明显的兴奋垂体-肾上腺皮质功能，对器官有保护和修复作用；如连翘、黄芩、垂盆草、败酱草等可对抗不同因子所致肝脏损害。

（2）养阴生津　温为阳邪，化火最速，极易耗阴伤津，因此我们理解清热解毒是祛邪，而养阴生津即是扶正。所谓"存得一分津液，便有一分生机"，可见养阴生津的重要性。常用方如增液汤、益胃汤、沙参麦门冬汤、五汁饮，以及石斛、天冬、天花粉、阿胶、龟甲胶等。

（3）活血化瘀　是为热入营血而设。叶氏论"营分受热则血液受劫"，又说"入血就恐耗血动血，直须凉血散血"，实际上入营已经是斑疹隐隐，证明血液已经受劫，耗血动血，其程度较血分轻些。

温病属血瘀的有内陷心包，瘀阻心窍，出现厥脱者，有文献记载用清瘟败毒饮及血府逐瘀汤，与西医学认为休克是微循环障碍理论相似；温病蓄血，是血热互结，瘀阻体内，用桃仁承气汤；热入血室是外感温热，经水适来，邪热与血相搏结的病变，用小柴胡加消瘀活血之药。现有研究示水蛭活血化瘀功效似肝素，已用于临床。

（4）通里攻下　是治温病退热祛邪的重要法则，所谓釜底抽薪，古人对温病阻断在气分，主要指阳明经腑证。阳明腑证不一定要"痞满燥实坚"具备才用泻法。应当根据"温病下不嫌早"的名言，只要阳明有实热，早下是有好处的。清代名医柳宝诒说："胃为五脏六腑之海，位居中土，最善容纳，邪热入胃，则不复他传，故温热病热结胃腑，得攻下而解者，十居六七。"现代急腹症，多采用攻下法，意义是六腑以通为顺。

泻下药不仅通大便且可治癃闭，为临床治出血热少尿期、尿毒症癃闭治验所证实。临床治感冒、肺炎，适当加泻药亦可提高疗效。

西医学研究认为泻下有缓解脑水肿及改善神经系统症状的功用。

泻下法有苦寒攻下、导滞通腑、增液攻下、通瘀破结，各有其适应证，当细审其病因。

以上四法，是治温热类温病的主要法则。在气分多采取清热、养阴、攻下三法；入营血则加入活血化瘀法。从整体观察病情，根据热盛、阴虚、腑实、血瘀谁轻谁重，分清主次，依法创方，对症下药，每每取得较好的疗效。如清营汤方义即清热解毒、养阴生津、活血化瘀三法联合运用，如神昏高热时，加入通里攻下，能达到醒脑开窍之效。

我曾救治石某，男，52岁，发热、纳差、恶心、尿黄已12天。查体：血压130/80mmHg，体温37℃，脉率64次/分，精神较差，神志清楚，皮肤中度黄染，未见出血点，巩膜可见明显黄染，腹部鼓胀，有移动性浊音。根据症状和体征，初步诊断：重症肝炎。患者舌质绛，苔黄腻，脉弦滑而数，腹部胀满，胁痛。此为湿热蕴结，内陷营分，瘀阻肝胆，胆毒内陷。治宜清热凉血解毒、活血化瘀、通里攻下、开窍醒脑四法联用，选用茵陈蒿汤、犀角地黄汤、黄连解毒汤合方加减，配合抗热牛黄散，药后患者转危为安。（详见本书医案实录"急黄案"）

下面再举例谈谈以方系病治疗温热类发热证。

邪在卫分，仍以辛凉解表的银翘散为主。凡属温热类发热如风温、春温、暑温、秋燥、冬温等（西医学的上呼吸道感染、流感、急性咽炎、急性扁桃体炎、急性支气管炎、肺炎、腮腺炎、流行性乙型脑炎、流行性脑脊髓膜炎、麻疹等）多种感染性疾病初期，只要具有卫分证的一般特征，用此法此方多有一定疗效。

高热在卫气分，凡属温热，无论内伤外感，我常以金银花、连翘、薄荷、荆芥、牛蒡子、芦根为主，加入石膏、知母、柴胡、黄芩、大青叶取效。若胃家实，银翘加升降散；津液伤，银翘加增减汤。又如普济消毒饮，是李东垣治瘟毒邪犯卫气之方，具有清热解毒、疏风散邪的功效。用治化脓性扁桃体炎、颜面丹毒、腮腺炎、急性淋巴结炎具有寒热往来、头面焮肿、咽喉不利等症状者有效。此方升麻、柴胡用量宜大。我常加活血药牡丹皮、赤芍，清热的重楼、金银花，减去马勃、陈皮。大黄是常用的，不仅可釜底抽薪，且有活血之功，与升麻、柴胡同用，取升清降浊之效，古方升降散退热有特殊功能，亦同此方义。

邪在气分肺热者，麻杏石甘汤有辛凉宣泄、清肺平喘之功效。我院治肺炎的"肺炎合剂"，即此方加金银花、野菊花、柴胡、黄芩、鱼腥草、虎杖、地龙、僵蚕、重楼、贯众等。取麻杏石甘宣肺平喘并加入清热解毒之品，疗效远远高于原方。我院"感冒合剂"药味稍有出入，治风热感冒、肺炎、急性支气管炎，用之均显效。我院儿科单用此二方治肺炎，加银黄注射液，效果不在抗生素之下，退热平喘效果均可靠。

以上是论治温热类邪在卫气的两个阶段，在卫发热恶寒、脉浮苔白；到气就出现壮热烦热、苔黄脉洪大；我在临床运用上归纳是异病同治、以方系病的方法。

邪热入营则用清营汤，此方具有清热解毒、养阴凉血、消瘀作用（解热、抗菌、抗炎增强免疫功能、强心镇静止血），是一切温热类邪入营分发热的有效方剂，如流行性乙型脑炎、流行性脑脊髓膜炎、出血热、钩端螺旋体病、败血症、川崎病，内科病六淫引动伏邪化火入营血的也有效，如肺心病感染、心肌炎、重症肝炎（加大黄、茵陈）、过敏性紫癜属血热的。方中犀角、生地黄、玄参、丹参有强心作用。水牛角药效基本同犀角，但用量要大十倍。此方治温热入营，烦热夜甚、时有谵语、斑疹隐隐、舌绛脉数。有研究表明此期病理改变是中枢神经系统变性坏死，凝血系统紊乱，血管壁中毒性损害，故临床上常加活血消瘀药如牡丹皮、赤芍、紫草、桃仁，镇静药羚羊角、抗热牛黄散。

血分证是温热病极期。有研究表明此期中枢神经及各脏器进一步损害，凝血系统紊乱，出现弥散性血管内凝血。有报道用清瘟败毒饮加血府逐瘀汤治疗此期，取得好的疗效。余师愚论治斑色紫黑，应加消瘀的紫草、桃仁、红花，这种认识与西医学是吻合的。

清瘟败毒饮由犀角地黄汤、黄连解毒汤、白虎汤三方组成。主治一切火热之证，大热烦躁，渴饮干呕，头痛如劈，昏狂谵语，或斑疹吐衄，舌绛唇焦，脉数。此方是余师愚治暑燥疫之方，专治气血两燔证。我院用此方治流行性脑脊髓膜炎降低了死亡率。

石家庄1955年流行性乙型脑炎流行，用此方显效，次年北京流行性乙型脑炎流行用此方无效，最后辨证证明属湿热型，改用治湿热之方，就出现明显效果。这也说明了辨治温病，分清温热、湿热属性的重要性。

2. 湿热类发热证　湿热类的发热，在温病中包括湿温，暑温、伏暑之偏湿者及疫证之属湿热者。在内科属湿热者，病位多在阳明、太阴二经，有的是湿与痰结，有的是食滞化热。病因病机是脾胃不健，湿不运化，或受时令湿热之邪。薛生白说："太阴内伤，湿饮停聚，客邪再至，内外相引，故病湿热"。

湿热的特点：发病缓慢，病势缠绵，初起以身热不扬、头痛恶寒、身重疼痛、脘痞、不渴、苔腻、脉缓等为主要表现。薛氏说"从表伤者十之一二，由口鼻入者十之八九",故在卫分时间短,而多稽留于气分。

脾为湿土之脏,胃为水谷之海,所以湿热多以脾胃为重心,湿性黏腻,不易骤化,故发病缓而病情较长,湿热在气分可出现湿盛、热盛两种情况。湿为阴邪易伤人之阳,但郁久则湿从热化,故湿热后期,亦多化燥伤阴。

综上所述,湿热类发热,以湿热之邪稽留气分为其基本病机。热得湿而胶结,湿得热而缠绵,故治则以分解湿热为主。

现来谈谈以法创方治湿热类发热。

治疗湿热类发热,常用的有三个治法,即芳香化浊、苦温(寒)燥湿、淡渗利湿。芳香化浊,药用藿香、佩兰、石菖蒲、白豆蔻、郁金、薄荷。苦温燥湿,药用草果、厚朴、半夏、苍术、陈皮、枳实、槟榔;苦寒燥湿,药用黄连、黄芩、黄柏、栀子、龙胆。淡渗利湿,药用薏苡仁、通草、茯苓、泽泻、滑石、芦根、豆卷、川木通、茵陈。此外,甘寒清热,药用石膏、寒水石、金银花、连翘、竹叶。

治湿常用和解法中的清泄少阳(蒿芩清胆汤)、分消走泄(温胆汤)、开达膜原(达原饮),其实这三个和法,完全可以上三法统之,至于湿热酿痰蒙闭清窍神昏者,用菖蒲郁金汤为主。

湿热发热,还要辨湿重于热还是热重于湿。湿重于热:身热不扬,面暗身重,倦怠胸痞,苔腻,脉缓;热重于湿:壮热汗出,面赤口渴,烦躁不安,身重脘痞,苔黄,微腻,脉数。

化湿三法,可根据湿热所在的部位和湿与热的轻重,配合应用,依法组方。但解毒、活血、泻下等法于某些湿温病亦不可少。

治湿之方约二十方,常用药不过三十味,若以三法概括之,不过四五方耳。

接下来再谈谈以方系病治疗湿热类发热证。

(1)湿遏卫气(湿重于热) 病机:湿困肌表,清阳被阻,因而出现头痛恶寒,身重疼痛,身热不扬,午后热甚。湿阻于里,气机不畅,则胸脘痞闷,面色淡黄,苔多白腻,口多不渴,脉多濡缓。

表湿重者,藿朴夏苓汤;里湿重者,三仁汤。

藿朴夏苓汤,药用藿香、厚朴、半夏、赤茯苓、杏仁、薏苡仁、白豆蔻、猪苓、泽泻、淡豆豉。此方方义是集芳香化浊、苦温燥湿、淡渗利湿三法于一方,重点是湿在肌表。此方由藿香正气散化裁而出,吴氏的五加减正气散,每方都有藿香、厚朴、陈皮、茯苓,皆以芳香化浊为主。

三仁汤,药用薏苡仁、杏仁、白豆蔻、半夏、厚朴、滑石、通草、竹叶。

此方以苦温燥湿为主，如果加黄芩、黄连则似湿热交蒸的杏仁滑石汤；如果加黄连、栀子、石菖蒲、芦根则似湿阻中焦的王氏连朴饮。主要根据湿在肌表以芳香化湿；湿在中焦湿盛则苦温燥湿，热盛则苦寒燥湿；湿在下焦则淡渗利湿。

（2）湿热郁阻气机（湿热并重）　病机：湿蕴于内，阻闭清阳，上下不通，则胸闷腹胀而呕恶，溺赤。热蒸于内，脾气受困，则发热倦怠而肢酸，舌苔黄白或浊腻，是湿热兼夹秽浊所致。

甘露消毒丹主之。此方芳香化浊，辛开苦降，淡渗利湿，治湿热并重，王孟英极赞扬此方。我在临床治湿热并重诸症，确实显效，常治愈以下诸病。

①肝炎：包括有黄疸与无黄疸，只要湿热并重，随证加减用药。

②湿温：西医学伤寒、副伤寒、沙门菌及一切肠道感染。湿重加薏苡仁、槟榔、厚朴，热重加大黄、黄连。

③传染性单核细胞增多症（肝脾大淋巴结肿大，湿热症状）：湿热并重用甘露消毒丹，湿浊重用达原饮。

④病毒性心肌炎：发热身倦，午后热甚，胸痞不饥，尿黄，舌苔黄滑，脉促（心律不齐）。曾治一农村患儿，患病毒性心肌炎，症状如上，住院月余，效果不明显，后用甘露消毒丹治愈。

其他还治验肠炎、肾盂肾炎、肺炎辨证属湿热并重，皆为异病同治，均取得可喜的效果。

（3）秽浊阻于膜原（湿重于热）　病机：邪入膜原未归胃腑，膜原为三焦之门户，主一身之半表半里，此病秽浊寒湿郁阻膜原，但内有伏热，故苔白厚腻或如积粉而舌质红，症见憎寒壮热，胸腹胀满痞闷，关键是苔白厚腻。

治法：开达膜原、辟秽化浊。方用达原饮：草果、槟榔、厚朴、知母、黄芩、赤芍、甘草。

此方是吴又可治湿热疫之主方。我在临床上曾用此方治疗许多疑难重症。辨证关键是苔白厚腻或如积粉。分述于后。

①传染性单核细胞增多症：辨证属于湿热秽浊内蕴膜原者；或寒湿内困太阴，湿浊郁久化热者。症见寒热疲倦头身重痛，腹满纳减，苔白厚腻，两胁胀痛（肝脾大），颈淋巴结肿大。常用达原饮加柴胡、大青叶、重楼。淋巴结大加僵蚕、连翘、夏枯草。

②太阴寒湿夹食滞化热：多见小儿病，病在阳明化燥病邪易去；若寒湿困脾兼食积化热，多因肉腻冷积食积混合造成，则病势缠绵难解。用此方加焦三仙或牵牛子，化热加柴胡、大黄，临床上可收到意想不到的效果。

③结核性胸膜炎：辨证属于寒湿胸痞，苔白腻者。此方加柴胡、夏枯草、丹参、白芥子等。

④病毒性肺炎：属于上焦风温肺失宣肃，中焦寒湿阻滞者。方用达原饮加柴胡、僵蚕、重楼、桃仁或加麻杏石甘汤。

⑤湿温伤寒：辨证属于湿热秽浊阻遏中焦者，症见午后发热，腹胀满，身重痛，苔白黄腻，脉缓。以达原饮加柴胡、茵陈、黄连。胸痞呕吐加半夏、竹茹；便秘或滞加大黄。

⑥冠心病：属于寒湿胸痞，苔白厚腻，用达原饮加瓜蒌、薤白、枳实。

其他临床见到的胆囊炎、肾盂肾炎，辨证凡属太阴寒湿及浊湿入膜原化热者，特征为苔白腻或黄腻或如积粉，均宜此方。

笔者用甘露消毒丹、达原饮，均是"异病同治""以方系病"。所治疑难诸病，皆从临床实践中得来，存有大量验案，因篇幅所限故从略。

此外提一提蒿芩清胆汤。热邪痰饮郁阻三焦，症见寒热如疟，口苦胁痛，胸痞呕恶，溲赤舌黄，用此方分消上下：青蒿、黄芩、陈皮、半夏、茯苓、枳壳、竹茹、青黛、滑石。方中亦可加柴胡。

（4）湿热蒙闭心包（热重于湿）　病机：湿热蒙闭心包是湿热酿痰蒙闭心包，病在气分。热闭心包为壮热灼手，湿热型为身热不扬；热闭则神昏谵语，湿热则时有谵语；温热则舌绛无苔，湿热则尖绛有苔。故治法纯热则清心开窍，湿热则清热化湿、豁痰开窍。以菖蒲郁金汤为主，予石菖蒲、郁金、栀子、金银花、连翘、菊花、滑石、竹叶、牡丹皮、牛蒡子、竹沥、姜汁。

苏合香丸、至宝丹也是常用的药物。

综上所述，治湿热根据三个原则，即芳香化浊、苦温（寒）燥湿、淡渗利湿，并注意湿热的偏盛情况。至于治湿温初起三禁（汗、下、滋），要灵活掌握，湿在肌表，亦可用芳香化湿之品，如藿香正气散、羌活胜湿汤。至于下法，如果兼食滞化热，亦可用下法，必须在燥湿的基础上加用泻药。滋阴药不是绝对禁忌，如湿热化燥伤阴可用甘露饮。湿热化燥化火，内陷营血，其病机与温热类基本相同，治法亦可参考。除此之外，湿热每与痰饮食滞胶结在一起，使热不能速退，亦是湿热类发热的特点。

三、辨新感与伏气

伏气学说很久不谈了，现在又旧调重弹，它对临床确有指导意义。清代温病学家叶、薛、吴、王的主要成就是新感温病学说方面，而吴又可、戴北山、杨栗山、陆九芝、俞根初、何廉臣对伏气温病有丰富的实践经验与理论成就。

新感温病的病机是由表入里，而伏气温病是由里出表，伏气常伴表证，但其病位主要在里。故治疗伏气温病用"清里泄热"的方法，使里清表和，这是审证求因的推理。

在戴天章原著，何廉臣重订的《重订广温热论》一书中，提出了一个较为完整的伏气温病辨证论治理论体系，可以概括为"一因、二纲、四目"。一因指"伏火"，是伏气温病的共同病因，"凡伏气温热，皆是伏火"，"风寒暑湿，悉能化火，气血郁蒸，无不生火"，抓住了病理本质；二纲，即伏气温病可以分为湿火和燥火两大类证型，二者治疗迥异；四目，即隶属于本证的兼证、夹证、复证、遗证四个方面。

我在临床上所见到的伏气，以伏邪夹证多见，如兼夹瘀血、积滞、痰浊、湿热等实邪，这是伏火附丽的土壤，正如《重订广温热论》中所谓："火属血分，为实而有物（俗称实火），其所附丽者，非痰即滞，非滞即瘀，非瘀即虫……必视其所附丽者为何物，而于清火诸方中加入取消痰、滞、瘀、积、虫等药，效始能捷。"接下来我们重点讨论下伏气温病的四个夹证。

1. 瘀血　临床常见伏气血瘀的几个病如下。

（1）热入血室　即月经期外感温热病邪，邪热与血相搏结的病变。《伤寒论》云"胸胁下满，如结胸状""暮则谵语，如见鬼状"，当刺期门，予小柴胡汤。叶天士指出"若热邪陷入与血相结者"，当从小柴胡汤去参枣加活血药，气滞者加理气药。邵新甫先生在总结叶天士的治疗经验时指出热甚而血瘀者用桃仁承气汤及穿山甲（穿山甲现为国家级保护动物，已不用）、归尾之属，热陷者犀角地黄汤加丹参、川木通之属。

（2）小腹癥痕（盆腔炎）　常因外感邪热与瘀血相搏，而出现寒热往来、午后加重、疼痛拒按。用桂枝茯苓丸（牡丹皮、桂枝、赤芍、茯苓、桃仁）加入柴胡、黄芩、丹参、莪术、乳香、延胡索而收到效果。

（3）蓄血证　太阳病不解，热结膀胱，其人如狂。这是太阳腑证蓄血证，是太阳表邪入里化热，热与血结所致。用桃仁承气汤，使瘀血去，热无所依而达到效果。

2. 积滞　常见于儿科病，每因外感引动出现食积症状。临床表现午后热甚，手心热，舌苔黄白，口臭，便秘。治疗必须解表攻里。食积最难攻的是油积食积与生冷物胶结所致的顽固发热，舌中部多有一圆形厚腻苔，我常用达原饮加牵牛子、大黄，外感加柴胡、防风、荆芥取效。

3. 痰浊　常见于老年咳喘患者（包括慢性支气管炎、肺心病），多因六淫之邪化火，引动痰浊而致肺部感染，必须用清热化痰法，才能达到里清表和。常用麻杏石甘汤、千金苇茎汤、葶苈大枣泻肺汤、天竺黄等，甚则用抗热牛黄散。

4. 湿热 常见于肝胆湿热（如肝脓疡、胆囊炎）患者，每因新感引动伏邪化火，出现热毒症状，常用大柴胡汤、五味消毒饮、黄连解毒汤及鱼腥草、虎杖、重楼、金钱草之类。

还有膀胱湿热，原有五淋证，也每因外感诱发，用八正散、龙胆泻肝汤。

温病中疫毒痢，属于暑邪内闭，秽毒交蒸；暴发型脑炎起病即为气血两燔证；流行性出血热属于少阴伏气。这些病亦只能用伏气学说来认识和处理。何氏所说"医者必识得伏气，方不致见病治病，能握机于病象之先"，确属至理名言。

四、辨六淫分季节

六淫致病，每每根据六气主时节气，发生病变，蒲辅周治外感热病，根据《内经》主时之六气，掌握季节，证诸临床，是有道理的。六气分司一年的二十四个节气，有六个气候上的变化（即风火暑湿燥寒），每次更换约六十天。其顺序，初之气厥阴风木（农历正二月，以此类推）；二之气少阴君火；三之气少阳相火；四之气太阴湿土；五之气阳明燥金；终之气太阳寒水，分述于后。

1. 初之气 大寒、立春、雨水、惊蛰，农历正二月（大约时间），主厥阴风木，这时的外感称风温、春温。可用银翘散加葱豉汤。兼有表寒，身痛较重者，亦可加羌活，辛温辛凉并用。

2. 二之气 春分、清明、谷雨、立夏，农历三四月，主少阴君火，多温热病。常用银翘散加大青叶、柴胡、黄芩、贯众，高热不退，再加白虎汤、升降散。春天是温疫流行季节，发病急骤，顷刻多变，防止逆传心包，应"先安未受邪之地"。

3. 三之气 小满、芒种、夏至、小暑，农历五六月，主少阳相火，这个节令，风湿热三气并行，暑气下迫，湿气上蒸，风行其中。可用香薷饮，加辛凉透热之品，香薷、金银花、白扁豆、厚朴、滑石、芦根、青蒿、连翘、甘草。时疫寒热往来，选用金银花、连翘、薄荷、荆芥、芦根、青蒿、柴胡、黄芩、僵蚕、蝉蜕、姜黄、大黄（银翘散、升降散、小柴胡汤）。胃肠有湿者可用藿香正气散、六合汤。

4. 四之气 大暑、立秋、处暑、白露，农历七八月，主太阴湿土，湿温

病、胃肠病居多，可根据湿热型辨证论治。(见前)

5. 五之气 秋分、寒露、霜降、立冬，农历九十月，主阳明燥金，雨水少，地气收，燥证居多。燥分凉燥、温燥，凉燥邪在肺卫，宜杏苏散；见肺热症状，用桑杏汤，甚则用麻杏石甘汤加味。温燥：秋后气候干燥，咳嗽咽痛，宜清肺润燥，古人用清燥救肺汤，或用其法，禁用苦寒药，因苦寒可化燥。

6. 终之气 小雪、大雪、冬至、小寒，农历冬腊月，主太阳寒水，多伤寒。伤寒表实无汗，用麻黄汤；外感风寒湿邪，用荆防败毒散、九味羌活汤；外感风寒兼水饮者，用小青龙汤；气虚外感风寒，用参苏饮。

以上是六气与季节的一般规律，但由于自然界气候的变化，非其时而有其气，疾病也随之变化，因此我们必须灵活掌握。

再者，外感六淫常诱发内伤疾病，治则当急则治标。曾治某船长，于暑令（三之气）患暑温，高热诱发心绞痛、心房颤动，心电图证实冠心病，投以王氏清暑益气汤加减，二剂热退，心电图转正常。说明辨六淫分季节，与内伤疾病亦有密切关系。

小　结

本文分四个方面论述：对一切外感内伤发热病进行辨证，均可按卫气营血的规律辨证；在卫气营血辨证的基础上，进一步辨清温热与湿热，确定治疗方案；至于新感与伏气问题，新感是由表入里，而伏气是由里出表，发病急（暴发型）提示临床应根据发病类型而施治，同时要了解伏气常见的四个夹证（瘀血、痰浊、湿热、积滞），它们是伏邪附丽的土壤；最后辨六淫分季节，是根据六气主时季节，按照季节的特点，掌握疾病规律，来指导临床。这四个辨证之间，是互有联系的。

论治采取三个方法，即异病同治、以方系病、以法创方。异病同治是辨证论治的一种方法，不管是内科杂病，或外感六淫，只要病机证候相同，在治则上虽然异病可以同治。以方系病，即掌握有效方剂，针对病机相同的疾病，实际是异病同治在临床上的具体表现。蒲老辅周常用十味温胆汤治痰浊引起的疾病。陈老源生喜用四逆散加味治疗肝胃不和的病，这都是以方系病的例证。以法创方，治病首先要掌握法则，对温热型发热用清热解毒、养阴生津、通里攻下、活血化瘀四法；对湿热型发热用芳香化浊、苦温（寒）燥湿、淡渗利湿三法，在法内选方用药针对病机证候，就比较灵活，而且可自创新方，对古人繁复的方剂，起到执简驭繁的效果。

另外，在发热后期亦常用"益气固脱""醒脑开窍"两法，不可不知。

[本文根据惠伯先生《发热的辨证论治》讲稿（中华医学会万县市分会
医药资料，1981 年 4 月）整理]

咳嗽证治

咳嗽常见。外感内伤均可导致肺失宣发、肃降而致咳嗽。张景岳说："咳证虽多，无非肺病。"陈修园说："五脏六腑皆令人咳，非独肺也。然肺为气之市，诸气上逆于肺则呛而咳，是咳嗽不止于肺，而不离乎肺也。"西医学的呼吸道感染、急-慢性支气管炎、支气管扩张、肺炎、肺心病等以咳嗽为主症时，或其他原因引起的咳嗽都可按中医咳嗽辨证论治。

惠伯先生治咳嗽，先辨新久，次辨寒热，再辨虚实，细辨痰之形态。

一、治法探讨

1. 外感咳嗽 因风、寒、燥等六淫所伤，外邪阻肺，宣发肃降失司，肺气上逆以致咳，治以疏散外邪、宣通肺气为主，邪去则正安。治外感咳嗽不外以下四法。

（1）宣肃发表 有解表宣肃肺气之效，邪去则正安。以当现代药理观之，这类药大多有抗病毒之功效。有些药，如麻黄、防风、荆芥、葛根有抗过敏作用，使肺达到肃降作用。常用药物有麻黄、紫苏叶、前胡、防风、荆芥、薄荷、柴胡、葛根、青蒿、香薷、杏仁、牛蒡子等。

（2）清热解毒 有清除肺经热毒之效，因肺与大肠相表里，故常配合通便之药，使病邪有出路，如使用大黄、虎杖泻火通便。病毒与细菌是肺部感染的主要病因。现代药理认为清热解毒之品对病毒和细菌有抑制作用。常用药物有知母、石膏、金银花、连翘、黄芩、黄连、鱼腥草、虎杖、大黄、芦根、桑白皮、地骨皮等。

（3）化痰镇咳 痰是阻塞气道、导致咳嗽的直接原因，故治咳必须治痰，使肺气宣通。

常用化痰方药可分为三类。温化寒痰：二陈汤、三子养亲汤；清化热痰：胆南星、知母、浙贝母、竹沥、天竺黄、牛黄、猴枣、冬瓜子、瓜蒌子；平性化痰药：紫菀、款冬花、桔梗。

常用止咳药有诃子、罂粟壳。

虫类止痉药如蝉蜕、僵蚕、地龙等，有缓解支气管痉挛之功效，有助于控制咳嗽，常与止咳药同用。

咳嗽咳痰常并见，故化痰以肺为主，常与宣肺同用；痰的生成与脾胃虚弱及湿浊停聚有关（脾为生痰之源，肺为贮痰之器），故化痰常配合健脾除湿；痰又是六淫化燥所产生，故常与清热解毒药合用。

（4）润肺养阴　适用于燥咳，也适用于风热、风寒化燥后期损伤津液及久咳气阴两虚。这类药也具有抗感染之效。九仙散，鸡鸣丸均用乌梅，乌梅酸甘化阴，且有抗过敏作用，对于阴虚痉咳有一定疗效。常用药物有麦冬、天冬、生地黄、玄参、沙参、玉竹、百合、百部、白及、乌梅等。

上述四法，在临床应用过程中，视病情可多法合用。

2. 内伤咳嗽　病因为脏腑功能失调，影响及肺，多属邪实与正虚并见。常因外感时邪诱发加重。

由于肺无通降之力，脾乏转输之权，肾失蒸化之职，导致水液停积，为痰为饮，上逆于肺咳喘不宁，溢于肌肤发为水肿。肺伤及心，血脉瘀阻。肺气既虚，易为六淫所侵，外邪引动伏饮，反复发病。甚至变生危症，如痰迷心窍，神昏谵语，或肝风内动，四肢抽搐，躁动不安。总之，内伤咳嗽以虚（肺、脾、肾、心，阴、阳）为主，每兼痰饮、湿热、外感六淫。

内伤咳嗽本虚为主者，补益肺、脾、肾三脏之气阴阳。常用补气药物有黄芪、党参、人参、山药、蛤蚧、白术等；温阳药物有炮附子、桂枝、淫羊藿、仙茅、巴戟天等；养阴药物有北沙参、玉竹、天冬、麦冬、百合等。阳气不足者，温阳药常与补气药同用，以增强温阳之力；气阴两虚者，补气药与养阴药同用，益气养阴。外感诱发，慢性咳嗽急性发作，咳嗽或咳喘加重，痰量增加，标实为主者，"急则治其标"，参见治疗外感咳嗽四法。病情渐缓，咳嗽或咳喘减轻，痰量减少，正虚明显，虚实夹杂者，扶正与祛邪兼顾。

二、分证论治

1. 外感咳嗽

（1）风寒咳嗽

临床表现：可伴风寒表证，痰稀白薄，苔白，脉浮。

治法：疏散风寒，宣通肺气。

处方：三拗汤合杏苏饮加减。药用：麻黄、杏仁、甘草、苏叶、前胡、葛根、陈皮、半夏、枳壳、桔梗、蝉蜕、牛蒡子。

加减：喘加射干、地龙、僵蚕；寒兼水饮加干姜、细辛、五味子；表证重加荆芥、防风。

（2）风热咳嗽

临床表现：咳痰黄稠，身热，苔黄，脉数。

治法：宣肺清热平喘咳。

处方：麻杏石甘汤加味。药用：麻黄、杏仁、石膏、甘草、鱼腥草、虎杖、金银花、连翘、黄芩、重楼、僵蚕、知母。

又方：桑菊饮加味。药用：桑叶、菊花、金银花、连翘、杏仁、桔梗、牛蒡子、薄荷、芦根、鱼腥草、甘草。痰热加知母、浙贝母、黄芩、瓜蒌。

（3）燥热咳嗽

临床表现：无痰，咽干鼻燥，胸痛，痉咳，或痰中带血，舌质红干而少津，脉数。

治法：清热润燥止咳。

处方：古方常选用桑杏汤、天门冬丸等。惠伯先生常用经验方"痉咳方"。药用：天冬、麦冬、百合、百部、紫菀、枳壳、射干、黄精、麻黄、杏仁、蝉蜕、僵蚕、甘草。

外感咳常见上三种，但也有其他六淫者，如火暑湿等，则用对证处理。火热甚可加三黄（黄连、黄芩、黄柏）。

2. 内伤咳嗽

（1）湿痰脾虚

临床表现：咳嗽痰多，痰白而黏，脘闷不饥，四肢倦怠，苔白，脉濡滑。

治法：健脾除湿，化痰止咳。

处方：六君子汤合三拗汤加减。药用：党参、白术、茯苓、半夏、陈皮、麻黄、杏仁、紫菀、款冬花、淫羊藿、甘草。

若患者有上盛下虚表现，可选用苏子降气汤。

（2）外寒痰饮

临床表现：咳嗽，哮鸣，痰白清稀，量多，胸闷，苔滑，脉浮紧。

治法：温肺豁痰化饮。

处方：射干麻黄汤加减。药用：射干、麻黄、干姜、细辛、五味子、紫菀、款冬花、半夏、大枣。

加减：厚朴、杏仁可降气平喘，椒目亦能去水定喘，可酌情选用。

（3）痰热壅肺

临床表现：咳喘，痰黄稠难排出，甚或带血，胸闷，苔黄，脉数。

治法：清热肃肺，化痰止咳。

处方：千金苇茎汤加减。药用：芦根、冬瓜子、杏仁、鱼腥草、重楼、黄芩、知母、玄参、葶苈子、天竺黄、天冬、薏苡仁。

加减：发热加金银花、连翘、青蒿。

（4）气阴两虚

临床表现：咳喘气短，动则加重，口唇发绀，舌质红干，脉细数。

治法：益气养阴，止咳平喘。

处方：四妙勇安汤合生脉散加味。药用：太子参、麦冬、五味子、玄参、金银花、当归、甘草、玉竹、天冬、百合、百部、丹参。

（5）心肾阳虚

临床表现：咳喘不能平卧，浮肿，发绀，颈静脉怒张，肝大，舌质淡有紫斑，脉细数或结代。

治法：益气温阳，健脾活血。

处方：真武汤合生脉散加减。药用：茯苓、白术、白芍、炮附子、红参、麦冬、五味子、枸杞子、淫羊藿、桂枝、炙甘草、丹参。

参蛤散、右归丸、金匮肾气丸亦可选用。

3. 内伤咳嗽反复发作的缓解期调理　临床上有不少内伤咳嗽反复发作，如慢性支气管炎之类，为本虚标实之证，当遵"急则治标、缓则治本"的基本治则。发作期以标实为主，缓解期以本虚为主，本虚为肺、脾、肾三脏亏虚。通过在缓解期"补虚固本"的治疗，达到预防或减少复发的目的。

咳嗽者，无论外感内伤，总关于肺。且肺主气，为构成宗气的重要一环，凡是呼吸、语言、发声皆与宗气有关。久病耗气，久咳耗肺气，故内伤咳嗽缓解期当补肺；肾为气之根，主纳气，久病入肾，肾为先天之本，久病肾阴肾阳同补，阴阳相生；脾为后天之本，先天不可改，后天尤可期，久病是对人体的慢性消耗，要兼顾脾，以期气血生化有源。脾为生痰之源，肺为贮痰之器，肺脾兼顾，可减少内伤咳嗽反复发作。作为防御外邪入侵的卫气，与肺、脾、肾三脏关系密切，三脏同补，卫气充足，运行流利，正气存内，邪不可干，减少外感概率，可防止新感引动伏邪。

针对反复发作之内伤咳嗽缓解期的调治，常采用补肺益肾、纳气定喘治法，疗程宜长，以提高机体的抵抗力，从而减少内伤咳嗽的发作频次，缩短病程，可用加味参蛤散（详见本书经验用方"加味参蛤散"），制成丸剂，以方便使用。

[本文根据惠伯先生笔记整理]

小儿肺炎证治

小儿肺炎是危害小儿健康之常见病，属于中医温病范畴，惠伯先生按卫气营血辨证治疗，在临床研究中创制了治疗肺炎的专方"肺炎合剂"，以方系病。

一、辨证论治

"温邪上受，首先犯肺"，宣肃失司，为咳为喘，热郁闭肺，灼津炼液为痰，热痰阻肺，肺气闭塞，故小儿肺炎之病机可用"热、痰、闭"概括之。治当清热、化痰、开闭。惠伯先生常分为四证。

1. 卫气实热

临床表现：起病似风热感冒，继则高热，咳嗽喘息，胸高气粗，烦躁鼻扇，痰声辘辘，口渴苔黄，脉数，或指纹紫，口周轻度发绀。

治法：清热解毒，宣肺平喘。

处方：麻杏石甘汤加味。

麻黄 3g，杏仁 5g，石膏 30g，甘草 5g，鱼腥草 20g，虎杖 6g，大青叶 15g，金银花 15g，重楼 5g（剂量需根据患儿年龄、体重等适当调整，此文中下同）。水煎服，每日 1 剂。

加减：白细胞计数及中性粒细胞百分比不高者，选加僵蚕、柴胡、贯众；白细胞计数及中性粒细胞百分比高者，选加黄连、黄芩、穿心莲、十大功劳；痰多者，选加天竺黄、葶苈子、蛇胆川贝液；苔中厚者，加升降散（僵蚕、蝉蜕、姜黄、大黄）；胸闷腹胀者，选加瓜蒌、枳实、姜半夏、黄连、厚朴、大黄；血瘀或炎变病灶久不吸收者，选加桃仁、红花、牡丹皮、赤芍。

2. 热入营血

临床表现：高热夜甚，烦躁不安，神昏谵语，气喘痰鸣，或痰中带血，或手足抽动，舌质红绛，脉细数。

治法：清营凉血，宣肺化痰，开窍醒神。

处方：清营汤加减。

生地黄 12g，玄参 12g，麦冬 12g，水牛角 30g，赤芍 12g，牡丹皮 9g，石膏 30g，黄连 3g，麻黄 3g，天竺黄 6g，杏仁 6g，甘草 6g。水煎服，每日 1 剂。

加减：除根据白细胞计数选药同卫气实热证外，抽风者，选加紫雪丹、羚羊角、钩藤、全蝎；高热神昏者，选加安宫牛黄丸、至宝丹；气虚者，加生脉散。

由于邪气炽盛，正气虚衰，往往可发生正虚邪陷之危象，而又可见以下变证。

3. 气虚邪陷

临床表现：咳嗽痰壅，喘促不安，面色青紫，脉数或促。

治法：扶正温肺，开闭化痰。

处方：参附汤、射干麻黄汤合方加减。

麻黄3g，射干3g，桂枝6g，人参6g（另煎兑服），五味子9g，炮附子3g（先煎），细辛1.5g，白芍6g，白果6g，麦冬6g，甘草6g。水煎服，每日1剂。

加减：病毒感染者，加僵蚕、重楼；痰涎壅盛者，加葶苈子、大枣。

4. 心阳虚衰

临床表现：咳嗽气急，烦躁不安，汗多，面色青紫，四肢不温，肝脏增大，心脏增大，脉数无力。

治法：益气温阳，佐以养阴生津。

处方：参附汤、黄芪生脉散合方加减。

红参10g，炮附子3g（先煎），黄芪15g，麦冬10g，五味子8g，肉桂3g，白术10g，茯苓15g，炙甘草5g。水煎服，每日1剂。

同时视病情使用吸氧、强心剂等措施。

待心阳虚衰控制后，再用益气养阴、清热解毒、宣肺平喘之剂治疗。

二、专方专药

1977年3月至1978年5月，惠伯先生与本院儿科配合，中西医结合治疗小儿肺炎465例。其中经X线片检查（胸透或摄片）证实的有232例，其中卫、气实热证有186例，占80.2%；热入营血证有19例，占8.1%；气虚邪陷证有16例，占7.0%；心阳虚衰证有11例，占4.7%。卫气实热证的186例中，有69例加用抗生素，全部治愈。平均退热时间3.6天、啰音消失6.5天、阴影消失7.5天、住院7.45天。

惠伯先生根据232例的80.2%属于卫、气实热证的情况，在总结原证型主方疗效的基础之上，制定了专方专药"肺炎合剂"：麻黄3g，杏仁5g，石膏30g，虎杖6g，金银花15g，大青叶15g，柴胡10g，黄芩10g，鱼腥草20g，青蒿15g，贯众10g，重楼5g，地龙5g，僵蚕10g，野菊花10g，甘草5g。水煎浓缩提取150mL，1～3岁口服50mL，1日3次，随年龄适当增减。

惠伯先生指出：小儿肺炎属卫、气实热证，当即时用肺炎合剂，并发呼衰、心衰、高热惊厥及中毒症状明显者，则按热入营血证、气虚邪陷证、心阳虚衰证辨证论治，待并发症控制后，仍用肺炎合剂治疗，直至病愈。

1991年2月至5月，在儿科病房进行了"肺炎合剂治疗小儿肺炎与抗生素治疗效果对照研究"。对诊断为肺炎的患儿，按入院顺序随机分为治疗组与对照组。治疗组用"肺炎合剂"治疗，不用抗生素与激素，其他如输氧、补液等西医疗法可酌情使用。对照组用抗生素治疗，可用激素，不用"肺炎合剂"。所有患儿做X线胸片检查，查血常规，部分查了碱性磷酸酶（ALP）、咽拭培养及血培养。胸片有肺炎表现者，诊断为肺炎；无肺炎表现者，诊断为支气管炎。

用"肺炎合剂"治疗小儿肺炎59例，急性支气管炎11例，除2例用药时间不足3日而加用抗生素外，有效66例，无效2例，有效率为97.06%。单用"肺炎合剂"治疗肺炎52例（男31例、女21例），与单用抗生素治疗肺炎的26例（男11例、女15例）对照，两组病情大体相同。治疗结果，经统计学处理，只有咳嗽停止与痰液消失两项，治疗组较对照组时间为长（P分别<0.01与<0.05，差异具有统计学意义），其余各项（退热、发绀消失、鼻翼扇动消失、喘息停止、三凹征消失、肺部啰音消失、肺部病灶消散等），P均>0.05，差异无统计学意义。从而证实了"肺炎合剂"治疗小儿肺炎，疗效是十分可靠的。

"肺炎合剂"对成人的急性支气管炎、肺炎同样有效。自1978年开始，万县专区人民医院中药制剂室生产"肺炎合剂"（按成人量配方，每瓶250mL，每次服50mL，一日三次。小儿酌减）供院内门诊和病房使用。深受广大中西医同人和社会群众的信赖和欢迎。另外惠伯先生及其学生临床配方数以万计。由此可见"肺炎合剂"是治疗急性支气管炎，肺炎十分有效的专方。

三、临床体会

小儿肺娇胃弱，邪从上受，由口鼻而入，六淫多从火化，饮食停留郁蒸化热，"稚阴未长"，病理上更易出现阴伤阳亢的证候，因此病情易向热毒转化。

热毒搏结肺卫，而见高热；热毒壅滞气道，肺气闭塞，而为咳喘；热毒灼伤肺津，炼液为痰，而闻痰鸣。

惠伯先生强调先发制病，先安未受邪之地，才能使之不传。小儿肺炎常因热毒炽盛，正气虚衰，而发生变证。所以，临证用药除药量适当增加外，一方面对于初入肺卫者，即应照顾气分；到气即要照顾营血；高热不退，"凉开三宝"可及时选用，以阻断病势发展。另一方面对体弱肺炎患儿，无论在邪盛期还是恢复期，都应视其气阴之虚损程度，而加益气养阴扶正之品，防止正虚邪恋，病程迁延。对久不吸收之炎变病灶，应加强扶正，兼用活血之品，如黄芪生脉散、桃红四物汤、天冬、女贞子、丹参、牡丹皮、赤芍等，能收到较满意的效果。

惠伯先生指出治疗小儿肺炎还应知常达变，注意湿热为患。肺炎多属温热类温病，但亦有少数为湿热证型。凡属湿热性质的肺炎，惠伯先生每用达原饮或甘露消毒丹合麻杏石甘汤加减治疗，获有良效。

[本文根据《郑惠伯治疗小儿肺炎的经验和体会》整理，原文出自：张启文，

李致重. 杏林真传. 北京：华夏出版社，1994：434-435.]

胸痹（稳定型心绞痛）证治

冠心病根据发病特点和治疗原则不同可分为两类。其一为稳定型心绞痛，主要表现为规律发作的胸痛或胸闷，多属于中医学"胸痹"的范畴。另一类为急性冠脉综合征，与中医真心痛极为类似，以西医紧急抢救为主，中医可按寒凝心脉、气虚血瘀、气虚痰瘀互阻、阳虚水泛、心阳欲脱辨证选方用药。本文介绍惠伯先生治疗慢性冠脉病经验。

1976 年，惠伯先生在医院内科病房开展中西医结合治疗冠心病的科研工作，专设病床收治冠心病 114 例。诊断标准与疗效判定标准参照 1972 年北京"三病"防治会议所制定标准。对确诊为冠心病者按中医辨证分为气滞血瘀型（具有不同程度之心绞痛症状）、阴虚阳亢型（多见于合并高血压者）、心肺气虚型（多见于合并有左心衰者）、肾虚型（多见于合并有脑或肾动脉硬化者）、气阴两虚型（多见于合并各类心律失常者）五型论治。其中以心气虚合并气滞血瘀、阴虚阳亢合并气滞血瘀者居多。惠伯先生针对此自拟"舒心合剂""冠心双降丸"，进行治疗并观察疗效。

心气虚、气滞血瘀者。症见胸痛隐隐，痛有定处，胸闷气短，动则益甚，神疲懒言，舌淡或有瘀斑，脉细涩或结代。

治法：益气生脉，活血理气，舒心止痛。

处方：舒心合剂。

药用：当归 15g，玄参 15g，金银花 15g，甘草 10g，丹参 20g，黄芪 30g，党参 15g，麦冬 10g，五味子 10g，川芎 12g，红花 10g，赤芍 15g，降香 10g，葛根 30g，山楂 15g，毛冬青 15g。水煎服，每日 1 剂。

舒心合剂由黄芪生脉散、四妙勇安汤、冠心Ⅱ号方合方加减而成。黄芪生脉散，益气养阴；四妙勇安汤，活血化瘀、解痉止痛；冠心Ⅱ号方、葛根、山楂、毛冬青，活血行气、开窍止痛。

阴虚阳亢、气滞血瘀者。症见头晕目眩，心悸怔忡，五心烦热、口干盗汗，舌红少津，脉细数或结代。

治法：平肝息风，滋养肝肾，活血止痛。

处方：冠心双降丸。

药用：野菊花 500g，制何首乌 250g，益母草 500g，鱼腥草 500g，槐花 250g，青藤香 250g，决明子 500g，生山楂 250g，钩藤 360g，葛根 500g。制成丸剂使用，每粒 9g。每日 3 次，每次 1～2 丸。病情相对较重时此方可用常规剂量水煎服，待缓解后改用丸剂。

冠心双降丸，此方按中西医结合思路组方。其一，方中野菊花、槐花、决明子、钩藤平肝息风；制何首乌滋养肝肾；青藤香、生山楂、益母草、葛根活血止痛。其二，现代药理研究证实野菊花、槐花、决明子、钩藤、青藤香、生山楂、葛根有降血压作用；生山楂、制何首乌能降血脂；野菊花、槐花、青藤香、葛根、制何首乌能增加冠状动脉血流量；鱼腥草所含槲皮素有一定降血压、降血脂、扩张冠脉、增加冠脉血流量作用。

以上两种情况所用代表方，可根据病情的变化，随证加减，每日 1 剂，水煎，分 3 次温服。

通过 3 个月至半年的观察，其中心气虚合并气滞血瘀 40 例，服用"舒心合剂"，总有效率 90%；阴虚阳亢合并气滞血瘀 35 例，服用"冠心双降丸"，总有效率 82%。病案见本书医案实录之冠心病案。

胸痹为"本虚标实"之证，发作期以邪实为主，缓解期以正虚为主，临床多虚实夹杂。发作期以中药煎剂为主，配合中成药如冠心舒合香丸等服用。

阴虚阳亢合并气滞血瘀者病情好转后，所用冠心双降丸可做成丸剂服用。

胸痹辨证属气虚血瘀证候者，待病情稳定后，惠伯先生常单用参七粉巩固治疗。红参（气阴两虚者用西洋参）、三七等份为末，每次 3g，日 2～3 次，温开水冲服，并视其病情轻重，适当调整用量。有数十例冠心病患者，长期间断服用参七粉，临床观察，效果较佳。

[本文根据惠伯先生笔记及门人笔记整理]

急黄治疗经验

急黄大致相当于西医学的重症肝炎。惠伯先生所在医院 20 世纪 80 年代前，传染科所治之"急黄"为数不少，死亡率高。其中先生感受最深的是医院 66 级毕业生（南京中医学院）周某患急黄，黄疸指数（既往的实验室检查，参考范围为 0～6 单位，临床意义大致等同于目前的总胆红素）10 余个单位，不到 7 天，增至 100 单位以上，且出现腹水，继而神志昏迷，最终死亡。死亡的教训深深留在先生脑海，在漫长的岁月里，他注意学习全国各地的经验，细心研究，终于对此病的治疗取得一定疗效。

一、病案举例

石某，男，52 岁，1981 年 4 月 30 日入院。

患者恶寒，发热，纳差，恶心，尿黄。已 12 天。查体：血压 130/80mmHg，体温 37℃，脉率 64 次/分，精神较差，神志清楚，皮肤中度黄染，未见出血点，巩膜可见明显黄染，腹部丰满，移动性浊音阳性。诊断为急性肝炎，西医按常规处理。

入院后病情逐步加重，黄疸加深，呕吐加重，心中懊侬，尿量 24 小时约 5000mL。肝功能：黄疸指数 56 单位，胆红素 9.9mg%（既往的实验室检查，参考范围为 0.3～1.1mg%），转氨酶 200 单位（既往的实验室检查，参考范围为 0～25 单位，临床意义大致等同于目前的谷丙转氨酶），总蛋白 68g/L，白蛋白 35g/L。尿常规：蛋白（+），白细胞（+++），颗粒管型（+），葡萄糖（++）。

5 月 6 日，多科室负责人会诊。

患者极度不安，询问时神志淡漠，头痛如劈，皮肤巩膜深黄，黄疸继续加深。近两日体温 38℃～39℃。轻度腹水，腹围 95cm，每日约增 1cm，同时出现肝肾综合征症状。根据症状和体征，初步意见：重症肝炎。决定用中药为主治疗。患者腹部胀满，胁痛，舌质绛，苔黄腻，脉弦滑而数。此为湿热蕴结，内陷营分，瘀阻肝胆，胆毒内陷。防止继续恶化至神志昏迷。

治法：清热凉血解毒，活血化瘀，通里攻下，开窍醒脑。

处方：茵陈蒿 20g，栀子 10g，黄芩 15g，大黄 10g，金银花 15g，连翘 15g，丹参 15g，郁金 10g，赤芍 15g，桃仁 10g，牡丹皮 10g，白花蛇舌草 15g，六月雪 15g，三七粉 3g（兑服）。另用鲜垂盆草 30g，鲜满天星 30g，煎汤代水煎药，每日 1 剂。羚羊角 3g 为末，煎成乳白色浓汁另服。抗热牛黄散日服 2 支。

5 月 8 日。服上方二剂后，患者头痛明显减轻，精神好转，大便日三次，呕吐减。药已中病，乘胜再进原方二剂。

5 月 10 日。患者体温正常，腹水减，腹围缩小 5cm，脉不数，舌绛减轻，苔仍黄白腻，食欲增加，呕吐已止。肝功能：黄疸指数 52 单位，转氨酶 184 单位。热毒已退，胃气来复。肝功出现好转佳兆。击鼓再进二剂。

5 月 12 日。患者身目黄减，腹围又缩小 5cm，头痛消失，精神转佳，食欲增进，苔黄少津。肝功能：黄疸指数 28 单位，转氨酶 28 单位。毒火侵犯肝胆之势大减，但津液亏损，去苦寒之品，加入养阴活血之药。上方去黄连、金银花、大黄、羚羊角，停服抗热牛黄散，加红花 6g，虎杖 15g，生地黄 15g。

5 月 13 日。停止西药输液。

5 月 14 日。复查肝功能：黄疸指数 28 单位，射浊 9 单位（麝香草酚浊度试验，既往使用的实验室检查，参考范围 0～5 单位（麦氏法），临床意义相当于现在的总蛋白），锌浊 12 单位（硫酸锌浊度试验，既往使用的实验室检查，参考范围 0～12 单位，临床意义相当于现在的球蛋白），转氨酶 28 单位，尿常规：白细胞少许，蛋白（±）。腹围 86cm，超声波检查无腹水。患者神志清楚，喜形于色，仍胁痛，苔腻已化，改用清热解毒养阴、活血化瘀。

处方：茵陈蒿 10g，栀子 10g，黄芩 10g，白花蛇舌草 15g，满天星 15g，垂盆草 20g，当归 10g，丹参 15g，赤芍 15g，郁金 10g，红花 10g，三七粉 3g（兑服），生地黄 10g，连翘 15g，虎杖 10g，甘草 4g。水煎服，每日 1 剂。

5 月 16 日。患者身目微黄，食欲大增，但感腹胀（可能近日肉食过量），舌质微淡，面色晦暗。属正虚，脾气不运，气滞血瘀，拟用扶正除邪法。

处方：黄芪 20g，防己 10g，薏苡仁 20g，苍术 10g，猪苓 10g，泽泻 15g，当归 10g，丹参 15g，赤芍 10g，郁金 10g，三七粉 3g（兑服），茵陈蒿 15g，柴胡 10g，枳实 10g，栀子 10g，黄芩 10g，垂盆草 20g，满天星 15g。水煎服，每日 1 剂。

5 月 17 日至 28 日。患者病情日渐好转，黄疸指数 14 单位，转氨酶 28 单位，其余肝功能指标均正常。用药基本同上，略有增减，主要减清利之品，加运化脾胃之药。

5月29日。服上方后患者腹胀好转，唯觉四肢乏力，心悸自汗，舌淡，脉弱。心脾之气亏虚，用益气补心脾、活血化瘀、疏肝清利湿热法。

处方：黄芪20g，当归10g，五味子10g，丹参15g，赤芍12g，郁金10g，柴胡10g，枳实10g，白术15g，茵陈蒿15g，山楂15g，泽泻10g，垂盆草15g。10剂。水煎服，每日1剂。另一红参4g，三七2g研末，每服3g，日2次，连用两月，以益气活血，恢复肝功能。

6月9日。患者病情稳定，面色灰暗逐渐消失，变为光润有神采，精神饱满，能步行约2公里亦不倦怠。肝功能指标全部正常。以扶正活血、疏肝和胃善后。

处方：黄芪30g，黄精15g，白术15g，五味子10g，当归10g，丹参15g，郁金10g，山楂15g，泽泻10g，柴胡10g，枳壳10g，砂仁6g，茵陈蒿10g。至6月30日止，服上方20剂。

6月30日。患者经两个月治疗。基本治愈。为巩固疗效，又住院1个月，观察病情。治疗基本同上。8月1日检查各项指标未见异常，痊愈出院。

二、体会

急黄又称瘟黄，因湿热夹毒，热毒侵袭肝胆而致血瘀，故发病迅速，来势凶猛，黄疸急剧加深，进而出现神志昏迷，病情险恶，死亡率高。正如《诸病源候论·黄疸候》所述："脾胃有热，谷气郁蒸，因为热毒所加，故卒然发黄，心满气喘，命在顷刻，故云急黄也。"惠伯先生个人体会如下。

1. 先安未受邪之地 急黄属于伏气温病范畴，在治则上不能按照治新感温病规律"到气才可清气，入营犹可透热转气"。急黄传变最速，必须先安未受邪之地，中医治病不外扶正除邪及祛邪救正。当邪气盛而留滞时，则正气受伤，用药宜祛邪，祛邪即是扶正。所举病例，邪在气、营分，而所用凉血、化瘀、醒脑三法均是治入血分之法。这就是"先发制病"之策。用泻下法是釜底抽薪，急下存阴，利胆退黄，故急黄用下法，未便秘或便泻的也可用大黄，服后大便反正常。取通因通用，排出毒素，也是先发制病。西医学认为泻下有缓解脑水肿及改善神经系统症状的作用。文献报道许多急性热病，如出血热、脑膜炎等均用此四法联合使用，取得好的疗效。中医学认为，急性热病如瘟疫瘟毒，感受病邪不外毒、热、瘀、滞四字，把病邪控制在热实阶段，先发制病、祛邪救正，使病情不继续恶化，是提高本病治愈率的关键。

2. 对几种药物的临床体会 治温病入营血，常用凉开三宝。安宫牛黄丸治温病是有效的，但惠伯先生用于急黄效果不显，但后来用抗热牛黄散就效果明显。这是因为安宫牛黄丸内雄黄有毒，治其他温病以毒解毒，且有抗菌杀虫抗癌之效，但用于急黄效差。西医学认为急黄是急性黄疸型肝炎，雄黄中含有硫化砷，对肝脏有害，因而影响疗效。供同道探讨。

惠伯先生对此病用醒脑镇静药，常选羚羊角、醒脑静注射液、紫雪丹、抗热牛黄散。

清热解毒凉血常用清营汤、犀角地黄汤、黄连解毒汤。选用中草药：满天星，又名明镜草，为伞形科天胡荽属植物，功用清热解毒、除湿通淋，对黄疸肝炎退黄有效，鲜药更佳。垂盆草，又名狗牙瓣，为景天科景天属植物，功用清热解毒、消肿排脓，对降低转氨酶，恢复肝功能效果可靠，鲜者更好。所治病例大量使用二味鲜药，对退黄降酶疗效显著。前述病案出现了肝肾综合征，用白花蛇舌草、六月雪、大黄，清热排毒，对保护肾脏有较好作用。

活血化瘀药选三七、牡丹皮、郁金、丹参、赤芍，既能活血又能止血，血瘀甚者可选川芎、当归、桃仁、红花、莪术。三七、人参同用有恢复肝功肾功的作用。经临床实践体会，活血化瘀药有防治弥散性血管内凝血功用。

3. 善后治疗　此病善后治疗，更为重要，因肝实质损伤，影响脾的运化，脂肪代谢减弱，易继发肝硬化。治则：气虚脾虚，以益气健脾为主，如黄芪、红参、黄精、白术、山药。辅以疏肝和胃，如四逆散、二陈汤、砂仁、焦三仙。活血化瘀，如三七、当归、白芍、丹参、赤芍，三七是首选药。清利湿热，以田基黄、垂盆草、白花蛇舌草、重楼、茵陈、黄芩等。若肾肝阴虚，当以滋水养肝为主，用一贯煎，辅以活血化瘀、清利湿热。总之应根据病情变化，辨证论治。

以上治案，对急黄很快取得疗效，是运用中医温病辨证规律而取得的。

[本文根据惠伯先生笔记及其验案（出自：郑惠伯. 解毒化瘀治疗急黄验案. 四川中医，1982，1（1）：25-27.）整理]

肾盂肾炎证治

肾盂肾炎是西医病名，属于尿路感染中的上尿路感染，通常分为急性肾盂肾炎和慢性肾盂肾炎。慢性肾盂肾炎因病情反复，容易导致肾功能损害，是临床治疗上的一个难点。慢性肾盂肾炎可急性发作，出现和急性肾盂肾炎表现近似的膀胱刺激征、腰痛等。

一、分期论治

肾盂肾炎在中医里属于淋证范畴，以热淋和血淋最为多见。惠伯先生认为其病理是肾阴亏虚，膀胱温热，温热灼阴，稽留下焦，正气日虚，最易复发。根据病情演变及临床表现，一般将其分 3 期论治。

1. 急性期 此期多为急性肾盂肾炎或慢性肾盂肾炎急性发作，是由于湿热蕴结下焦，膀胱气化失司所致，治以清利湿热，当分清湿与热的轻重。

（1）热偏盛

临床表现：突然发病，寒热往来，腰酸痛，小腹痛，尿频、尿急、尿痛，尿浑浊，苔黄滑，脉数。尿常规：蛋白尿、血尿、白细胞尿或脓尿。

治法：清热解毒，利尿通淋。

处方：龙胆泻肝汤加减。

龙胆 12g，柴胡 15g，黄芩 15g，金银花 15g，连翘 15g，海金沙 9g，车前子 15g（包煎），知母 15g，黄柏 9g，栀子 12g，生地黄 15g，甘草 6g。水煎服，每日 1 剂。

也可选用八正散加减。

备用药：穿心莲、紫花地丁、蒲公英、白花蛇舌草、鱼腥草、石韦、金钱草、瞿麦、扁蓄、大黄、黄连、凤尾草、地锦草、白头翁、秦皮、桉树叶等。清热解毒、利尿通淋药可随证选加。

（2）湿偏盛

临床表现：小便赤涩痛，午后身热，胸闷不饥，身倦乏力，腰酸痛，苔白滑，脉濡或平。

治法：清热利湿，芳香化浊。

处方：三仁汤加味。

薏苡仁 15g，杏仁 10g，白豆蔻 6g，半夏 10g，厚朴 10g，滑石 20g，柴胡 15g，黄芩 15g，知母 15g，黄柏 9g，苍术 10g。水煎服，每日 1 剂。

加减：尿坠感加荜澄茄；膏淋加萆薢；尿闭加黄连、肉桂或通关散。

2. 亚急性期 此期多为急性肾盂肾炎症状缓解，或慢性肾盂肾炎反复发作，呈现气阴两虚，或肾阴亏虚、湿热留恋之象。

临床表现：急性期诸症缓解，仍有腰痛，尿频，淋沥不尽，苔薄黄，脉细数。

治法：扶正祛邪，益气养阴。

处方：清心莲子饮加减。

黄芪 18g，太子参 15g，麦冬 15g，五味子 15g，柴胡 18g，黄芩 15g，女贞子 18g，墨旱莲 18g，莲子 15g，知母 12g，黄柏 9g。水煎服，每日 1 剂。

因此期病程长，宜守方四周。

肾阴亏虚、湿热留恋者，亦可选用知柏地黄汤加柴胡、黄芩、二至丸。

加减：热重加黄连、龙胆。虚甚加枸杞子、菟丝子、黄精。腰痛加四妙勇安汤与桃仁、红花。血运不足可加四物汤与桃仁、红花、桂枝。菌尿久不转阴可用白头翁汤、萆澄茄及急性期清热利湿药。

3. 恢复期 此期多为急性肾盂肾炎恢复期，或慢性肾盂肾炎无明显湿热症状，表现为肾气虚，或气阴两虚。

临床表现：腰酸痛，神疲乏力，头晕耳鸣，苔薄脉细。无明显膀胱刺激征，小便常规可能仍有白细胞，也可能正常。

治法：滋阴补肾。

处方：菟丝子丸加味。

菟丝子 15g，茯苓 12g，山药 18g，莲子 15g，枸杞子 15g，女贞子 18g，墨旱莲 15g，五味子 15g，生地黄 18g。水煎服，每日 1 剂。

在恢复期中，该方常与清心莲子饮交替使用。

二、临床体会

急性肾盂肾炎与慢性肾盂肾炎急发多为急性期，多属易治，西医使用抗生素常可取效，加用中药常能更快缓解病情。但若反复发作，变为慢性肾盂肾炎，其肾盂造影多有肾盂积水，肾盏变异及痉挛性功能障碍。肾的实质内炎变，肾盂周围结缔组织增生，局部血运减弱，致药物不能透达病变深处，发挥杀菌作用。因此，慢性肾盂肾炎（多为亚急性期）常常出现抗生素效果不理想的现象，就需从邪伏正虚病机入手。

在辨证的基础上，扶正祛邪，加清利解毒之品，尿菌易转阴。清热解毒药加两三味，原方有者不加。可供选加的常用药物有柴胡、车前草、金银花、黄芩、蒲公英、紫花地丁、五味子、黄柏、黄连、鱼腥草、凤尾草、地锦草等。

总之，肾盂肾炎诊治既需整体观念，又需局部解毒，两者不可偏废。清热解毒与调理整体功能结合，分阶段论治，可以提高肾盂肾炎疗效。这种方法也可以作为治疗其他细菌或病毒感染疾病立法选方用药准则之一。因为它在理论认识上，既包含了中医学的精华，又吸收了西医学之成果。

[本文根据惠伯先生笔记整理]

肾炎证治

通常说的肾炎是指肾小球疾病，可分为原发性、继发性和遗传性三大类。本文讨论原发性，继发性的肾小球肾炎也可参考本文诊治。

原发性肾小球疾病现在一般分为 5 个临床类型：急性肾炎、急进型肾炎、慢性肾炎、无症状性血尿或（和）蛋白尿（通常也称作隐匿性肾炎）、肾病综合征。本文主要讨论急性肾炎和慢性肾炎。

一、急性肾炎

急性肾炎是一种以肾脏病变为主的免疫介导炎症性疾病。发病前多有链球菌感染，表现为外感风邪或湿热内壅的病史。多在感染临床症状好转后一定时间才发病，说明外邪侵袭后，人体内部脏腑功能失调是发生急性肾炎的主要矛盾，其脏腑功能的失调主要表现在肺与膀胱之气化、脾肾受损，水液调节功能的障碍。临床表现以全身浮肿、少尿、血尿、尿蛋白及高血压为特征。按古代文献记载，本病当属于中医学"水肿"的"阳水"范畴，也属于《金匮要略》五水（风、皮、正、石、黄汗）中的"风水"。本病多发于儿童，一般经过积极治疗，预后多良好。少数患者可合并心力衰竭、高血压脑病、肾功能障碍。

惠伯先生认为本病分急性期、恢复期，且并发症较多，故分而论之。

1. 急性期

（1）风热

临床表现：发热，清涕，咳嗽，颜面先肿，渐及全身，尿赤而少，咽部红赤，扁桃肿大，苔黄，脉浮数。

治法：宣肺发表，滋阴清热，利尿渗湿。

处方：宣肺发表用麻黄连翘赤小豆汤加金银花、大青叶；滋阴清热用增液汤加黄芩、知母；利尿渗湿用八正散加石韦、白茅根。

实际应用变化如下。

①麻增合剂：宣肺发表、滋阴清热，适用于咽喉红肿者。

麻黄 6g，连翘 15g，赤小豆 30g，金银花 15g，大青叶 15g，生地黄 18g，玄参 15g，麦冬 12g，鱼腥草 30g，白茅根 30g，黄芩 15g，车前子 12g。水煎服，每日 1 剂。

②麻正合剂：宣肺清热、利尿渗湿，适用于尿短赤者。

麻黄 6g，连翘 18g，赤小豆 30g，海金沙 18g，车前子 12g，扁蓄 12g，瞿麦 12g，滑石 18g，白茅根 30g，石韦 12g，鱼腥草 30g，虎杖 9g。水煎服，每日 1 剂。

加减：血尿者，加大蓟、小蓟、槐花、地榆、地锦草、蒲黄。蛋白尿明显，加蝉蜕、益母草。

（2）湿热浸淫

临床表现：皮肤疮毒遍发，发热神烦，脘腹痞闷，小便短赤，肢体浮肿较轻，皮肤润泽光亮。舌质红，苔黄，脉数。

治法：清利湿热，凉血解毒，解表托毒。

处方：五味消毒饮加味。

金银花 15g，连翘 15g，野菊花 15g，天葵子 9g，蒲公英 18g，紫花地丁 18g，防风 9g，荆芥 9g，黄芪 18g，黄柏 9g，牡丹皮 9g，苦参 9g，甘草 6g。水煎服，每日 1 剂。亦可加麻黄、赤小豆。

实证明显者，亦可选用防风通圣散。

加减：湿热重加三黄（黄连、黄芩、黄柏）、龙胆、鱼腥草、虎杖；瘙痒加白鲜皮、地肤子、石韦。

（3）湿盛困脾

临床表现：面黄，倦怠，纳呆，恶心或呕吐，浮肿由脸面渐及足跗或全身，尿短少，苔白，脉沉。

治法：宣肺除湿，益气健脾，利湿消肿。

处方：宣肺除湿用越婢加术汤；益气健脾用防己黄芪汤；利湿消肿用胃苓五皮汤。

实际应用变化如下：

①麻芪合剂：麻黄 6g，连翘 15g，赤小豆 30g，黄芪 18g，防己 12g，白术 12g，苍术 9g，桂枝 9g，知母 15g，黄柏 9g。水煎服，每日 1 剂。

②胃苓五皮合剂：苍术 12g，厚朴 12g，陈皮 12g，茯苓皮 12g，猪苓 15g，泽泻 12g，大腹皮 12g，生姜皮 9g，冬瓜皮 12g，桂枝 9g。水煎服，每日 1 剂。

加减：顽固蛋白尿，加四妙勇安汤与桃仁、红花、牡丹皮、赤芍、丹参；腹水实证者加牵牛子、大黄。忌用十枣汤。

2. 恢复期

到此阶段，水肿基本消失，但湿热未尽，出现气阴两虚症状，如气短神倦微肿，仍有少许蛋白尿及血尿，舌红，脉细数。视其亏虚偏重而遣方。

脾气虚可选参苓白术散加减：党参 15g，黄芪 18g，白术 12g，茯苓 12g，白扁豆 15g，山药 15g，莲子 15g，薏苡仁 18g，陈皮 12g，大枣 12g，甘草 6g。水煎服，每日 1 剂。

气阴两虚可选六味地黄汤加味：生地黄 24g，山药 18g，山茱萸 12g，牡丹皮 12g，茯苓 12g，泽泻 12g，女贞子 24g，墨旱莲 24g，黄芪 18g，太子参 24g。水煎服，每日 1 剂。

血瘀者，可加王不留行、丹参。血肌酐高，可加黄芪、黄精、白茅根、苍术。

3. 并发症

（1）肝阳上亢，肝风内动（高血压脑病）

临床表现：常发于起病第 1 周，头剧痛，眩晕，呕吐，眼花，复视等，甚至惊厥昏迷。主要由于血压极度升高，血管痉挛，脑组织缺氧，血管壁渗透性改变而产生脑水肿所致，此病一般预后良好。

治法：平肝潜阳，清热息风。

处方：代赭石 24g，半夏 9g，赤芍 15g，牡丹皮 12g，钩藤 15g，黄芩 15g，夏枯草 15g，决明子 18g，地龙 9g，滑石 18g，寒水石 18g（可用石膏代），益母草 30g。水煎服，每日 1 剂。

加减：惊厥加羚羊角，便结加生大黄。

（2）水气凌心射脑（急性心力衰竭）

临床表现：突然气急频咳，不能平卧，胸闷烦躁，面色苍白，口唇青紫，四肢发冷，汗出淋漓。体检颈静脉充盈，肝大，心率快，或奔马律。肺水肿时出现两肺湿啰音及喘鸣音。如不及时抢救，可危及生命。

治法：泻肺逐水，强心益气。

处方：黄芪 24g，防己 12g，白术 12g，猪苓 15g，茯苓 15g，泽泻 15g，桂枝 9g，五加皮 9g，陈皮 9g。水煎服，每日 1 剂。

加减：虚甚亦可加人参、炮附子。喘亦可酌加全麻黄，射干。

另方：葶苈子、牵牛子、椒目等分为末，每服 3g。

（3）癃闭（急性肾损伤）

临床表现：尿闭，头眩晕，恶心，呕吐，甚则昏迷惊厥（但它与慢性肾炎的终末期尿毒症不同，及时治疗可以转危为安。此病常与高血压脑病、心力衰竭同时存在），舌多黄白厚滑或腻，乃膀胱湿热、浊湿上犯所致。

治法：益气温阳清热，通利二便。

处方：黄芪 18g，防己 9g，肉桂 3g，知母 15g，黄柏 9g，大黄 9g，厚朴

12g，陈皮 12g，半夏 9g，茯苓 15g。用伏龙肝 60g 煎汤代水，煎服，每日 1 剂。

加减：尿闭加六月雪。

并发症的治疗在临床上常配合西医西药。

急性肾炎小儿多见，临床要注意酌情减少药量。

绝大多数的急性肾炎，经过正规诊治，预后良好，能够痊愈，也有个别发展成慢性肾炎，甚至慢性肾衰竭。

二、慢性肾炎

慢性肾炎属中医学的"水肿""阴水""虚劳""腰痛"等范畴。对其症状《病因脉治》有"面色惨白，或肿或退，小便时闭"的描述；对其病因病理《内经》有"诸湿肿满，皆属于脾"及"其本在肾，其末在肺……皆积水也"的记载。

中医学认为，本病的发生是由于"外邪侵袭，内伤脾肾"。其根本原因是由于脾肾功能失调，气阳虚损，使体内水精散布、气化发生障碍，瘀血内生。随着病情进展，多数表现脾肾两虚，气血不足或水湿之邪虽去而正气未复。部分脾肾阳虚的病例可以阳损及阴，肾病及肝，则表现出肝肾阴虚，肝阳上亢，最后导致阴阳两虚，肝脾肾三脏由虚入损，逐渐肾的分清泌浊功能丧失，脾的运化输布功能衰退，从而使整个机体的气化功能逐渐衰竭，则表现为正虚邪实的证候。

惠伯先生将本病分为肺郁脾虚、湿困脾阳、肾阳虚、阴虚阳亢、血瘀 5 型证治。

1. 肺郁脾虚

临床表现：多因外感诱发，起病有上呼吸道感染症状，发热，咳嗽，气喘，咽红，舌苔白，脉浮。

治法：宣肺发表，益气消肿。

处方：越芪五皮饮。

麻黄 6g，石膏 30g，苍术 12g，连翘 15g，黄芪 24g，防己 12g，防风 12g，陈皮 12g，茯苓皮 15g，大腹皮 12g，冬瓜皮 18g，桑白皮 12g，甘草 6g。水煎服，每日 1 剂。

加减：阳虚加炮附子、桂枝。热重（感染）加银花、鱼腥草、虎杖、蒲公英、穿心莲。

临床上此种证型特别需要和急性肾炎相鉴别。

2. 湿困脾阳

临床表现：面色萎黄，腹胀甚至腹水，下肢肿，大便溏，尿少，苔白滑，脉缓。

治法：温阳健脾，行气利水。

处方：实脾饮。

炮附子 9g，干姜 9g，白术 12g，厚朴 12g，广木香 6g，草果 6g，槟榔 12g，茯苓 18g，木瓜 12g，甘草 6g，生姜 3 片，大枣 3 枚。水煎服，每日 1 剂。

本型常有些虚假热象，守方治疗热反消失。本型常配合附子理中汤、防己黄芪汤、胃苓汤。本型也常转化中焦湿热，宜用甘露消毒丹、三仁汤。

3. 肾阳虚

临床表现：面及全身浮肿，腰以下尤其，按之凹陷不起，腰酸，足重，面色灰暗，神疲乏力，手足冷，畏寒，尿少，舌胖嫩，苔白滑，脉沉细。

治法：补肾温阳，益气利水。

处方：金匮肾气丸加黄芪、白术。

熟地黄 15g，山药 18g，山茱萸 12g，牡丹皮 9g，茯苓 12g，泽泻 12g，炮附子 9g，肉桂 6g，黄芪 30g，白术 18g。水煎服，每日 1 剂。

备用药：五子衍宗丸、仙茅、淫羊藿、黄精、巴戟天。

虚象明显者可选用右归丸：熟地黄 18g，山药 12g，山茱萸 12g，枸杞子 12g，菟丝子 12g，鹿角胶 12g，杜仲 12g，肉桂 6g，炮附子 6g，当归 9g。腹泻去当归加肉桂、五味子；气虚加人参、黄芪；肾精亏加紫河车、鹿茸。本方宜蜜丸服。

一些实验证明补肾法在改善垂体-肾上腺皮质系统反应方面具有作用。惠伯先生曾运用中西医结合治法治 1 例慢性肾炎患者，中医用肾气丸加黄芪、党参、白术、菟丝子、覆盆子、黄精、枸杞子、车前子，服 60 余剂病状控制，百余剂痊愈。中西医对肾病的认识，在病理和治疗上，都有相同的地方，而具体疗法中医更为丰富多彩。

4. 肝肾阴虚，肝阳上亢

临床表现：面热潮红，眩晕，头痛，耳鸣，心悸，失眠，腰痛，梦遗，或有微胖，舌质红，脉细数。

治法：养阴滋肾，平肝潜阳。

处方：知柏地黄汤加味。

知母 12g，黄柏 9g，生地黄 15g，山药 12g，山茱萸 9g，女贞子 15g，墨旱莲 15g，决明子 18g，益母草 24g，葛根 24g，夏枯草 18g。水煎服，每日 1 剂。

偏虚证者，可选用地黄饮子加减：生地黄 15g，天冬 9g，麦冬 9g，石斛 12g，杜仲 9g，枸杞子 12g，山茱萸 6g，肉苁蓉 9g，龟甲 15g，牡蛎 30g，远志 6g。

5. 血瘀

临床表现：肾区疼痛、浮肿、有出血倾向皆可视为血瘀，舌质有瘀点、紫暗，全身有瘀斑瘀点，面色晦暗，目下灰暗，皆是血瘀之征。

治法：活血化瘀，清热解毒。

处方：益肾汤（山西省中医研究所方）。

当归、川芎、赤芍各 9～15g，丹参 15g，桃仁 9g，益母草、金银花、白茅根、板蓝根、紫花地丁（或蒲公英）各 30g。水煎服，每日 1 剂。

加减法：上呼吸道感染去桃仁、红花，加连翘、败酱草、山豆根、黄芩、玄参、蝉蜕。肾功能异常加乳香、没药、王不留行、路路通、鳖甲、牡蛎。肾阴虚：加熟地黄、女贞子、枸杞子、墨旱莲。肾阳虚：加炮附子、肉桂、菟丝子、淫羊藿。脾虚：加白术、山药、白扁豆、莲子。气虚：加黄芪、党参、黄精。高血压：加黄芩、地龙、牛膝、钩藤、野菊花、夏枯草。浮肿：加用益气健脾利水之法。血尿：加活血止血、凉血止血之法。

活血化瘀法是治疗血瘀证的根本疗法。中医学中，瘀血证的概念十分广泛。在西医学中，瘀血证可能包括各种原因引起的全身或局部的血液循环障碍，以及由此导致的代谢异常，营养失调，或功能、结构的改变。肾脏本身结构就包含了大量血管，血流丰富。慢性肾炎时，肾实质受损，肾组织缺血与缺氧，以及对周身的影响，如出现肾区疼痛、浮肿、出血倾向等，与产生"瘀血证"的病机有许多共同之处，属于瘀血病证。活血化瘀疗法治疗慢性肾炎逐渐被临床所证实。近年来，运用活血化瘀法治疗慢性肾炎，乃至慢性肾脏病，已取得共识。

除急性肾炎和慢性肾炎外，急进型肾炎病情重且进展快，若发生在古代多属无治，但现今血浆置换等技术不断进步，也可取得较好效果。隐匿性肾炎及肾病综合征的治疗，均可参考慢性肾炎的辨证论治。

[本文根据惠伯先生笔记整理]

尿毒症临床分型治疗

中医学文献无"尿毒症"名称的记载，无系统论述，但从古代医籍中的"关格""癃闭""水肿"等记载中可以找到类似尿毒症的描述。《伤寒论·平脉法》："关则不得小便，格则吐逆。"《证治汇补》的关格门中说："关格者……既关且格，必小便不通，旦夕之间，陡增呕恶，此因浊邪壅塞三焦，正气不得升降，所以关应下而小便闭，格应上而生呕吐，阴阳闭绝，一日即死，最为危候。"

一、分型治疗

尿毒症属于慢性肾功能不全中最严重的时期，按其发展过程，在临床上可依据临床表现简要分为两期：

早期：可出现疲乏无力，头痛，厌食，恶心，皮肤干燥，尿少或尿闭（氮质血症）。

晚期：呼吸困难，水肿，口腔发炎，尿臭，吐泻，舌厚腻，面色晦滞，皮肤瘙痒，鼻衄牙宣，二便出血，瘀斑头痛，烦躁失眠。甚则肝风内动，昏迷抽搐（肾功能明显减退）。

究其病机变化，主要在于本虚标实。因肾脏久病，或严重损伤后引起脾肾阳虚或肝肾阴虚，日久又可因虚致实，阳虚则湿浊上逆，胃气不降，浊湿凝聚，郁阻中焦；阴虚则肝阳偏亢，痰火上扰，心肝俱病，甚至迫血妄行。邪实与正虚之间互为影响，病情不断恶化，终于阴阳俱伤，甚或阴阳离决，发生虚脱。

结合其病机，治疗上当权衡缓急，消实补虚，明辨夹杂，统筹脏腑，多法合用。勿限一法，勿拘一方。

根据理论推敲、临床观察及经验总结，"尿毒症"可分为 4 型辨证论治，简述于下。

1. 脾肾两虚，湿热上逆

临床表现：面色萎黄或㿠白，腰酸，倦怠乏力，不思饮食，胸闷懊憹，口中尿臭；或发热烦躁，便秘或大便稀薄而热臭，苔黄腻而燥，脉细数或弦数。

治法：补益脾肾，清热降浊。

处方：黄连温胆汤、温脾汤加减。

黄连 5g，生姜 10g，半夏 10g，陈皮 10g，枳壳 15g，苏叶 10g，大黄 10g（后下），炮附子 10g（先煎），人参 10g，六月雪 30g，白花蛇舌草 30g。水煎服，每日 1 剂。

加减：呕吐加代赭石、伏龙肝以降逆止呕。呕吐甚，药不能入口者，可用大黄 30g，白花蛇舌草 60g，六月雪 60g，煎液 300mL，分 3 次保留灌肠。腹水可用己椒苈黄丸、防己黄芪汤加减，以逐水消肿。常用药物包括黄芪、防己、苍术、茯苓皮、椒目、葶苈子、大黄、槟榔、牵牛子、六月雪等。

此证本虚标实，以湿热浊毒上逆之标实为主要矛盾，急则治其标，故用黄连温胆汤，清热降浊；重用大黄、六月雪、白花蛇舌草清热通下，促进毒素及水从肠道排泄，此三药亦可保留灌肠。可佐以人参、炮附子益气温阳、固护正虚。

曾治一患者，邱某，男，55 岁，因突发浮肿、呕恶、血尿、尿少于 1977 年 7 月 15 日入院。既往多年前曾患急性肾炎。入院尿常规检查：蛋白（+++）、红细胞（++++）、白细胞（+）、脓球少许、颗粒管型（+）。西医治疗约 1 周无效，病情加重，遂中西医结合治疗。症见表情淡漠，午后神昏，面色晦滞暗黄，全身亦暗黄，大便不畅，四肢浮肿伴腹水，呕吐，口臭，舌黄厚，脉细数。血压 140/100mmHg。尿红细胞（++++），蛋白（++++），非蛋白氮 170mg%（既往使用的检验项目，参考范围为 20～35mg%，意义大致同于现在的尿素氮）明显升高。西医诊断：慢性肾炎急性发作；肾结核；尿毒症。中医辨证：脾肾两虚，湿热阻滞化热上逆。湿浊泛滥蒙闭心窍，以致午后神志不清。此证是本虚标实。急则治标，法当清热解毒、凉血止血、通阳明腑气。

当夜急用大黄 30g，白花蛇舌草 60g，六月雪 60g，浓煎频频凉服。药后暴注而下黑黄色粪尿半痰盂，臭气盈室。病者溅溅汗出，昏昏酣睡约 4 小时。改用黄连温胆汤加减。

黄连 6g，陈皮 10g，半夏 10g，茯苓 10g，厚朴 10g，虎杖 10g，大黄 10g，牡丹皮 10g，槐花 15g，地榆 10g，白茅根 30g，鱼腥草 20g，六月雪 20g，益母草 30g，白花蛇舌草 15g。水煎服，每日 1 剂。

以上方加减治疗，病情逐渐好转。后改用恢复肾功方、六味地黄汤加减，并配合膏方，西药抗结核治疗，病情得以控制。（病案详见本书医案实录之"湿热癃闭"案）

另一患者黎某，男，12 岁。因全身浮肿，全身散在出血点及瘀斑于 1979

年1月2日入院。入院尿常规检查：蛋白（+++），颗粒管型（+），蜡样管型少许。血小板19000/mm³（等同于血小板19×10⁹/L），出血时间8min，凝血时间2.5min，红细胞248万/mm³（等同于红细胞数2.48×10¹²/L。血细胞计数100万/mm³ = 1.0×10¹²/L，本书后同），血色素70g/L，非蛋白氮104mg%。治疗4天后，病情突然恶化，抽搐，双眼斜视，呼吸暂停，抢救后脱险。尿常规：蛋白（+++），红细胞（++），白细胞（++），脓球（+），颗粒管型（++++），细胞管型（+），蜡样管型少许。非蛋白氮224mg%。1月9日请中医会诊，患者面色㿠白，半昏迷状态，全身浮肿，轻度腹水，呕吐，二日未解大便，抽搐，时有谵语，尿少，苔黄滑，脉细数。此为脾肾两虚，湿热互结，湿浊上逆，内陷心肝。治当清热化湿、降逆通下、佐以活血。拟黄连温胆汤、大黄牡丹汤加减。

大黄8g，牡丹皮10g，桃仁6g，黄连6g，陈皮10g，半夏8g，茯苓10g，枳实10g，黄芪15g，防己6g，葶苈子10g，白茅根15g，天竺黄6g，六月雪20g，白花蛇舌草15g。水煎服，每日1剂。

以上方加减治疗，西医曾输血、应用激素等，病情逐渐好转。后改用恢复肾功方、六味地黄汤、肾气丸加活血药治疗而愈。病案详见本书医案实录之"癃闭（急性肾炎、尿毒症）"。此型所举两个病例，都是脾肾两虚，湿热上犯，本虚标实。按急则治其标的原则，均以清热通下。中医治湿热癃闭，小便不通，仅通利小便，难以达到效果，必须通大便。根据临床观察，经用通便后，不仅大便通下，小便也随之而利。采用"开鬼门，洁净府，去菀陈莝"，所谓去菀陈莝就是通下逐水。据文献报道，用大黄泻下后，能降低非蛋白氮，而白花蛇舌草、六月雪清热利尿药，也有降低血氮作用。邱案当夜先用生大黄30g，白花蛇舌草60g，六月雪60g，连续一夜服完，次日大便即通，尿量增加，3日即神志逐渐转清。

黎案血小板减少，全身散在出血点及瘀斑，故用大黄牡丹汤，活血化瘀通便。此法是惠伯先生从抢救出血热少尿期用桃仁承气汤治验得来，认为全身既有出血，膀胱也可出血、蓄血，故用活血通便之大黄牡丹汤，收到显著疗效。1964年，惠伯先生到重庆第一中医院参观学习，医院收治一老年患者，肾盂肾炎引起的尿毒症，高热、呕吐、神昏、二便不通，投以大剂大柴胡汤24小时后诸症大减，当时黄星垣医生认为虽然只有一个病例，也是很好的苗头。惠伯先生所在医院儿科的患者罗某，患肾病，因感染突然呕吐，神昏狂躁咬人，应用中西药抢救，中药经用大黄、六月雪、白花蛇舌草灌肠，次日诸症亦减；内二科4例尿毒症患者，中医辨证属湿热互结，也用泻法收效，足证不是个别病例，偶尔用泻法偾中。

使用大黄时间的长短以症状为依据，举一个病例说明。患者陈某，男，67岁，顽固呕吐，口臭，苔黄腻，高血压，非蛋白氮222mg%，服大黄22天，苔黄腻退，口臭减，非蛋白氮降到33mg%（既往使用的检验项目，参考范围为全血20～35mg%，意义大致同于现在的尿素氮），血压正常后，才转入扶正治疗。当然这是特殊病例。因当时加用扶正药，苔黄腻就增厚，故将腻苔全控制才用扶正药。

泻下剂慎用十枣汤、舟车丸，防止刺激肠壁导致出血及影响肾功能。

大黄为苦寒之品，久用恐伤脾胃阳气，及中气下陷，惠伯先生认为可配以适当药物，如为防伤脾阳，方中可佐以炮附子、干姜、厚朴、白豆蔻；为防伤中气，可加党参、黄芪、白术。这些药物还可以减轻苦寒之性。至于何时才转入补脾肾，惠伯先生认为，只要呕吐缓解，或部分缓解，即可加补脾肾药。这是急则治其标的体会。

至于缓则治其本，应当中西结合，既要辨清证，也要认识原发疾病，也就是辨病。即辨证与辨病相结合。如邱案中医辨证，是脾气虚肾阴虚，而西医诊断是肾结核。中医益气滋阴止血兼治痨瘵，西医纯用抗结核药，共同取得较好的疗效。黎案中医认为是脾肾气血亏损，用中药大剂益气补血、补脾肾，而西药用输血、能量合剂、苯丙酸诺龙。从而血小板明显升高，这是中西医结合取得的效果。

2. 肺脾肾阳虚，寒湿内蕴

临床表现：面色晦滞，畏寒怕冷，下肢欠温，大便溏薄，咳喘清涎，恶心呕吐，甚则全身浮肿，腹水，苔白滑或腻，脉沉细。

治法：温肺化饮，温补脾肾，化湿降浊。

处方：麻黄汤、真武汤、防己黄芪汤、五苓散、五皮饮、实脾饮加减。

"饮入于胃，游溢精气，上输于脾，脾气散精，上归于肺，通调水道，下输膀胱"，在人体水液代谢中，肺、脾、肾均有重要参与。

1977年时惠伯先生治疗一陈姓患者，男性，52岁，患肾炎已6年，有慢性支气管炎病史。全身浮肿，腹水，面黄晦滞，尿少便溏，纳呆，咳嗽、气喘，痰涎清冷，时而呕恶。苔白滑厚腻，脉沉细。尿常规：蛋白（+++），颗粒管型（++）。非蛋白氮120mg%。服西药无效，转中医科治疗。

辨证：肺脾肾阳虚，寒湿内蕴。

治法：宣肺温阳化湿。

处方：麻黄汤合真武汤加味。

麻黄 10g，桂枝 10g，杏仁 10g，炮附子 10g，茯苓 20g，白芍 10g，苍术 15g，陈皮 15g，半夏 10g，厚朴 10g，生姜 10g。水煎服，每日 1 剂。

服上方药 5 剂后，全身肿、咳喘均好转，尿量增多。加黄芪 30g，防己 10g，再进药 10 剂。药后，咳喘、全身浮肿均大减，腹水未消，苔仍白腻，大便仍溏，食欲不振。太阴寒湿为患，投实脾饮加减守方治疗。曾因咳喘改用二诊方，与实脾饮交替服用，腹水渐消。后用脾肾双补法，配合右归丸、金匮肾气丸等，经半年治疗，收到显著疗效。病案详见本书医案实录之"阴水"案。

此案是肺脾肾为寒湿所困，重点在脾，脾为湿困，运化失职，转输无力，寒温凝聚，以致三焦水道失司，故用实脾饮，温太阴独盛之寒湿，消除腹水取得疗效。

至于风寒袭肺所致之水肿，麻黄有特殊功效。麻黄三大功用：发汗、平喘、利尿。《内经》治水肿有"开鬼门""洁净府"之法。麻黄不仅能发汗消肿，而且能利尿消肿。凡全身水肿皆可用麻黄。风热用麻黄连翘赤小豆汤；风寒用麻黄汤。

本案始用麻黄汤辛温发汗消肿，真武汤温阳利水，故取得消退全身水肿之效。中期用实脾饮，温太阴寒湿，使腹水消。曾交替服二诊方药，以温宣肺气、温化肾水，亦可助消腹水之力。恢复期用脾肾双补法，调整阴阳，用右归丸、金匮肾气丸，使肾阳恢复，从而巩固效果。

3. 脾肾阳虚，精血亏损

临床表现：全身浮肿，腰以下尤甚，腰腿酸痛，或阳痿或经闭，肢冷畏寒，腹肿便溏，面色灰白晦滞，神倦乏力，舌胖嫩，脉沉细。

治法：温补脾肾，益气利水。

处方：金匮肾气丸加参芪术，或右归丸合龟鹿二仙胶加减。

1963 年惠伯先生治疗一王姓患者，女性，40 岁，患肾炎 10 余年，反复发病。颜面灰白晦滞，全身浮肿，畏寒，眩晕耳聋，经闭，脱发，便溏，尿少，时而恶心，食欲不振，舌质淡，脉沉细。胆固醇 560mg%（参考范围 142～230mg%），血色素 3 克%（等同于血红蛋白 30g/L），红细胞 160 万/mm³（等同于红细胞 $1.6×10^{12}$/L），白细胞 3200/mm³（等同于白细胞 $3.2×10^9$/L），非蛋白氮 112mg%（既往使用的检验项目，参考范围为全血 20～35mg%，意义大致同于现在的尿素氮）。尿常规：蛋白（+++），红细胞少许，颗粒管型（++），蜡样管型（+）。曾用激素、苯丙酸诺龙、环磷酰胺、利尿剂等。经治数月效果不明显，邀惠伯先生会诊治疗。

辨证：脾肾阳虚，精血亏损。

治法：温补脾肾，益气利水。

处方：金匮肾气丸加味。

熟地黄 15g，山药 15g，山茱萸 10g，牡丹皮 6g，茯苓 10g，泽泻 10g，炮附子 10g，肉桂 4g，黄芪 20g，白术 12g，干姜 10g，大枣 20g。水煎服，每日1剂。

服上方 10 剂，病情好转，因易感冒，用金匮肾气丸与玉屏风散合方加减，另用红参 30g，鹿茸 20g，紫河车两具，研末，早晚各服 3g。配合输血多次。后仿右归丸加味，温肾阳、补精血，补火生土，并另服龟鹿二仙膏。

患者经过 8 个月治疗，症状基本消失，精神好转，返家调理。出院时化验：红细胞 360 万/mm³（等同于红细胞 $3.6×10^{12}$/L），血红蛋白 60g/L，胆固醇 220mg%（参考范围 142～230mg%），尿素氮 46mg%。尿常规：蛋白（+），管型少许。4 年后来医院复查，肾功能基本正常，已恢复工作两年。病案详见本书医案实录之"虚劳"案。

本案属于脾肾两虚，精血亏损，火不生土，阴阳两虚。肾藏精生髓，主生长发育。精血互生，肾精不足，故患者出现一派血亏之象，如贫血、经闭、脱发、耳聋等症；又因命门火衰，火不生土，故出现便溏、恶心、食欲不振。此病已属肾病后期，非用大补阴阳及血肉有情药物不能奏效（如龟鹿二仙胶、鹿茸、紫河车等），又结合西医输血及各种支持疗法，侥幸成功，亦云险矣。

此型如纯虚能受补，亦较易奏效。每因机体过虚，不能外卫六淫之邪，致病反复，导致恶化。惠伯先生回忆 1976 年，曾治一肾病，陈某，13 岁。肾病已 9 年，卧床不起已 6 年，夏季也要盖棉被，畏寒汗多，面色㿠白，头发脱落，气短神疲，全身浮肿，肾虚十分明显，经用大补脾肾阴阳及血肉有情之品，中西医结合治疗，患儿能下床活动，患儿举家喜出望外。后因感受外邪，高热神昏，病情突然恶化，抢救无效死亡。

古人称肾为先天之本，生殖发育之源，此脏一亏则化源绝矣，故本病仍属中西医攻关之课题。

4. 邪陷心肝，血热风动

临床表现：神昏谵语，循衣摸床，抽搐痉挛，牙宣，鼻衄，舌红，苔黄，脉弦数。

治法：清热凉血息风。

处方：清营汤、犀角地黄汤、羚角钩藤汤加减，安宫牛黄丸、至宝丹、紫血丹备用。

1979 年惠伯先生会诊一中年男性患者，彭某，因急性肾炎、尿毒症住院，病情危重，神昏高热，烦躁不安，抽缩痉挛，舌黄灰而干，呕吐频繁，大便结，尿少，衄血，非蛋白氮 156mg%，肌酐 12mg%（参考范围 0.6 ～ 1.6mg%），医嘱病危。

辨证：邪陷心肝，血热动风。

治法：清营凉血，息风通腑。

处方：羚角钩藤汤、犀角地黄汤加减。

羚羊角 3g，钩藤 12g，生地黄 20g，牡丹皮 10g，赤芍 15g，水牛角 30g，白茅根 20g，大黄 10g，六月雪 20g，川贝母 6g，白花蛇舌草 20g，野菊花 15g，天竺黄 6g。水煎服，每日 1 剂。抗热牛黄散，日服 2 支。

2 剂后，神昏好转，抽搐亦减，大便通，尿量 2000mL ╱d。病案详见本书医案实录之"风水热入营血"案。

此证之表现，属于温病范畴。热入营血，邪陷心肝，病情危重，当以重法猛药，方能力挽狂澜。釜底抽薪在温病危重病程中，有良好作用，对降低尿素及肌酐，均有显效。

二、体会

1. 尿毒症为什么难治 尿毒症难治主要因为病情复杂，险恶多变。关于此病的症状归类，不仅见于水肿门，而且见于虚劳门中阴阳虚损之病，温病门中气血两燔之疾。它的病位，不仅是肺、脾、肾、三焦、膀胱，而且可邪陷心肝，出现神志昏迷，肝风内动。治疗原则，不仅根据《内经》治水的"开鬼门""洁净府""去菀陈莝"三法，而且要补土实脾，温肾滋阴、清热解毒、消瘀活血。同时治标治本，转瞬变化，标病急当祛邪救正；本衰急应扶正救人。如不掌握时机，很难收到预期效果。

2. 关于分型 本文在分型上，尚有缺漏。如肝肾阴亏而化热的，我们治疗慢性肾炎及肾病，类似此型的有不少资料，只是尚未衍变成尿毒症，因此不能虚构此型。最近（1980 年左右）治 3 例慢性肾病，舌绛如猪肝，颧赤低热，虚烦不眠，血浆蛋白低，胆固醇高，用黄连阿胶汤、增液汤、二至丸及天冬、黄芪、黄精、白术、白茅根、牡丹皮守法治疗，均取得满意的效果。书此供同道研究参考。

3. 中西结合是提高疗效的关键 中医、西医是两个不同的学术体系，各有所长。例如在诊断上，中医掌握的是整体观念，因人制宜。而西医学的各种检查，更细微能帮助了解局部变化。在治疗上，中医是辨证论治。而在具体用药上，中西医也可互相取长补短。如用西药抗生素常有副作用，双重感染，而中药常能补其不足。又如在用利尿药上，西药作用强，而中药更丰富多彩，它是根据寒热虚实辨证用药，常常西药无效时而中药效如桴鼓。再如西医的支持疗法，效果来得快，而中药补药不仅有扶正作用，而某些扶正药确能恢复脏器功能。因此中西结合，不是简单的中药加西药，而是各取所长，有机结合，才能提高疗效。

编者按： 尿毒症这一名称泛指肾功能严重丧失之后，水潴留及毒素导致的一系列临床表现，与当今终末期肾病这一概念近似。无论急性肾损伤还是慢性肾衰竭，血肌酐、尿素氮升高时均可参考惠伯先生的治法方药，临床有显效。虽然现在肾脏病治疗发展很快，如促红素、血液净化等，但中医在治疗肾脏病，延缓肾损害方面确有其特色，不可自轻。

[本文根据先生笔记与1980年的内部刊物《奉节县老中医经验选编（一）》

相关内容整理]

血证辨治五法

治疗血证常法，仍以唐容川《血证论》四法为纲，即止血、消瘀、宁血、补虚。有医家又归纳为治血、治气、治火三原则。两者都是治血纲领，各有所长，前者是治血证总纲，后者是进一步辨其性质。

治血：治血先止血，除用止血专药外，次应消瘀，消瘀亦可止血，即瘀血不去，血不归经。还有一些止血药，具有止血和消瘀两种功效。

治气：应分虚实，实证多胃火，气有余便是火，宜清热降火，亦有肝阳上亢，宜泻降肝火。虚证多气不摄血，脾不统血，宜益气摄血。

治火：实证宜凉血泻火，火去则营血自安；虚证宜清补，滋阴降火，阴液足则虚火平而血自宁。

惠伯先生根据先贤治疗血证的理论，结合自身临床实践，在血证的治疗中，分为消瘀止血法、泻火止血法、益气止血法、凉血止血法、养阴止血法五法论治。实际这五法，也是治血、治气、治火的具体临床应用。

一、消瘀止血法

消瘀止血法，适用于瘀血内阻而致出血者，离经之血谓之瘀，瘀血不化，新血不生，瘀血不去，血不归经，故化瘀常可收到止血之效。

辨证要点：瘀血为痛，痛处固定不移，常兼有痞闷胀满，自觉烦热，面色晦暗，眼睑乌黑，紫斑血缕，癥积包块，舌质紫斑或紫暗，脉细涩。

因瘀血部位的不同及原发疾病的差异，方药选择不尽相同，整体以逐瘀汤系列最为常用。癥积包块可视部位选择，如大黄䗪虫丸、鳖甲煎丸等。

1957年6月惠伯先生曾治一患者，李某，壮年，农村妇女。因难产恶露不尽已1个月，子宫部位隆起如拳头大包块，疼痛拒按，夜尤甚，寒热往来，舌质暗，脉弦数，用大黄䗪虫丸、血府逐瘀汤化裁获效。详见本书医案实录之"恶露不止"案。

又一患者汪某，男，36岁，1961年因肝病、心衰住院。肝脾肿大（脾肿大与脐平），紫斑，鼻衄，血小板减少，浮肿便溏，动则气喘，面色㿠白，舌淡，脉细。初用扶正法，脾肾双补；继用疏肝活血、益气化瘀，兼用鳖甲煎丸。经两年治疗，肝脾肿大基本恢复正常（癥积基本消失），紫斑痊愈（出血停止），血小板计数亦恢复正常。详见本书医案实录之"癥积出血"案。

惠伯先生回忆其父治咳血、吐血，出血量不多，色紫暗久不愈者，断为必有瘀血，常用郁金、牡丹皮、茜草、三七，每获良效。

二、泻火止血法

泻火止血法，适用于火盛气逆，热淫于内，迫血妄行，气有余便是火，多属于实火。

辨证要点：症见咯血、便血，或便秘，呕吐口臭，或有发热，舌红，苔黄，脉数。

结合脏腑辨证，不同脏腑的火热之证在方药选择上略有不同，其中大黄是其主要药物。现以一消化道出血患者举例阐述。1982年4月惠伯先生曾治一患者，程某，男，46岁。患者肝硬化，脾已切除，呕吐便血，色紫暗量多，口臭，心烦，腹胀，舌红，苔黄，脉沉弦。证属胃热肝郁化火，损伤血络，拟泻火止血法，仿三黄泻心汤加凉血止血化瘀药获效。（详见本书医案实录之"胃热出血"案）

本案中以泻火止血法，重用大黄，取得较好效果。大黄在治疗消化道出血方面效果较好，门人郑家本曾治一醉饱后胃大出血患者，王某，剧烈呕血半痰盂，当用生大黄30g泡服，次晨即大便通，胃气得降，呕吐出血亦止。大黄不仅对消化道出血，对各脏出血及脑内出血（如中风出血及蛛网膜下腔出血），均有疗效。

三、益气止血法

益气止血法，用于气虚、气不摄血，而致失血，严重的可出现气随血脱、阴阳离决之象。

辨证要点：病程多较长，或大出血后，倦怠乏力，少气懒言，语音低微，动则气促，心悸汗出，舌淡，脉弱。

益气止血常选用独参汤、生脉散、归脾汤等。

惠伯先生回忆，其父曾患肺痨，每年秋冬季节多咯血，45岁时，曾大咯血，3日不止，第3天夜，咯血盈碗，语音低微，嘶哑不能发音，呼吸迫促，心悸多汗，当即服大剂独参汤好转，继用生脉散加味获效，后用益气养阴消瘀宁血补血之法，调理3个月痊愈。

另一患者刘某，15岁，1955年3月就诊。患者14岁月经初潮，月经紊乱，常数月不至，或淋漓不止。此次月经已月余不止，倦怠无力，不能起床，动则经血增多，面色萎黄，舌淡弱。证属气虚脾虚，冲任不固，非一般止血药所能生效，用益气止血法，先服独参汤，继用归脾汤加鹿角胶，炒艾叶，兼服定坤丹，两剂血止。后以归脾汤、龟鹿二仙胶、五子衍宗丸化裁，脾肾双补、固摄冲任，月经恢复正常。（详见本书医案实录之"血崩"案）

前案血脱，因大出血，导致气虚，气不摄血，气随血脱，若病势进一步发展，将有阴阳离决之险象发生。首用大剂独参汤，补气以摄血，继用生脉饮、龙骨、牡蛎、山茱萸、炙甘草，取益气潜镇摄纳、酸甘敛阴之法，挽回阴阳离决之危机。

后案血崩，属气虚脾虚，冲任不固，非一般止血药所能生效，必须益气补脾、固摄冲任，才能获效。惠伯先生回忆，其父曾治一妇女，血崩，夏令仍盖棉被，以人参、鹿茸等治愈。详见本书诊余漫笔之"先父郑仲宾治疗暴崩验案"。

四、凉血止血法

凉血止血法，用于治疗因各种热证，热迫血妄行而致的出血证候。

辨证要点：病势急，病程短，出血量多，瘀斑呈紫红色，或鼻衄、齿衄、咯血、便血，并有发热面赤口渴，舌红，苔黄，脉数。

凉血止血常选用犀角地黄汤等。

1981年4月曾治一患者，张某，男，4岁。患儿全身紫斑密布成片，色赤，舌红，苔黄，此证乃热毒壅盛，迫血妄行所致，治以清热解毒、凉血止血法。用犀角地黄汤加墨旱莲、大蓟、槐花、地榆、连翘、金银花、甘草。服药 8 剂后，紫斑逐渐消失，继用益气滋阴收功。（详见本书医案实录之"血热肌衄"案）

1982 年秋间，曾治一患者，邓某，男，24 岁。患肺结核，咯血，颧赤，胸痛，烦热，情绪紧张。先用生藕汁加入童便各半冷服，速其止血，安其紧张情绪。继用犀角地黄汤加郁金、侧柏叶、白及、百部、知母、黄芩、仙鹤草、罂粟壳，兼服十灰丸。服药 3 剂后，咯血大减。继用滋阴润肺法收功。（详见本书医案实录之"肺燥咯血"案）

此二案均属热迫血妄行，《景岳全书·血证》谓："动者多由于火，火盛则逼血妄行。"肌衄紫斑，属血热妄行，以凉血清热生效。肺痨咯血，首先要安其紧张情绪，控制出血症状，生藕汁加童便冷服，可速止血，为临床证实。

五、养阴止血法

· 养阴止血法，适用于阴亏血热，此证属虚，常伴有气虚，多见于慢性病患者。

辨证要点：病势缓，病程长，常伴目眩耳鸣，手足心热，口干心烦，失眠，舌红，脉数。

养阴止血常选用六味地黄丸、二至丸、百合固金汤等。

1981 年惠伯先生曾治患眼底出血（暴盲）1 例，患者 68 岁，患有多种慢性疾病，血小板减少、冠心病、眼底动脉硬化，因备课过劳失眠，突然暴盲。经查眼底出血。现头眩目胀，舌红，脉数。证属肝肾阴亏，阴亏火旺，血不循经，以致暴盲。治用养阴止血法，仿六味地黄汤加减。药用：生地黄、山药、山茱萸、牡丹皮、女贞子、墨旱莲、决明子、槐花、地榆、三七粉、仙鹤草、大蓟。服药 3 剂血止，7 剂瘀血吸收。（详见本书医案实录之"暴盲"案）

惠伯先生还曾治一患者张某，女，中年。患者有风湿性心脏病，因感冒发病，咯血颧红，呼吸迫促，情绪紧张，舌红，脉数。先用童便鲜藕汁冷服，继用养阴益气止血法。药用：太子参、麦冬、五味子、生地黄、牡丹皮、金银花、连翘、侧柏叶、槐花、地榆、墨旱莲、白及、黄芩、仙鹤草。另用鲜白茅根、鲜地锦草煎汤代水煎药。（详见本书医案实录之"咯血"案）

暴盲，证属肝肾阴亏，虚火上炎，血不循经。用养阴止血消瘀法 7 剂痊愈，实初衷所未料到。

风湿性心脏病因外邪犯肺化燥，加重心气虚，气不摄血，用益气养阴、清热凉血，并用验方童便、藕汁止血，鲜地锦草、白茅根对止血亦有功效，因而取得好的效果。

小　结

血证首当治血，辨证明确，塞流为先。如热甚迫血妄行，当先凉血安营；若属血瘀当活血化瘀。

治血当治气。气为血帅，故治血当治气。气有余便是火，宜降气泻火；气虚宜补气摄血。

治血应治火。实证宜清营凉血或釜底抽薪，火去则营血自安；虚证宜滋阴降火，阴液足则虚火自降而血自止。

本文介绍了消瘀止血法、泻火止血法、益气止血法、凉血止血法、养阴止血法，实际应用中可一法单用也可数法酌情联用，以适应病情的需要。

［本文根据惠伯先生的笔记《出血的辨证论治》及其验案（出自：王光富，郑建本. 郑惠伯治疗血证验案. 中医杂志，2005，46（3）：178-179.）等资料整理］

崩漏证治

崩漏为妇科常见病，包括了西医学的功能失调性子宫出血。其主要病机为冲任损伤，不能固摄。导致冲任损伤的常见原因为血热、虚损、血瘀，主要是虚损，而血瘀多是兼证。崩漏的传统治疗方法为塞流、澄源、复旧。塞流即止血，澄源即求因治本，复旧即固本善后。

一、辨证论治

1. 血热证

临床表现：出血量多，色深红，烦躁不寐，头晕，舌红，脉数。常伴黄白带，有臭味，腰酸，小腹胀（类似宫颈炎、盆腔炎）。

治法：清热、凉血、止血。

处方：生地黄 30g，白芍 18g，牡丹皮 12g，地骨皮 12g，地榆 12g，槐花 12g，益母草 18g，黄芩 12g，女贞子 15g，墨旱莲 18g，仙鹤草 30g，藕节 30g，甘草 12g。水煎服，每日 1 剂。

加减：湿热重，加黄连、知母、黄柏；气虚，加黄芪、党参；血瘀，加蒲黄、五灵脂、香附、郁金、三七或云南白药。

血止后应治本（即塞流后要澄源），本证患者常伴有盆腔炎，或子宫内膜炎、子宫颈糜烂，小腹常有包块（血瘀、湿热），多属下焦湿热。治当清热活血，仿王渭川"银甲丸"加味，药用：金银花 15g，连翘 15g，红藤 24g，蒲公英 24g，紫花地丁 24g，大青叶 15g，鳖甲 18g，升麻 18g，琥珀 6g，虎杖 24g，桔梗 12g，鱼腥草 24g。血瘀有包块，三棱、莪术、牡丹皮、桃仁、红花、土鳖虫可选用。下焦湿热清除后，血崩亦自然痊愈。

2. 虚损

（1）气阴两虚

临床表现：崩漏伴失眠，腰酸，头眩，耳鸣，舌红，脉数。

治法：益气养阴，凉血止血。

处方：黄芪 30g，党参 30g，生地黄 30g，山药 24g，山茱萸 12g，牡丹皮 12g，女贞子 15g，墨旱莲 18g，仙鹤草 30g，地榆 18g，槐花 18g，益母草 24g。水煎服，每日 1 剂。

（2）脾肾阳虚

临床表现：经色淡而清，面浮肿，倦怠，气短，动则气喘，舌淡，脉细。

治法：温阳补虚，固涩止血。

处方：黄芪 30g，党参 30g，白术 15g，鹿角胶 9g，龙骨 18g，牡蛎 18g，山茱萸 15g，炒艾叶 12g，阿胶 9g（烊化），五味子 15g，金樱子 18g，黑姜 9g，槐花炭 15g，甘草 9g。水煎服，每日 1 剂。

加减：阳虚甚，加人参、炮附子。血瘀，加三七、云南白药。可配用定坤丹或乌鸡白凤丸。

二、临床体会

治血崩，止血（塞流）是治标，是急则治标措施；弄清病源（澄源）解除病根是治本，是根治办法。血崩病根是冲任虚，什么是冲任？唐代名医王冰说："冲为血海，任主胞胎，二者相资，故能有子。"故冲任二脉与月经、不孕、胎产都有关系。但冲任又与肾有密切关系。《素问》："女子七岁，肾气盛，齿更发长；二七而天癸至，任脉通，太冲脉盛，月事以时下，故有子……"这说明，肾气盛可促进任脉通，太冲脉盛。如果肾气不足，会影响冲任。

临床上除崩漏外，其他如闭经、带下、滑胎，也多由冲任虚，肝肾失养所致。在治疗时，常需从肝肾入手。如肝肾阴亏者，可用左归饮合五子衍宗丸化裁，药用熟地黄、山药、山茱萸、牡丹皮、女贞子、菟丝子、枸杞子、五味子、桑寄生、淫羊藿、肉苁蓉；脾肾阳亏者，可用右归丸加减，药用熟地黄、山药、山茱萸、枸杞子、菟丝子、鹿角胶、杜仲、仙茅、淫羊藿、五味子、巴戟天、党参、炮附子、当归。阴阳亏均可服紫河车粉、龟鹿二仙胶丸、定坤丹。治肝肾即是治冲任，肝肾得养，则冲任功能自然恢复。

研究发现补肾药物具有激素样作用。比如，具有脑垂体激素作用的药如紫河车；具有肾上腺皮质激素作用如地黄；具有性激素作用药如人参、鹿茸、黄芪、淫羊藿、蛇床子；具有女性激素作用药如覆盆子。补肾药研究提示中医所说肾实际包括内分泌、脑垂体、肾上腺等。所说冲任，似指子宫、卵巢黄体性腺等，这些知识，有利于中西医结合研究工作，起一定的桥梁沟通作用。

编者按：惠伯先生治疗崩漏重视补肾，认为肾脏虚损为崩漏根本病因，常用"加味二仙汤"以温肾阳、滋阴泻火、调理冲任。可参见本书薪火传承"加味二仙汤治疗功能失调性子宫出血50例"。

[本文根据20世纪70年代惠伯先生给学生的讲座笔记整理而成]

乳癖证治

《外科正宗》对乳癖论述颇详，云："乳癖乃乳中结核，形如丸卵，或重坠作痛，或不痛，皮色不变，其核随喜怒消长，多由思虑伤脾，恼怒伤肝，郁积而成。"惠伯先生常将该病分为肝郁气滞、冲任不调、寒湿凝结三型论治。

一、肝郁气滞证

临床表现：乳房肿块质地坚实，表面光滑，边界清楚，少数有轻微刺痛，但与月经无关。

治法：疏肝解郁，化痰散结。

处方：以逍遥散为主，选加消瘰丸及昆布、海藻、香附、橘核、天葵子、重楼。兼服小金丹或消核片。

惠伯先生曾治一患者马某，女，32岁。患者右乳发生指头大小不等的包块十余枚，时有隐痛，包块光滑。证属肝郁气滞，仿逍遥散加味主之。

处方：当归12g，白芍12g，柴胡12g，白术12g，茯苓12g，薄荷6g，浙贝母 10g，玄参 15g，牡蛎 30g，橘核 10g，天葵子 10g，山慈菇 10g，甘草 6g。水煎服，每日 1 剂。

患者服药 3 剂，乳核有所缩小，经 3 次诊治，核即全消。方中曾加减用过全瓜蒌、重楼、蒲公英等。患者曾几次反复，后经治疗痊愈。

二、冲任不调证

临床表现：肿块随喜怒而增长，经前增大，经后缩小，经前痛，且伴有乳房作胀，月经不调或不育等情况。

治法：补益肝肾，调理冲任。

处方：可用二仙汤、五子衍宗丸，佐以疏肝解郁药物。兼服鹿角粉、小金丹。

一患者刘某，女，30 岁，教师。患者 1966 年曾患血栓闭塞性脉管炎，长期受病痛折磨。继而又发生神经症、月经不调等病证。1968 年由于情绪波动，双侧乳房出现包块，大者如拇指状，小者如豆粒状，每侧乳房十余枚，患者由于治疗效果不佳，更加忧郁，乳房包块逐渐增大，后经外地某医院诊断为乳腺小叶增生，建议回当地治疗。后求治于惠伯先生。患者愁容满面，心烦易怒，失眠多梦，月经常数月不至。

辨证：思虑忧郁，内伤肝脾，以致冲任不调，气滞痰凝而成乳癖。

治法：疏肝解郁，调理冲任。

处方：仿二仙汤加减。

仙茅 12g，淫羊藿 15g，巴戟天 15g，当归 12g，知母 12g，百合 15g，黄精 15g，菟丝子 15g，柴胡 12g，白芍 15g，青皮 12g，橘核 15g，甘草 5g。水煎服，每日 1 剂。

后加鹿角粉、鹿角胶温补肾阳；全瓜蒌、山慈菇、夏枯草、天葵子散结；蒲公英、重楼清热解毒；甘麦大枣汤治脏躁。

服药 3 个月，乳房结块消散，月经恢复正常，失眠多梦亦随之而愈。

又一患者魏某，女，42 岁，工人。患者数月来性情急躁，心烦失眠，月经不调，腰酸乏力，神疲倦怠，两乳出现指头大小包块。

辨证：肝气郁结，冲任不调，气滞痰凝而成乳癖。

治法：疏肝解郁，调理冲任。

处方：二仙汤加减。

柴胡 12g，白芍 15g，枳壳 15g，甘草 6g，仙茅 12g，淫羊藿 15g，黄精 15g，天葵子 12g，鹿角片 12g，鸡血藤 15g，青皮 12g，覆盆子 15g，夏枯草

15g，黄柏 12g。水煎服，每日 1 剂。

服上方 9 剂，乳房包块消失。

以上两案均为冲任不调乳癖。此病起因多肝经郁结，冲任不调，导致厥阴脉络乳房发生病变，患者多有恐癌心理，如果治疗时不解除患者忧郁恐惧心理，治疗很难生效。这种心理变化很难控制，临床经验表明，工人、农民这种病较易医治，知识分子医治较难。此二案治疗难易，可能有此因素。

三、寒湿凝结证

临床表现：凡乳房肿块日久不愈，多为寒湿凝结，男性多肾阳虚，女性多冲任虚。

治法：温阳补血，散寒通滞。

处方：以阳和汤为主，可配合补肾阳、调冲任药物，如二仙汤、鹿角粉。

张某，男，60 岁。近 3 个月来右侧乳房增大如核桃，有压痛感，时有如针刺痛感。患者无其他不适，但觉腰酸膝软。

辨证：肝郁肾亏。

治法：补肾疏肝。

处方：拟二仙汤加味。

仙茅 12g，淫羊藿 15g，巴戟天 15g，当归 12g，知母 15g，黄柏 12g，橘核 15g，白花舌蛇草 15g，重楼 12g，山慈菇 15g，连翘 15g，牡蛎 30g，丹参 15g，天葵子 10g。水煎服，每日 1 剂。

服上方 3 剂，自觉疼痛好转，但乳房包块未消，患者舌脉未见异常，考虑为寒凝血瘀。

处方：生牡蛎 40g，夏枯草 15g，桃仁 10g，红花 10g，穿山甲（现已不用）12g，白芥子 10g，熟地黄 15g，山慈菇 15g，全瓜蒌 15g，青皮 10g，麻黄 6g，肉桂 6g，赤芍 10g，薏苡仁 15g。水煎服，每日 1 剂。

服 7 剂乳房增大消失过半，14 剂全消。

又一男性患者。乳房增生，服上方十余剂痊愈。

[本文根据惠伯先生笔记整理]

小儿泄泻证治及体会

泄泻临床十分常见，小儿脾胃稚嫩，尤易出现。其致病原因，有湿热为患，感受外邪，饮食所伤，脏腑虚衰及脏腑功能失调等。主要病变在脾胃与大小肠，病机关键在于脾胃运化功能障碍。泄泻多属于西医学中各种胃肠炎和消化不良。

本病分邪实与正虚两部分叙述，大抵初病多实证热证，久病多虚证寒证。邪实包括湿热、外感、伤食。正虚包括脾气虚、胃阴亏、脾肾阳虚。

一、分证论治

1. 实证

（1）湿热型　此型又分热盛型、湿热交蒸型。病因多伤食，湿邪化热，或六淫化火。

①热盛型

临床表现：腹痛即泻，泻后痛减，粪便多黄色或老黄色，黏稠而臭，发热口渴，舌红，苔黄，指纹紫。若病情严重，常日下一二十次，泻如喷射状。《内经》谓："暴注下迫，皆属于热。"泻出水样便或杂有不消化乳食及少量黏液，肛门灼热，高热烦渴，很快即出现两眼下陷，皮肤干燥，尿少，舌绛少津，脉数纹紫等热盛阴亏津伤之象。

治法：清热为主，兼以利湿止涩。

处方：多以葛根芩连汤加味主之。葛根、黄芩、黄连、厚朴、金银花、连翘、白芍、六一散、车前子、地锦草、凤尾草。

或用惠伯先生主持拟定的院内制剂"肠炎一号"：白头翁、秦皮、黄芩、黄连、地锦草、凤尾草、六合草、厚朴、广香、白芍、甘草。

加减：泻甚可选加乌梅、石榴皮、木瓜。呕吐加藿香、苏叶。

此型病情严重者，需予以禁食（不禁药）补液，纠正水、电解质紊乱，酌情静脉点注抗生素以救急。如仅发热，而泻不甚，无失水现象，亦可单用中药治疗。

②湿热交蒸型

临床表现：此型属湿温类，除吐泻外，还有身热倦怠，胸闷腹胀，苔黄腻，在夏秋季节较多。

治法：利湿化浊，清热解毒。

处方：方用甘露消毒丹。滑石、茵陈、黄芩、石菖蒲、贝母、藿香、射干、连翘、薄荷、白豆蔻、川木通。

加减：可酌情加地锦草、凤尾草。

附：寒湿型：此型大便稀薄，或有白冻，便多不臭，腹胀肠鸣，纳呆，腹痛绵绵，舌苔白腻。病史多系食生冷瓜果、冰糕，导致脾为寒湿所困。

治法：燥湿温脾。

处方：方用不换金正气散加味。藿香、苍术、厚朴、陈皮、半夏、草果仁、槟榔、丁香。

应用加减：如有寒热不和腹痛不止可加交泰丸（肉桂、黄连）。

（2）外感型　泄泻的发生与气候有密切关系，如夏季的暑热；秋季的风湿；冬春的风寒。均易引起脾胃功能失调，而致泄泻。

①暑热型：时在暑令，暑热外侵，下迫大肠，而致腹泻。

临床表现：发热微恶寒，头身痛，胸闷心烦，便短赤，腹暴泻、苔薄腻。

治法：涤暑化湿，疏表利尿。

处方：新加香薷饮加味。香薷、藿香、佩兰、金银花、连翘、厚朴、滑石、木瓜、白扁豆、黄连。

加减：湿盛加薏苡仁、白豆蔻。

②风湿型：此乃外感风湿，内困脾胃，使脾失健运，而致腹泻，所谓湿盛则濡泻，此型四季均有，夏秋较多。

临床表现：身重困倦、脘腹胀满，大便溏泻，苔白滑，脉濡。

治法：解表健脾，理气化湿。

处方：藿香正气散。

或用肠炎二号：藿香、厚朴、苍术、陈皮、防风、半夏、茯苓、木瓜、薏苡仁、白芍、甘草、地锦草、凤尾草、十大功劳。

肠炎二号方是惠伯先生自拟的，凡中医辨证属外感风湿、脾为湿困的泄泻，以及西医诊断的慢性肠炎，均可应用。其方主要根据不换金正气散、痛泻要方合用，加除湿的薏苡仁、木瓜；清热的地锦草、凤尾草，十大功劳配制而成。不换金正气散能解表化湿，为湿浊困脾有效方；而痛泻要方对脾弱肝旺致胃肠功能失调效果好。肠炎二号取上二方，外解风湿调理脾胃，而又加除湿之薏苡仁、木瓜、茯苓，与治湿郁化热的地锦草、凤尾草、十大功劳，互相配合，疗效显著。惠伯先生曾用该方治愈十年未愈的慢性肠炎患者。

③风寒型：风寒之邪侵入机体，客于肠胃，阳气受阻，气机不运，而生泄泻。

临床表现：便稀多沫，臭气轻，肠鸣腹痛，头痛身痛，畏寒发热，鼻塞清涕，咳嗽，苔白，脉紧。

治法：解表散寒，祛风除湿。

处方：方用荆防败毒散加味。予防风、荆芥、羌活、独活、前胡、柴胡、枳壳、桔梗、川芎、葛根、黄芩等。

此型属于胃肠型感冒，所用方的治法乃仿明末清初名医喻嘉言之逆流挽舟法。如果是痢疾，大便化验有脓血、吞噬细胞，同时出现憎寒壮热的毒血症症状，则非此方所宜。古人对泄泻与痢疾，界限不清，常统称为下利。喻氏逆流挽舟法之适应证，乃因风寒侵入机体，客于肠胃，阳气受阻而成泄泻，而不是湿热下痢。

此方治风寒感冒而致阳气受阻，中焦气机不运之泄泻，用于成人也效如桴鼓。

民间验方治外感泄泻，用洋蕲艾、排风藤，惠伯先生用于临床亦觉效果甚佳。

（3）伤食型

临床表现：腹胀腹痛拒按，口臭纳呆，手心热，大便腐臭或酸臭，带有不消化食物残渣，泻前哭闹不安，似有腹痛，泻后痛减，或呕恶，苔厚腻色黄白，或舌中心厚腻苔，脉沉滞。

治法：消食导滞，和中止泻。

处方：保和丸或平胃散加焦三仙。

加减：消食加鸡内金、枳壳；湿热甚加黄连、黄芩，或加地锦草、凤尾草、六合草；积滞重加大黄、枳实、厚朴；脾虚加山药、白术。

治伤食泄泻，食积消除，泻自然止，故立法常通因通用。惠伯先生治半岁患儿朱某，泄泻月余，起病是积食致泻，因去滞不尽，改用他法，效果不显，后患儿自动出院，服炒糊奶及消食药，泻出积块，病渐痊愈。

惠伯先生提及，20世纪40年代，治儿科吐泻发热，痰涎涌甚，因于乳食积滞，服保赤散后，泻出积滞或吐出痰涎，诸病霍然。保赤散内含巴豆霜、朱砂，一岁小儿用量每次仅用米粒大小，疗效极好，通因通用，邪去正安。

20世纪60年代，在农村巡回医疗时，常遇儿童食积泄泻，腹大如鼓，投小承气汤加楂曲平胃散，效如桴鼓。用木香槟榔丸，效亦明显。正如张从正说"病由邪生，邪去正安"。

2. 虚证

（1）脾气虚及胃阴亏　脾为后天之本、生化之源，凡久泻必伤脾，小儿素体虚弱，起病即可出现脾虚，此类在小儿泄泻中甚为常见。

①脾气虚型

临床表现：久泻不止，或时泻时止，大便稀薄或水样，带有奶瓣及不消化之食物残渣，有腥臭气，日泻数次或十余次，食欲不振，精神疲困，睡卧露睛，面萎黄，口唇淡，舌红，苔白，指纹淡脉虚。

治法：健脾温中止泻。

处方：七味白术散加味。党参、白术、茯苓、藿香、葛根、木香、白扁豆、薏苡仁、厚朴、陈皮、甘草。

加减：益气补脾加黄芪、山药。滑泻，加肉豆蔻、诃子、罂粟壳。小儿虚泻，每多虚实夹杂，寒热互见，用药如枳术丸，或干姜、黄连同用。

②胃阴亏型

临床表现：小便短少，泻下黄水，皮肤干燥，时而烦躁，口渴唇红，舌红无津，脉细数。

治法：清热养阴。

处方：连梅汤加减。乌梅、黄连、白扁豆、山药、车前子、白芍、石斛、沙参、麦冬、甘草。另用山药40g，车前子12g捣细为粥服。

（2）脾肾阳虚型　此型多见于泄泻后期，属于命门火衰，脾阳不运，常常发展成慢脾风、疳积等病证，甚至阳脱阴竭而死亡。年龄越小，危险越大。

临床表现：久泻不止，大便水样或完谷不化，面色㿠白，精神萎靡不振，四肢厥冷，舌质淡，苔薄白，脉微细。

治法：温肾补脾，固涩止泻。

处方：附子理中汤、四神丸加减。予黄芪、党参、白术、炮附子、干姜、肉豆蔻、补骨脂、五味子、诃子、甘草等。

加减：泻不止加赤石脂、罂粟壳；虚寒加肉桂；慢脾风加龙骨、牡蛎；阴亏加山茱萸；气虚加红参。

此型一般是久泻，但亦有急性胃肠炎，或过用苦寒泻下（幼儿易虚易实），由实证热证转变为脾肾两虚之慢脾风。

二、体会

整体观念：泄泻的病位在大小肠、脾胃等脏腑，但与肝肾密切相关。如木旺克土，则肝脾不和；肾司二便，肾为胃关，泄泻后期必影响到肾。这是在病位上的全局观点。泄泻的病因病理，除了脏腑功能失调，内伤饮食，更主要的是外感六淫之邪，因此在治疗上，应当根据六淫感受季节的不同，注意全身症状，来选方用药，不能单独见泻止泻，单从胃肠局部入手，往往是很难取得疗效的。

1. 辨证论治　要考虑邪正的盛衰、病位的表里、病性的寒热。掌握小儿生理特点，按上述分型治疗以调整阴阳、虚实、寒热、表里，一般来说效果是满意的。

2. 中西医结合　对于急性胃肠炎，急剧吐泻，中药无法入口，失水、酸中毒严重者，应予以禁食（不禁药），输液，纠正水、电解质紊乱，酌情静脉点注抗生素以急救。中药无法入口时若用中药救阴，很难收到效果。因此，提高中医药疗效，必须从改进剂型入手。

但脾虚湿盛，单用西药及输液，亦难奏效，必需中药补脾化湿，调整功能，效果方显著。

3. 中药优点　副作用少，它可补救长期或大量使用抗生素导致肠道菌群失调引起的不良后果；或用大量抗生素，引起肠道功能紊乱；也能补救抗生素耐药的不足。

以上西药的短处，恰恰是中药的长处。特别在调整胃肠功能上，它具有特殊的功效。如平胃散、藿香正气散治湿困脾阳，引起的胃肠功能失调；痛泻要方治木旺克土引起的脾胃功能失调（另据报道此方能治肠道痉挛肠道过敏）；四神丸、理中汤因虚寒引起的脾不运化而致胃肠功能失调；泻心汤、左金丸、交泰丸及肉豆蔻，黄连、干姜，寒热同用，功善解决肠道寒热不和引起的肠道功能紊乱；其他如芍药甘草汤之解痉，都是治泄泻调整功能紊乱的常用方法。

关于抑制细菌方面，中药不如西药特效速效，但中药具有广谱抑菌性，可选药物多，在辨证论治下更换使用，很少出现菌株耐药的问题。至于抗病毒的中药，更是广泛而有效，特别是治疗六淫的中药，多数具有抗病毒功效，按六淫致病，从整体出发，辨证用药，多可取得满意疗效。

本文虽论小儿泄泻，成人泄泻亦可参考。小儿药物用量需随年龄、体重不同调整，故文中未逐一列出具体用量，临床使用中按小儿常规剂量即可。

（本文主要根据惠伯先生发表在内部刊物《万县中医药》
1983 年第 3 期的文章整理）

第三篇

经验方药

🔓 篇首语

中药和方剂都在不断丰富和发展，《神农本草经》载 365 味药，《伤寒论》载 113 方，现在无论方剂还是药物的数量，可谓浩如烟海。然无论哪位医家，都不可能识尽天下药、用好所有方，每位医家都有其侧重与擅长。

惠伯先生结合现代药理和临床实践，提出了一些药物新的应用，在一些特定情况下形成了固定的药对。在经验剂中，此所列者，都通过数十年临床的锤炼，除对传统经典方剂的发挥外，有不少方剂为惠伯先生自创，蕴含着其学术思想，部分方药曾公开发表，文中均予说明，有不少剂曾作为院内制剂广泛使用，有些已得到深入的现代实验研究。初学者直接套用，即可见效。有成者若能结合其以方系病、以法创方之意，自可明临床遣方之妙。

经验用方

肺炎合剂

【组成】麻黄 6g，杏仁 10g，石膏 40g，虎杖 15g，金银花 20g，大青叶 15g，柴胡 15g，黄芩 15g，鱼腥草 20g，青蒿 15g，贯众 15g，重楼 12g，地龙 10g，僵蚕 10g，野菊花 15g，甘草 6g。

【功效】清热解毒，宣肺平喘。

【主治】肺炎、急性支气管炎辨证属肺热喘咳者。

【用法】水煎服，或制成合剂备用。以上为成人 1 日量，小儿酌减。

【按语】郑氏于 1977 年 3 月至 1978 年 5 月在万县地区医院儿科病房中西医结合治疗小儿肺炎 232 例中，全部病例均有呼吸道感染症状及肺部体征，并经 X 线胸透或摄片证实肺部有炎症者。其中 186 例辨证为卫气实热型（普通型），均采用肺炎合剂治疗，只有 69 例加用抗生素。平均退热时间 3.6 天，啰音消失时间 6.5 天，阴影消失时间 7.5 天，平均住院天数 7.45 天。此型无一例死亡，全部治愈。

【典型病例】李某，男，9 岁。10 天前因患感冒发热至今未愈，咳嗽较剧，经用多种抗生素及中药治疗无效，于 1977 年 12 月 17 日入院。精神欠佳，唇干燥，咽干，苔黄厚，脉数，体温 39.2℃，白细胞 10.35×10^9，中性粒细胞百分比57%，胸透右肺下叶后基底炎症性改变。

辨证：风温袭肺，气分热盛。

治疗：入院后经用肺炎合剂，次日体温降至37.2℃。入院后第4天，右肺细湿啰音消失。入院后第7天胸透示肺部无异常表现，咳嗽减轻，饮食基本正常，精神转佳，舌苔正常，痊愈出院。

　　　　[原载于：李宝顺．名医名方录（第二辑）．北京：中医古籍出版社，
　　　　　　　　　　　　　　　　　　　　　　　　　　1991：244-245．]

达原柴胡饮

【组成】 柴胡15g，槟榔15g，厚朴10g，草果10g，知母12g，赤芍15g，黄芩15g，甘草5g。

【功效】 和解表里，开达膜原，辟秽化浊，清热燥湿。

【主治】 因湿热秽浊内蕴膜原，表气不通，里气不和，气机不畅所致的湿遏热伏夹秽浊内阻之证。症见寒热似疟，甚或憎寒壮热，胸痞呕恶，苔白厚腻如积粉，舌红或舌质正常等。

【用法】 水煎服，每日1剂。儿童患者，当根据其年龄、病情而变化剂量。

【加减】 郑氏主张辨证辨病结合。凡湿遏热伏夹秽浊内阻之证，均选用达原柴胡饮加减。如诊断为流感，加升降散、板蓝根；病毒性肺炎属温热型的，合麻杏石甘汤加僵蚕、重楼；高热无汗加芦根；高热有汗加石膏、知母，重用石膏；喘重加紫苏子、射干；痰多加葶苈子、莱菔子、冬瓜子；咳嗽明显，加百部、枇杷叶。结核性胸膜炎，加白芥子、百部、夏枯草；胸胁痛甚加桃仁、延胡索；咳嗽胸满、气急，加葶苈子、桑白皮；潮热加青蒿、白薇、地骨皮；传染性单核细胞增多症，加大青叶、重楼、薏苡仁；淋巴结肿大，加僵蚕、夏枯草、连翘；咽喉炎加僵蚕、蝉蜕、桔梗、牛蒡子；胆囊炎、胆石症，加大黄、桃仁、郁金、金钱草、茵陈、虎杖；热毒重，加板蓝根、重楼、金银花；呕吐加半夏、竹茹；痛甚加延胡索、川楝子；湿温伤寒，加黄连、茵陈、藿香；胸痞呕吐加半夏，或藿香、佩兰；热重加鱼腥草、穿心莲、白花蛇舌草；便秘加大黄；急性肾盂肾炎，加龙胆、海金沙、黄柏；畏寒重发热轻、头身痛，加防风、羌活；高热汗出重用知母，加石膏；呕恶加半夏；阿米巴痢疾，加白头翁、常山、鸦胆子；初起伴表证加葛根、防风；热毒重加金银花、黄连；湿浊重胸闷恶心加半夏、藿香。

【按语】 本方系在《温疫论》达原饮的基础上，加柴胡而成。本方治疗多种疾病，常有西医诊断不明的发热，以及诊断明确的发热用抗生素无效者，

惠伯先生根据中医辨证，属于湿疫、湿温者，采用此方加减，屡获良效。

【典型病例】葛某，男，40 岁。发热 20 余天，西医确诊为传染性单核细胞增多症，治疗无效，寒热如疟，倦怠乏力，头身重痛，上午体温 38℃ 左右，午后 39℃ 以上，咽充血，颈淋巴结肿大，口淡，舌苔白厚腻，舌质红，脉濡缓。证属湿热秽浊，内蕴膜原。予达原柴胡饮加大青叶、重楼、薏苡仁、僵蚕，2 剂热退，诸症减。仍步前法，再服 3 剂而愈。

［原载于：李宝顺．名医名方录（第二辑）．北京：中医古籍出版社，1991：242-243．］

加味四妙勇安汤

【组成】当归 30g，玄参 30g，金银花 30g，丹参 30g，甘草 30g。

【功效】活血化瘀，解痉止痛。

【主治】冠心病，胸痹气短，心痛，脉结代，亦能治疗肝区刺痛及肾绞痛。

【用法】水煎服，1 日 1 剂。

【加减】冠心病：上方加毛冬青、葛根，以扩张血管；若兼气虚者，加黄芪、生脉散以补益心气；若心血瘀阻甚者，加冠心二号方以活血化瘀。病毒性心肌炎：上方加郁金、板蓝根、重楼以清热解毒活血。自主神经功能紊乱心律失常：上方配合甘麦大枣汤或百合知母汤，以养心安神、和中缓急。

【按语】本方系《验方新编》"四妙勇安汤"加丹参而成。四妙勇安汤为治脱疽验方，惠伯先生亲身尝试该方加丹参对冠心病有显著疗效。1965 年，惠伯先生到山区（万县白土）巡回医疗，正值风雪交加的严冬，途中突然冠心病旧疾复发，心绞痛，冷汗淋漓，将要虚脱，急以硝酸甘油片含化，半小时后逐渐好转。到白土区后，胸闷，气短，心前区时而绞痛，终日惶惶然，不知所措。经用西药硝酸甘油片、双嘧达莫等及中药瓜蒌薤白枳实汤加活血化瘀药，初期有效，久服仍无起色，时将一月，心情更加紧张。偶阅《中医杂志》报道四妙勇安汤治疗脱疽，因思脱疽系气滞血瘀，经络阻塞，不通则痛，而冠心病因寒冷诱发，使血管痉挛，致供血不足，发生疼痛，其病理亦属痛则不通。既然四妙勇安汤用于脱疽有效，若用于冠心病，亦或有效。基于这个思路，当即大胆试用四妙勇安汤，药用当归、金银花、玄参、甘草各 30g，服后约半小时，顿觉胸中豁然开朗，胸闷、气短、疼痛消失。高兴之余，立即背上出诊箱，缓行约 5 公里，不觉疲倦，从此症状缓解。每日服四妙勇安汤，在高山区工作约 4 个月，每日步行约 10 千米，再未发病。

自此以后，惠伯先生广泛运用加味四妙勇安汤治疗冠心病及肝肾区绞痛，疗效满意，从临床实践中体会到，该方具有活血化瘀、缓痉止痛之功效，可以扩张血管，缓解血管痉挛。

【典型病例】李某，女，65 岁。1990 年 12 月 5 日就诊。患冠心病 10 余年，近年又患高血压、糖尿病、肺结核。近日突感胸闷，气短，心悸，口腔溃疡，舌质光绛无苔，脉结代。用四妙勇安汤加味。

当归、玄参、金银花、太子参、玉竹、太阳草各 20g，麦冬、五味子各 15g，甘草 10g。

服上方 6 剂，脉结代好转，由三至一止，变为二十四至一止，继用上方。三诊脉已不间歇，但口渴，眩晕，上方加天花粉、石斛、天冬。经过三诊，心律基本正常，观察一年半，病情无反复。

[原载于：李宝顺．名医名方录（第二辑）．北京：中医古籍出版社，1991：246-248.]

加味二仙汤

【组成】仙茅 12g，淫羊藿 15g，巴戟天 12g，当归 10g，知母 10g，黄柏 6g，覆盆子 10g，菟丝子 15g，枸杞子 15g，五味子 10g。

【功效】滋肾阴，温肾阳，调冲任。

【主治】功能失调性子宫出血；乳癖，辨证属冲任不调者；血小板减少。

【用法】水煎服，1 日 1 剂。

【加减】功能失调性子宫出血：出血较多，血虚加阿胶、艾叶；血热加地榆、槐花、仙鹤草；血瘀加三七、丹参、益母草；血脱加红参、龙骨、山茱萸；脾气虚加黄芪、党参、白术；冲任虚加鹿角胶、龟甲胶；肾阳虚加鹿茸、炮附子；肾阴虚去知母、黄柏，加女贞子、墨旱莲。另外，可用定坤丹作为辅治方，以调冲任化瘀血，每次 1 丸，日 1 次，连服 3～5 天。乳癖：乳癖辨证属冲任不调者，可于上方配鹿角片粉 2～4g，分 2 次药汤送服。血小板减少：去知母、黄柏，加女贞子、墨旱莲、黄芪、黄精。

【按语】二仙汤是上海曙光医院验方，主要用于更年期高血压及更年期综合征。惠伯先生以二仙汤与五子衍宗丸合方减去车前子，定名为加味二仙汤，用于功能失调性子宫出血、乳腺小叶增生等病证，也疗效显著。

【典型病例】符某，女，42 岁。1988 年 9 月 15 日初诊。患者近年来多次出现崩漏不止，此次月经已 2 个月余，崩漏交替出现，血崩时伴有血块，稍活动则血量增多，只能平卧。大崩后则淋漓不断。面色㿠白，血红蛋白 70g/L，心悸，腰膝酸痛，头眩，耳鸣，舌淡嫩，脉细无力。曾用中西药物治疗，但疗效欠佳，诊断为功能失调性子宫出血。此乃肾气虚，冲任不固，气血两亏，治宜滋肾阴、温肾阳、调冲任、益气养血，用加味二仙汤主之：

当归12g，黄芪20g，仙茅15g，淫羊藿15g，巴戟天12g，女贞子15g，墨旱莲15g，仙鹤草15g，菟丝子15g，枸杞子15g，覆盆子12g，五味子10g。水煎服，每日1剂。

服上方3剂，血量大减。继用上方去仙鹤草，加阿胶、艾叶，并加用定坤丹，续服3剂。三诊时出血已完全停止，再用上方3剂以巩固疗效。嘱患者每次月经来潮前一周服本方3剂，以资巩固。后随访功能失调性子宫出血未再复发。

[原载于：李宝顺．名医名方录（第二辑）．北京：中医古籍出版社，
1991：245-246．]

郑氏虎挣散

【组成】制马钱子30g，制炮附子30g（炒炮），穿山甲30g（现已不用），蜈蚣15条，蕲蛇40g，虎骨20g（现已不用，多以狗骨代）。

【功效】解毒散结，活络止痛。

【主治】寒湿痹、流痰、附骨疽，以及流痰、附骨疽引起的截瘫。

【用法】制马钱子法：先将马钱子砂炒去毛，然后用健康男孩童便泡7天，每天换1次，晒干；另取麻黄、甘草各20g，煎汁去渣，再将马钱子100g加入药汁内，文火煎至药汁完全浸入马钱子为止，晒干备用。

按本方组成分量，共研细末，蜜丸，分为60粒，每日2丸，早晚各服1丸。马钱子有毒，每日剂量1g，为安全剂量，且可达到治疗效果。

【按语】王洪绪《外科证治全生集》的"祛风除湿散"，由马钱子、炮附子、穿山甲三味药组成。20世纪50年代《中医杂志》报道"虎挣散"治疗骨结核，药同祛风除湿散。本方即虎挣散加味而成。

【典型病例】见本书医案实录之"骨结核"医案。

编者按：此方创制时虎骨、穿山甲皆可用。现可用狗骨代虎骨；穿山甲是我国一级保护动物，已从2020版中国药典中移除，代用药物尚无广泛共识，故此书中凡涉及穿山甲，仅标明现已不用。

[原载于：李宝顺．名医名方录（第二辑）．北京：中医古籍出版社，
1991：248-250．]

理脾止泻汤

【组成】藿香10g，厚朴4g，苍术4g，半夏3g，陈皮5g，防风5g，白芍10g，木瓜10g，茯苓10g，薏苡仁10g，乌梅10g，凤尾草10g，地锦草10g，甘草3g。

【功效】调理脾胃，止泻止痛。

【主治】小儿夏秋腹泻，过敏性肠炎，慢性肠炎。

【用法】水煎服，亦可制成糖浆。以上剂量，适用于 1～3 岁患儿。成人使用药物剂量要适当增加。

【加减】发热加青蒿、香薷；呕恶加紫苏叶、黄连；泻甚加肉豆蔻、黄连，或洋蕲艾、排风藤。

【按语】1978 年夏秋季节，大量腹泻患儿大便培养无细菌生长，用西药无效。考虑为病毒感染，惠伯先生遂在儿科病房进行中西医结合治疗小儿夏秋腹泻的科研工作，运用本方，取得显效。后在门诊治疗过敏性结肠炎、慢性肠炎，均获良效。20 世纪 70 年代医院中药制剂室曾制成合剂，命名为肠炎二号，供院内应用。

【典型病例】陈某，男，4 岁。1978 年 7 月 12 日入院。患儿泄泻，经用多种抗生素治疗月余无效，转儿科住院治疗。症见精神萎靡，因多次输液，无失水征，腹泻每日十余次，大便培养无菌生长，时有恶心，身痛，厌食，低热，午后较重，舌红，苔黄白相间。考虑为病毒感染，因西药无效改用中药治疗。

中医辨证为暑湿合邪，脾胃失调，当拟夏秋腹泻验方理脾止泻汤加青蒿、香薷，二剂热退，泻泄由每日十余次减为五六次。经查大便，发现霉菌，可能是用大量抗生素所致。于原方加紫苏叶、荜澄茄，并另服大蒜，控制霉菌。后用调理脾胃法，一周痊愈出院。

［原载于：李宝顺．名医名方录（第二辑）．北京：中医古籍出版社，1991：243-244.］

肠炎一号

【组成】白头翁 18g，黄连 6g，黄芩 12g，秦皮 15g，地锦草 30g，凤尾草 30g，六合草 24g，厚朴 9g，木香 6g，白芍 24g，甘草 9g。

【功效】清热解毒，凉血止痢。

【主治】急性肠炎、痢疾辨证属湿热下注者。

【用法】原方用法为制成合剂内服。亦可水煎服，小儿用量酌减。

【按语】本方由清热解毒、凉血止痢的白头翁汤，配合清热解毒止痢的地锦草、凤尾草、六合草，调气的厚朴、木香，缓急止痛的白芍、甘草组成。用于急性肠炎、痢疾辨证属湿热下注者。20 世纪 70 年代医院中药制剂室曾制成合剂，供院内应用。

【典型病例】简某，男，45 岁。1983 年 7 月 25 日初诊。患者就诊前一晚开始出现发热，体温 38℃，腹痛，腹泻脓血样大便，日十余次，肛门灼热，小便短赤，舌红，苔黄，脉数。此为湿热蕴结肠道，治拟清热解毒止痢，予肠炎一号加减。

白头翁 15g，黄连 6g，柴胡 15g，黄芩 15g，秦皮 15g，地锦草 30g，凤尾草 30g，六合草 30g，木香 10g，白芍 15g，甘草 5g。水煎服，每日 1 剂。

体温至次日即降至正常，脓血样大便于服药二日后消失。共服药六天后痊愈。

柴胡五香丸

【组成】柴胡 12g，白芍 15g，枳壳 15g，陈皮 12g，川芎 12g，香附 12g，五灵脂 10g，牵牛子 10g，甘草 5g。

【功效】疏肝理气，化瘀通络，消食，逐水。

【主治】痰、食、水、湿积聚，气郁血瘀所致胃脘痛、腹痛，如慢性胃炎、消化不良、胃肠炎、胃肠痉挛疼痛等。

【用法】水煎服，1 日 1 剂。

【加减】痛甚，加延胡索；胃寒加高良姜，公丁香；胃热加黄连、牡丹皮，郁金；食滞加槟榔、神曲、焦山楂、谷芽。

【按语】本方由《景岳全书》柴胡疏肝散合《验方新编》五香丸合方组成。五香丸用于痰积、食积、气瘕、痰迷心窍、蛊隔肿胀、痞聚攻痛、痢疾初起。惠伯先生善用五香丸，常与柴胡疏肝散合用，更增疏肝理气、活血止痛之效。对于痰、食、水、湿积聚，气郁血瘀所致胃脘痛、腹痛，如慢性胃炎、消化不良、胃肠炎、胃肠痉挛疼痛等，无论新恙宿疾，用之疗效甚佳。

【典型病例】柯某，男，35 岁，1983 年 9 月 19 日初诊。患者脐周疼痛反复发作 1 个月，矢气后疼痛减轻，消化差，消瘦，大便不畅，苔厚腻，脉弦。此为气机阻滞，不通则痛，治宜疏肝理气、缓急止痛，柴胡五香丸加减。

柴胡 10g，白芍 15g，枳壳 15g，香附 12g，五灵脂 10g，牵牛子 10g，槟榔 12g，山楂 15g，建神曲 15g，谷芽 15g，甘草 5g。水煎服，每日 1 剂。

服上方 3 剂，脐周疼痛减轻。继用上方 3 剂，药后诸症消失。

升降散

【组成】白僵蚕 10g，全蝉蜕 10g，广姜黄 10g，川大黄 5g。

【功效】辛凉透邪，清热解毒，攻下逐秽。

【主治】温热性质的外感热病，辨证属邪在卫气阶段；过敏性皮肤病等。

【用法】水煎服。1 日 1 剂。

【加减】温热表证重者，偏重辛凉，升降散合银翘散；热毒重者，偏重苦寒，黄芩、知母、石膏、板蓝根、重楼等可随证选入；腑气不通为主者，偏重泻下，可重用大黄，或加入芒硝；发热较高者，柴胡、黄芩、青蒿亦可选加。过敏性皮肤病，偏于风热者加麻黄、连翘、赤小豆、荆芥、防风；偏于血热者，合犀角地黄汤加苦参、槐花、地榆。

【按语】升降散，是清代杨栗山所著《伤寒温疫条辨》治疗温疫的主方。方中僵蚕、蝉蜕辛凉透邪，使邪热外泄；姜黄，大黄攻下逐秽。四味合用能辛凉宣泄、升清降浊，有双解表里的作用。杨栗山说："其名曰升降散，盖取僵蚕、蝉蜕升阳中之清阳，姜黄、大黄降阴中之浊阴，一升一降，内外通和，而杂气之流毒顿消矣……可与河间双解散并驾齐驱耳，名曰升降，亦双解之别名也"。

惠伯先生喜用升降散，他认为温热性质的外感热病，邪在卫气阶段时，如采用外疏通，内畅达的治疗方法，使邪热内外分消，发热往往很快下降。具有辛凉透邪、清热解毒、攻下逐秽作用的"升降散"与此观点甚为合拍。蒲辅周先生治疗急性热病喜用升降散，称"温疫之升降散，犹如四时温病之银翘散"，确为经验之谈。

惠伯先生亦常用此方治疗过敏性皮肤病，疗效满意。

【典型病例】王某，女，3岁。1972年3月15就诊。发热3天，体温最高达40℃，服退热药后体温下降，继而复热。无汗，烦躁，咽红，尿短赤，大便结，腹微胀，舌红，苔黄白相间，脉数。证属风温邪入气分，而卫分之邪未尽，治当辛凉清气，佐以通腑泄热。

处方：僵蚕6g，蝉蜕6g，姜黄3g，大黄5g，金银花10g，连翘10g，薄荷6g，荆芥6g，牛蒡子6g，柴胡6g，黄芩6g，甘草3g。水煎服，每日1剂。服上方3剂，体温恢复正常。

郑某，男，45岁。1983年5月20日就诊。3天前，患者因接触生漆，周身起大小不一的红色丘疹团块，瘙痒不已，体温37.8℃，口渴，小便灼热，大便干燥，舌质红，苔黄，脉滑数。系风热邪毒郁于肌肤，治当疏风清热解毒。

处方：僵蚕10g，蝉蜕10g，姜黄10g，大黄5g，麻黄5g，连翘15g，赤小豆20g，金银花15g，荆芥10g，防风10g，苦参12g，滑石20g。水煎服，每日1剂。服上方3剂，风团痒基本消失，继用上方3剂以巩固疗效。

加味甘露消毒丹

【组成】白豆蔻5g，藿香10g，茵陈蒿15g，滑石15g，川木通10g，石菖蒲10g，黄芩15g，连翘15g，薄荷5g，射干5g，川贝母5g，柴胡15g。

【功效】化浊利湿，清热解毒。

【主治】湿温、暑温、时疫之属于湿热并重、邪留气分者。其辨证要点：发热缠绵，倦怠肢酸，胸闷腹胀，尿赤，苔黄白相间或薄腻等。

【用法】水煎服。1 日 1 剂。

【加减】凡病机为湿温病邪留气分，湿热并重者，均可用本方化浊利湿、清热解毒。根据疾病不同，可供选择药物亦不同：湿温伤寒，加黄连，清热燥湿、泻火解毒；大便秘结者，加虎杖或大黄，泄热通便。病毒性心肌炎，合四妙勇安汤（玄参、金银花、当归、甘草），清热解毒、活血通络；心动过速，加苦参抗快速心律失常；伴气阴两虚，加黄芪、生脉散，益气养阴。传染性单核细胞增多症，合升降散（蝉蜕、僵蚕、姜黄、大黄）以疏风清热、活血通便。病毒性肺炎，加麻黄、杏仁、蝉蜕、僵蚕，以疏风清热、宣肺止咳。秋季腹泻，加地锦草、凤尾草、木瓜、石榴皮，清热解毒、化湿止泻。急性黄疸型肝炎，加板蓝根、虎杖或大黄；热毒重者还可再加龙胆，清热解毒、利胆退黄。上述疾病，只要发热较高，均可加入青蒿，与加味甘露消毒丹中柴胡、黄芩配用，即取蒿芩清胆汤、小柴胡汤中的蒿芩、柴芩相配之意，具有良好的和解退热作用。

【按语】本方系叶天士《医效秘传》的甘露消毒丹加柴胡而成。《温热经纬》推崇甘露消毒丹为"治湿热时疫之主方"；《医方新解》认为它有调整胃肠功能、利尿、利胆、保肝、解毒、抗菌抗病毒等作用。惠伯先生于本方加柴胡后，其化浊利湿、清热解毒之功能更佳，凡见湿温、暑温、时疫之属于湿热并重、邪留气分者，应用多可取得较满意疗效。

惠伯先生运用本方的辨证要点，是发热缠绵、倦怠肢酸、胸闷腹胀、尿赤、苔黄白相间或薄腻等为主的湿热并重症状。主张无论中西医的病名如何，只要它们的临床表现与加味甘露消毒丹的辨证要点相符合，即可选用本方加减治疗。

【典型病例】向某，男，32 岁。1992 年 2 月 10 日初诊。患者一周前出现全身乏力，食欲不振，恶心，厌油，脘腹胀满，继而巩膜及全身发黄，小便黄赤，舌红，苔黄腻，脉濡数。肝功能检查：黄疸指数 32 单位（既往的实验室检查，参考范围为 0～6 单位，临床意义大致等同于目前的总胆红素），谷丙转氨酶 180 单位（既往的实验室检查，参考范围为 0～25 单位，临床意义大致等同于目前的谷丙转氨酶），锌浊 16 单位（硫酸锌浊度试验，既往使用的实验室检查，参考范围 0～12 单位，临床意义相当于现在的球蛋白）。

诊为黄疸，湿热蕴结，胆汁不循常道，外溢肌肤。

治法：利湿化浊，清热解毒。

处方：甘露消毒丹加减。

白豆蔻 10g，藿香 12g，茵陈 20g，滑石 20g，川木通 10g，石菖蒲 10g，黄芩 15g，连翘 15g，虎杖 15g，板蓝根 15g。水煎服，每日 1 剂。

服上方 3 剂，全身乏力减轻，食欲有所好转，继用上方加减治疗 1 个月，诸症消失，复查肝功能正常。

痉咳方

【组成】麻黄 5g，杏仁 10g，天冬 15g，麦冬 12g，百部 15g，百合 15g，紫菀 12g，枳壳 12g，射干 12g，黄精 15g，蝉蜕 10g，僵蚕 10g，地龙 12g，甘草 5g。

【功效】疏风宣肺，润肺止咳。

【主治】燥热咳嗽，痉咳，过敏性咳嗽。

【用法】水煎服，1 日 1 剂。

【加减】兼肺热者加桑白皮、地骨皮；久咳不止者仿九仙散之意，加乌梅酸甘化阴，且有脱敏作用，对于阴亏痉咳有一定疗效。

【按语】本方系当代名医沈自尹治疗"百日咳病方"合三拗汤加蝉蜕、僵蚕组成。"百日咳病方"具有润肺解痉、化痰止咳作用，主治百日咳阵发性痉挛性咳嗽。加入三拗汤疏散外邪、宣通肺气，使邪去则正安；蝉蜕、僵蚕、地龙祛风止痉，有缓解支气管痉挛之功效。用于燥热咳嗽、痉咳、过敏性咳嗽等，有良好疗效。

【典型病例】郑某，女，29 岁。1986 年 5 月 10 日初诊。患者妊娠 8 个月，近两天来干咳较剧，夜不能安眠。患者妊娠初期有先兆流产史，曾保胎治疗两个月，因而惊慌不已，恐剧咳而早产，舌红，苔薄白，脉细数。

辨证：肺燥阴伤，肺失肃降。

治法：滋阴润肺止咳。

处方：痉咳方加减。

天冬 15g，麦冬 15g，百部 10g，百合 15g，紫菀 10g，枳壳 10g，射干 10g，黄精 15g，诃子 10g，甘草 5g。服上方 2 剂，咳嗽大减。继用上方 2 剂，药后咳嗽消失。

风寒咳嗽合剂

【组成】麻黄 5g，杏仁 10g，半夏 10g，茯苓 10g，陈皮 10g，枳壳 10g，桔梗 10g，紫苏叶 10g，前胡 10g，蝉蜕 10g，牛蒡子 10g，甘草 5g。

【功效】疏风散寒，宣肺止咳。

【主治】风寒咳嗽。

【用法】水煎服，每日 1 剂。

【加减】喘加射干、地龙、僵蚕（缓解痉挛、脱敏），兼寒饮加干姜、细辛、五味子，表证重加荆芥、防风。

【按语】本方由三拗汤、杏苏散合方加减而成。20 世纪 70 年代曾制成合剂，供院内应用。

【典型病例】刘某，男，35 岁。1983 年 11 月 25 日初诊。患者咳嗽 5 天，痰稀薄色白，胸痞，苔白，脉浮。

辨证：风寒袭肺，肺气失宣。

治法：疏散风寒，宣通止咳。

处方：风寒咳嗽合剂加减。

麻黄 5g，杏仁 10g，半夏 10g，茯苓 10g，陈皮 10g，枳壳 10g，桔梗 10g，紫苏叶 10g，前胡 10g，蝉蜕 10g，牛蒡子 10g，甘草 5g。

服上方 3 剂，咳嗽咳痰大减。继用上方 2 剂，药后咳嗽消失。

加味参蛤散

【组成】红参 30g，麦冬 20g，五味子 30g，黄芪 50g，白术 20g，防风 20g，枸杞子 20g，淫羊藿 30g，仙茅 20g，巴戟天 20g，麻黄根 20g，紫河车 50g，蛤蚧 1 对，甘草 20g。

【功效】补肺益肾，纳气定喘。

【主治】慢性支气管炎、肺气肿缓解期调理。

【用法】炼蜜和丸，每次 10g，每日 3 次，温开水送服。

【按语】本方由生脉散、玉屏风散、五子衍宗丸、人参蛤蚧散合方加减而成。对于慢性支气管炎、肺气肿缓解期，按"缓则治本"，惠伯先生常采用冬病夏治，患者每年夏季连续服用此方数月，可改善肺功能，减轻病情发作。

【典型病例】郑某，男，60 岁，反复咳嗽气喘、咳痰 5 余年。西医诊断为慢性支气管炎。夏初因天气变化后咳嗽咳痰复发，经中西医结合治疗咳嗽咳痰基本消失，但患者自觉乏力明显，于 1984 年 6 月 6 日来诊。自诉易感冒，神疲乏力，阳痿。反复发作的咳嗽咳痰，多为本虚标实证。当此之时，患者咳嗽咳痰已基本消失，提示标实之症已解，本虚之肺肾亏损症状明显。本着"急则治其标，缓则治其本""发时治肺，平时治肾"的原则，予以补肺益肾、纳气定喘。方用：红参 30g，麦冬 20g，五味子 30g，黄芪 50g，白术 15g，防风 20g，枸杞子 20g，女贞子 30g，淫羊藿 30g，仙茅 20g，巴戟天 20g，麻黄根 20g，甘草 20g，紫河车 50g，蛤蚧 1 对，炼蜜和丸，每次 10g，日 3 次，温开水送服。嘱每年夏季连服丸药。自用药后，患者喘咳次数逐年减少，症状减轻。坚持用药 10 年，随访喘咳已很少发作。

三根汤

【组成】 鲜芦根 100g，鲜白茅根 100g，鲜鱼腥草 100g。

【功效】 清泄肺热，祛痰排脓。

【主治】 肺脓肿，慢性支气管炎、慢性阻塞性肺疾病痰多黄稠者。

【用法】 煎汤代水煎药。干品用量酌减。

【加减】 肺痈合千金苇茎汤；慢性支气管炎、慢性阻塞性肺疾病根据病情需要可分别与麻杏甘石汤、千金苇茎汤、小陷胸汤、二陈汤等合用。

【按语】 本方为惠伯先生 20 世纪 60 年代到农村巡回医疗时就地取材创制的方剂。鱼腥草四川又名折耳根，故命名为三根汤。本方用于肺部感染，常与他方配合使用。

肺结核膏方

【组成】 黄芪 60g，黄柏 30g，黄芩 30g，黄连 30g，百合 60g，白果 30g，白及 90g，百部 90g，鳖甲 30g，知母 30g，川贝母 30g，连翘 30g，夏枯草 60g。

【功效】 益气养阴，清热除蒸，润肺止咳，抗痨。

【主治】 肺结核。

【用法】 水煎，加糖二斤浓缩，每次 15mL，日 3 次。

【按语】 本方按中西医结合思路组方。其一：全方具有益气养阴、清热除蒸、润肺止咳、抗痨的功效。既能补虚培元，又能抗痨，对咳嗽、咯血、潮热、盗汗等症状的消除也有一定作用，从而有利于疾病的康复。其二：方中所选药物绝大多数经现代药理研究证实对结核杆菌有抑制作用。

本方可作为肺结核的辅助用药，对于抗结核药物耐药者，也可配用本方。

舒心合剂

【组成】 当归 15g，玄参 15g，金银花 15g，甘草 10g，丹参 20g，黄芪 30g，党参 15g，麦冬 10g，五味子 10g，川芎 12g，红花 10g，赤芍 15g，降香 10g，葛根 30g，山楂 15g，毛冬青 15g。

【功效】 益气生脉，活血理气，舒心止痛。

【主治】 冠心病。辨证属气阴两虚，气滞血瘀证。

【用法】 水煎服，1 日 1 剂。

【按语】 此为 20 世纪 70 年代惠伯先生于万县专区人民医院中医病房开展中西医结合治疗冠心病的科研工作时的处方。后医院中药制剂室曾制成合剂，供院内应用。

【典型病例】 张某，男，54岁。1975年8月8日初诊。患者自春以来，常感心悸、心前区闷痛。近半月来心绞痛频发，痛引后背，胸闷，气短，舌质紫暗而干，脉细而结。心电图：V_5导联ST段压低0.50～0.75mv，提示心肌损伤。证属气阴两虚，心脉痹阻。治以益气养阴、活血化瘀、解痉止痛，用加味四妙勇安汤化裁。服10剂，心绞痛发作次数减少，且疼痛程度减轻。改用"舒心合剂"调理2个月余，症状消失，心电图恢复正常。

冠心双降丸

【组成】 野菊花500g，制何首乌250g，益母草500g，鱼腥草500g，槐花250g，青藤香250g，决明子500g，生山楂250g，钩藤360g，葛根500g。

【功效】 平肝息风，滋养肝肾，活血止痛。

【主治】 冠心病，伴血压和胆固醇增高者。辨证属阴虚阳亢，气滞血瘀证。

【用法】 蜜丸，每粒9g。日服3次，每次1～2丸。

【按语】 此为20世纪70年代惠伯先生于万县专区人民医院中医病房开展中西医结合治疗冠心病的科研工作时的处方。后医院中药制剂室曾制成丸剂，供院内应用。

【典型病例】 向某，男，65岁，1975年6月7日初诊。患者高血压史已十余年，近年来常感胸闷痛。曾检查心电图示心肌供血不足，血胆固醇增高，诊断为高血压病和冠心病，服益寿宁、硝酸甘油等，效果不理想。症见胸闷而痛，憋气反复发作，头昏目眩，腰痛耳鸣，心烦失眠，面时潮红，溲赤便秘，舌红绛，舌有瘀斑，脉弦细。法当平肝潜阳、活血祛瘀。

葛根15g，钩藤12g，野菊花12g，当归12g，丹参15g，红花10g，赤芍10g，山楂12g，泽泻12g，石决明20g，降香12g，槐花15g，血竭6g。水煎服。同时服用冠心双降丸。

服上方2个月，心绞痛缓解，心电图趋向正常，血压和胆固醇降至正常。出院后定期到门诊检查，巩固疗效，半年后随访，病情稳定，情况良好。

肾炎一号

【组成】 麻黄3g，连翘12g，赤小豆24g，金银花9g，大青叶18g，鱼腥草15g，蒲公英15g，黄芩9g，白茅根15g，生地黄9g，麦冬9g，玄参15g，车前子9g，石韦12g，蝉蜕3g，益母草15g。

【功效】 宣肺利尿，清热解毒，凉血止血。

【主治】 急性肾小球肾炎。

【用法】原方用法为制成合剂内服，供小儿使用。亦可水煎服，成人用量酌增。

【按语】此为20世纪70年代惠伯先生于万县专区人民医院儿科中西医结合治疗急性肾小球肾炎的科研工作时的处方，中药制剂室曾制成合剂，供院内应用。

【典型病例】程某，男，14岁，1981年10月31日初诊。患者1周前突然发现眼睑浮肿，半月前曾出现过咽喉疼痛。小便常规：红细胞（++），蛋白（+）。西医诊断为急性肾小球肾炎。咽红，小便黄赤，舌质偏红，苔微黄，脉数。此为风热犯肺，肺失宣降，不能通调水道，水湿内停，外溢肌肤，发为水肿。治拟疏风清热、宣肺行水。

麻黄3g，连翘12g，赤小豆24g，金银花9g，大青叶18g，鱼腥草15g，蒲公英15g，黄芩9g，白茅根15g，生地黄9g，麦冬9g，玄参15g，车前子9g（包煎），石韦12g，蝉蜕3g，益母草15g。水煎服，每日1剂。

服上方5剂，眼睑浮肿好转。继用上方加减，前后治疗20余天，小便常规恢复正常。

加味犀角地黄汤

【组成】水牛角15g，生地黄15g，赤芍15g，牡丹皮15g，槐花15g，生地榆15g，大蓟15g，小蓟15g，白茅根15g，茜草10g，女贞子15g，墨旱莲15g，丹参15g。

【功效】滋阴清热，凉血活血。

【主治】原发性血小板减少性紫癜，过敏性紫癜，药物性皮炎，急、慢性肾炎，辨证为血热亢盛者。

【用法】水煎服，每日1剂。

【按语】本方由犀角地黄汤、二至丸加凉血活血药组成，具有滋阴清热、凉血活血作用，常用于过敏性紫癜，药物性皮炎，急、慢性肾炎血尿长期不消者。

【典型病例】邓某，女，4岁，1981年5月5日初诊。患儿面部、口腔及全身紫斑，尤以臀部及下肢为多，斑色暗红，溲血，面红目赤，烦躁口渴，舌质红，苔微黄，脉数有力。血小板$28×10^9$/L。此由火毒炽盛，迫血妄行，脉络瘀阻而致。治拟清热解毒、凉血止血、活血化瘀。

水牛角15g，生地黄15g，牡丹皮6g，赤芍10g，金银花10g，连翘15g，茜草10g，大蓟10g，白茅根15g，地榆10g，藕节20g，仙鹤草15g。水煎服，每日1剂。

服上方7剂，全身瘀斑大半减退，唯臀部瘀斑尚未消失。前方去大蓟、白茅根、地榆、藕节、金银花、连翘、仙鹤草，加三七粉2g（冲服），红花6g，郁金6g，女贞子6g，墨旱莲10g。

5月14日二诊。紫斑全部消退，仅小便微赤，精神欠佳，余无不适。血小板142×10^9/L。再以益气养阴之法调之而愈。

加味地黄丸

【组成】黄芪30g，黄精15g，白术15g，白茅根15g，熟地黄15g，山茱萸15g，山药15g，茯苓15g，牡丹皮12g，泽泻10g，丹参30g。

【功效】益气养阴，利湿通络。

【主治】慢性肾炎、糖尿病肾病、慢性肾衰竭辨证属气阴两虚者。

【用法】水煎服，每日1剂。

【加减】咽痛者，选加金银花、连翘、板蓝根、黄芩；水肿者，加石韦、车前子、益母草；感冒导致水肿复发或加重者，加麻黄、连翘、赤小豆；瘀血甚，加川芎，红花，赤芍；血尿者，加槐花、生地榆、大蓟、小蓟；慢性肾功能不全者，加大黄。

【按语】本方由六味地黄丸加味组成。六味地黄丸滋补肾阴，黄精补益肺肾之阴，黄芪大补脾肺之气，丹参活血化瘀，牡丹皮、茯苓、泽泻、白茅根清利湿热，黄芪与白术合用益气固表，与丹参合用益气活血。全方合用，具有益气养阴、利湿通络作用，对于慢性肾炎、糖尿病肾病、慢性肾衰竭辨证属气阴两虚者疗效甚佳。

【典型病例】熊某，女，44岁，1983年3月8日初诊。发现蛋白尿、隐血1年。患者1年前体检小便常规发现蛋白、隐血。以后多次小便常规均有蛋白和隐血。近查小便常规：尿蛋白（+++），隐血（+）。血压120/80mmHg。腰酸，舌红，苔白，脉细。此为气阴两虚，脉络瘀阻。治拟益气养阴、利湿通络。

黄芪30g，黄精15g，炒白术15g，白茅根15g，熟地黄15g，山茱萸10g，山药15g，茯苓15g，牡丹皮10g，泽泻10g，丹参30g，墨旱莲15g，益母草20g，地龙10g，水蛭3g（研末吞服）。水煎服，每日1剂。

服上方1个月，小便常规：尿蛋白微量，隐血消失。继服上方调理1个月。小便常规恢复正常。

加味清心莲子饮

【组成】黄芪30g，党参15g，麦冬10g，五味子10g，柴胡15g，黄芩15g，知母12g，黄柏12g，茯苓15g，莲子15g，车前子15g，生甘草5g。

【功效】清心利湿，益气养阴。

【主治】气阴两虚、湿热下注之淋证，如慢性尿路感染。

【用法】水煎服，每日1剂。

【加减】可选加金银花、连翘、蒲公英、紫花地丁、白花蛇舌草等清热解毒药。

【按语】清心莲子饮为《太平惠民和剂局方》方，主治心火妄动，气阴两虚，湿热下注，遗精白浊，妇人带下赤白；肺肾亏虚，心火刑金，口舌干燥，渐成消渴，睡卧不安，四肢倦怠，病后气不收敛，阳浮于外，五心烦热。惠伯先生用本方去地骨皮，加知母、黄柏，名"加味清心莲子饮"。用于治疗气阴两虚，湿热下注之淋证，疗效可靠。根据病情的需要，可随证选加2～3味清热解毒药物，则疗效更佳。

【典型病例】谭某，女，76岁，1983年7月25日初诊。患者慢性泌尿系感染反复发作10余年，每年发作1～2次，近日劳累后自觉尿频，尿道灼热感。小便常规：白细胞（++），红细胞（+），蛋白（+）。尿频，尿急，尿道灼热感，咽干口渴，舌红，苔黄，脉细数。此为劳淋，证属气阴两虚，湿热下注。治宜益气养阴、清热利湿。

黄芪30g，太子参15g，麦冬10g，五味子10g，柴胡15g，黄芩15g，女贞子15g，墨旱莲15g，大蓟15g，白茅根15g，石韦15g。水煎服，每日1剂。

服上方5剂，诸症明显减轻。继用原方5剂，诸症悉除，小便常规检查正常。再用7剂以巩固疗效。

济生乌梅丸

【组成】乌梅肉45g，炒僵蚕30g。

【功效】敛肺涩肠，消风散结。

【主治】肠风便血，淋漓不止。常用于肠息肉、膀胱息肉、胆囊息肉、声带小结等。

【用法】原方用法：共为末，醋糊丸桐子大，每服四五十丸（约6g）。也可作汤剂，水煎服。

【加减】声带小结，加玄参、麦冬、桔梗、金银花、连翘、诃子养阴清热利咽；膀胱息肉，加二至丸、白花舌蛇草、半枝莲、重楼、丹参养阴清热活血；结肠息肉，加痛泻要方，调和胃肠；胆道息肉，加四逆散、茵陈蒿、郁金、鸡内金、金钱草疏肝利胆。

【按语】济生乌梅丸原为治疗肠风便血而设。方中乌梅味酸，敛肺涩肠，入肝止血为君。僵蚕消风散结为臣，醋既助乌梅涩肠止血，又能散瘀而无留瘀之弊。当代著名医家龚志贤先生认为直肠息肉之临床表现，与古人描述之肠风便血，有相似之处，用此方治疗收效，治疗声带息肉也获得显著疗效。惠伯先生以此方为基础，随证加减治疗肠息肉、膀胱息肉、胆囊息肉、声带小结等常获较好疗效。可先水煎服，然后改用丸剂服用。

【典型病例】龚某，女，40岁，1994年6月初诊。声嘶2个月，伴咽干，咽部如有物梗阻，讲话多时声嘶加重。在五官科检查诊为声带小结。症见声嘶、咽干、舌质红，苔少，脉细。咽部充血，咽喉后壁滤泡增大。此为阴虚火旺，血瘀痰凝，喉窍失养。治宜养阴清热、活血化痰、利咽开音。济生乌梅丸加减。

乌梅15g，僵蚕10g，浙贝母12g，牡丹皮12g，赤芍15g，金银花15g，连翘15g，蝉蜕10g，木蝴蝶10g，玄参15g，生地黄15g，麦冬15g。水煎服，每日1剂。

服上方20剂，声嘶、咽干好转。改用丸剂，每服9g，每日2次，分早晚温开水送服，连服2个月。药后患者症状消失，喉镜检查，声带小结消失。

加味温胆汤

【组成】半夏10g，竹茹12g，枳实12g，陈皮10g，茯苓15g，小麦30g，大枣15g，百合30g，生地黄15g，甘草6g。

【功效】理气化痰，养心安神，和中缓急。

【主治】不寐、癔症、更年期综合征及焦虑、抑郁、惊恐等神志病辨证属胆郁痰扰、心神失养者。

【用法】水煎服，每日1剂。

【加减】心烦易怒，选加黄连、栀子、牡丹皮、合欢皮；失眠，选加酸枣仁、夜交藤、五味子、远志；气阴两虚者，加生脉散。

【按语】本方由温胆汤、百合地黄汤、甘麦大枣汤合方组成。温胆汤，为治疗胆郁痰扰所致不寐、惊悸、呕吐及眩晕、癫痫的常用方；百合地黄汤，主治心肺阴虚内热之百合病，表现为精神恍惚不定，语言、行动、饮食和感觉失调；甘麦大枣汤，主治心阴不足，肝气失和之脏躁，表现为精神恍惚，喜悲伤欲哭等。三方合用，共奏理气化痰、养阴安神、和中缓急之功，对于神志病证有较好疗效。

【典型病例】吴某，女，30岁，1983年1月10日初诊。患者因工作压力大，人际关系紧张，近1个月来，睡眠差，夜多恶梦，心烦，精神恍惚，坐卧不安，时而哭笑，口干津少，舌红，苔黄，脉滑数。

辨证：痰热内扰，心阴不足，心神失养。

治法：化痰清热，养心安神，和中缓急。

处方：黄连 5g，栀子 15g，半夏 10g，竹茹 12g，枳实 12g，陈皮 10g，茯苓 15g，小麦 30g，大枣 15g，百合 30g，生地黄 15g，知母 15g，甘草 6g。水煎服，每日 1 剂。

服上方后，症状逐渐减轻。前后三诊共服药 15 剂，诸症消失。

经验用药

麻黄

麻黄是临床常用药物。性温，味辛、微苦。《神农本草经》记载其应用广泛："主中风，伤寒头痛，温疟。发表出汗，去邪热气，止咳逆上气，除寒热。"《本草纲目》载："麻黄乃肺经专药，故治肺病多用之。"现代药理研究发现其富含生物碱，主要生物碱成分麻黄碱具有缓解支气管平滑肌痉挛及兴奋中枢神经等作用。解表生用，平喘炙用；捣绒缓和发汗，小儿、年老体弱者宜用麻黄绒或炙用。

【主治】喘咳，水肿，重症肌无力，面神经麻痹，急性感染性多发性神经炎，小儿遗尿。

【用量】3～10g，水煎服。

【禁忌】高血压患者慎用。

【配伍应用】

1. 治急性支气管炎、肺炎辨证为肺热喘咳者，用麻黄 6g，杏仁 10g，石膏 30g，虎杖 15g，金银花 20g，大青叶 15g，柴胡 15g，黄芩 15g，鱼腥草 20g，青蒿 15g，贯众 15g，重楼 12g，地龙 10g，僵蚕 10g，野菊花 15g，甘草 6g。

2. 治急性肾小球肾炎，用麻黄 6g，连翘 15g. 赤小豆 30g，大蓟 15g，小蓟 15g，白茅根 20g，益母草 20g，蝉蜕 10g，石韦 15g。

3. 治重症肌无力，用麻黄 6g，党参 15g，黄芪 30g，白术 15g，炮附子 10g，仙茅 10g，淫羊藿 15g，当归 15g，川芎 12g。

4. 治小儿遗尿，用麻黄 4g，山药 15g，台乌药 5g，益智仁 5g，桑螵蛸 10g，枸杞子 10g，菟丝子 10g，覆盆子 15g，五味子 10g。

（原载于：国家中医药管理局老中医药专家学术经验继承工作办公室、南京中医药大学. 方药传真——全国老中医药专家学术经验精选. 南京：江苏科学技术出版社，2003：634.）

大黄

大黄又名"将军"，谓其勇猛霸道，凡遇阻碍，斩瘀破滞，一往无前，是临床治疗实证的代表药物之一。《神农本草经》谓其主"下瘀血、血闭、寒热，破癥瘕积聚，留饮宿食，荡涤肠胃，推陈致新，通利水谷，调中化食，安和五脏"，精炼概括了大黄的临床应用。

【主治】高热不退或大便不通的急性热病，黄疸，急、慢性肾功能衰竭，急性胆囊炎，胆石症。

【用量】5～15g，水煎服。

【禁忌】脾胃虚寒者及孕妇忌用。

【配伍应用】

1. 治重症肝炎，用大黄10g，配茵陈20g，栀子10g，黄芩15g，金银花15g，连翘15g，丹参15g，郁金10g，赤芍15g，桃仁10g，牡丹皮10g，白花蛇舌草15g，六月雪15g，三七粉4g（冲服）。另用鲜垂盆草30g，鲜满天星30g，煎汤代水煎药，羚羊角3g为末，煎成乳白色药汁另服。每日1剂。抗热牛黄散日服2支。

2. 治急性肾功能衰竭，用大黄30g，配六月雪60g，白花蛇舌草60g，煎水保留灌肠，每次150mL，日2次。

【应用体会】急性热病，高热不退，不论有无大便不通均可在处方中配用大黄以泄邪热。

（原载于：国家中医药管理局老中医药专家学术经验继承工作办公室、南京中医药大学. 方药传真——全国老中医药专家学术经验精选. 南京：江苏科学技术出版社，2003：634-635.）

三七

三七又称田七，以产于云南文山者最为有名。《本草从新》曰其"散血定痛，治吐血衄血，血痢血崩"。三七既可止血，又可化瘀，其功效充分阐释了中医"离经之血即为瘀血"这一理论。在血证和痛证中应用尤为广泛。亦有医家认为其有补血之功。

【主治】冠心病、缺血性脑血管病、脑出血后遗症、慢性肝炎、肝硬化等。

【用量】每日3～5g，研末，分2次吞服。

【禁忌】孕妇慎用。

【配伍应用】

三七配红参，益气活血，两药的用量可根据气虚与血瘀的偏重调整。无气虚者亦可三七配丹参，研末，每次 3～5g，每日 2 次，开水冲服，治疗心脑血管病、肝脏病有一定的效果。

（原载于：国家中医药管理局老中医药专家学术经验继承工作办公室、南京中医药大学．方药传真——全国老中医药专家学术经验精选．南京：江苏科学技术出版社，2003：635．）

水牛角

犀牛鲜矣，在人工合成犀牛角或其有效成分之前，水牛角是古方中犀牛角最近似、最方便的替代品。犀牛角酸咸，性寒，入心、肝经。水牛角味苦，性寒，入心、肝经，清热、凉血、解毒。《陆川本草》载其"凉血解毒，止衄。治热病昏迷，麻痘斑疹，吐血，衄血，血热，溺赤"。若是水煎服，宜先煎。

【主治】 血热妄行所致多种出血，以及某些皮肤病辨证属血热所致者，如紫癜、尿血、药疹、痤疮等。

【用量】 15～30g，水煎服。

【配伍应用】

1. 水牛角 20g，生地黄 15g，赤芍 15g，牡丹皮 15g，大蓟 15g，小蓟 15g，槐花 15g，地榆 15g，白茅根 20g，墨旱莲 15g，女贞子 15g，金银花 15g，连翘 15g。治急性肾小球肾炎通过治疗后水肿消退，但镜下血尿持续不消，或同时并见蛋白尿不转阴者。

2. 水牛角 20g，生地黄 20g，牡丹皮 15g，赤芍 15g，大蓟 15g，小蓟 15g，白茅根 20g，墨旱莲 15g，麻黄 5g，连翘 15g，赤小豆 30g，玄参 15g，苦参 15g。治过敏性紫癜。

（原载于：国家中医药管理局老中医药专家学术经验继承工作办公室、南京中医药大学．方药传真——全国老中医药专家学术经验精选．南京：江苏科学技术出版社，2003：635．）

马钱子

马钱子虽有大毒，但若炮制得当，适量运用，无论内服或外用，其功效甚佳。能通络止痛、散结消肿，《医学衷中参西录》谓其开通经络，透达关节之力，远胜于他药。现代药理研究认为本品所含马钱子碱首先兴奋脊髓的反射功能，其次兴奋延髓的呼吸中枢及血管运动中枢，并能提高大脑皮层的感觉中枢功能。马钱子碱有明显的镇痛作用和镇咳祛痰作用。

【主治】寒湿痹、流痰、附骨疽，以及流痰、附骨疽引起的截瘫。

【用量】马钱子有毒，每日剂量 1g，为安全剂量且可达到治疗效果。

【禁忌】体虚之人慎服，孕妇忌服。

【配伍应用】制马钱子 30g，配制炮附子 30g，穿山甲 30g（现已不用），蜈蚣 15 条，蕲蛇 40g，虎骨 20g（狗骨代），上药共研细末，蜜丸分为 60 粒，每日 2 丸，早晚各服 1 丸。治寒湿痹、流痰、附骨疽，以及流痰或附骨疽引起的截瘫。

【应用体会】制马钱子法：先将马钱子砂炒去毛，然后用健康男孩童尿泡 7 天，每天换 1 次，晒干；另取麻黄、甘草各 20g，煎汁去渣，再将马钱子 100g 加入药汁内，文火煎至药汁完全浸入马钱子为止，晒干备用。胸椎结核所致截瘫，用马钱子与其他药物配合应用，有一定疗效。

（原载于：国家中医药管理局老中医药专家学术经验继承工作办公室、南京中医药大学. 方药传真——全国老中医药专家学术经验精选. 南京：江苏科学技术出版社，2003：635.）

葛根

葛根为豆科植物野葛的根，是中国南方一些省区的一种常见食物，其味甘凉可口，常作煲汤之用，也可作为药物应用。其味甘辛，性凉，入脾胃经。能解肌退热、透发麻疹、生津止渴、升阳止泻。主治外感发热，头项强痛，麻疹初起，疹出不畅，热病烦渴，内热消渴，泄泻，痢疾等。

现代对葛根的应用，除继承前人经验外，通过研究与实践，又扩大了葛根原有功效和主治范围。尤其在对心绞痛、脑血栓等心脑血管疾病方面有较好前景，值得临床重视。

【主治】外感热病，缺血性质的心脑血管病，糖尿病。

【用量】15～30g，水煎服。

【配伍应用】

1. 外感发热，小儿急惊风　据现代药理分析，葛根能缓解肌肉痉挛，并有较强的解热作用。《金匮要略》治疗痉病以葛根为主药。惠伯先生在临床上常常使用葛根退热解痉，效果亦是满意。外感风寒，寒邪入里化热，恶寒渐轻，身热增盛者，常与柴胡、羌活、黄芩、石膏等同用，以解表清里，如柴葛解肌汤；风寒表证，恶寒无汗、项背强痛者，可配麻黄、桂枝等发散风寒药，如葛根汤。

惠伯先生认为，小儿急惊风，如系外感导致者，以感受温热之邪为多见，可按温病卫气营血辨证治疗。冬春感受风热病邪，出现发热、头痛、咳嗽、流涕、烦躁、神昏、惊厥、舌苔薄黄、脉浮数等症的，为卫气同病，热盛引动肝风。治当疏风清热、开窍息风。惠伯先生常用葛根与银翘散、升降散合用。

2. 心脑血管疾病 《本草拾遗》云："葛根生者破血，合疮，堕胎。"《日华子本草》亦言其能"排脓破血"。现代药理研究：葛根总黄酮能扩张冠状动脉和脑血管，增加冠脉血流量和脑血流量，降低心肌耗氧量，增加氧供应；葛根素能抑制血小板聚集。

惠伯先生从葛根之活血，现代研究其有扩张心脑血管、改善心脑血流量这一实验结果出发，常用该药治疗多种与瘀血相关的心脑血管疾病。与四妙勇安汤或冠心Ⅱ号方同用，治疗冠心病，如自拟方"舒心合剂"；与补阳还五汤同用，治疗缺血性脑血管疾病、颈椎病。

3. 糖尿病 葛根能生津止渴，现代药理研究有降血糖作用，是治疗糖尿病的常用药物，常与太子参、黄芪、麦冬、五味子、玉竹、天花粉、石斛等同用。

黄芪

黄芪，始载《神农本草经》，列为上品，原名黄耆。本品甘，微温，归脾、肺经，具有补气升阳、益气固表、利水消肿、托疮生肌功效，常用于治疗气虚乏力、中气下陷、久泻脱肛、便血崩漏、表虚自汗、痈疽难溃、久溃不敛、血虚萎黄、内热消渴、慢性肾炎、蛋白尿、糖尿病等。炙黄芪益气补中，生用固表托疮。

【主治】 肺气虚，气不摄血，以及肾炎、小儿厌食症。

【用量】 15～30g，水煎服。

【配伍应用】

1. 慢性肾炎、慢性肾功能不全 中国中医科学院广安门医院泌尿科，在《新医药学杂志》1974年第1期"中西医结合治疗肾功能衰竭的探讨"一文中报道：急性肾衰，可煎服中药复方：生黄芪、白茅根、黄精、苍术各五钱至一两；文中认为黄芪具有补气强壮、利尿抗肾炎作用，其利尿作用显著，但有效剂量范围较小，三钱以下似无利尿作用，一两以上反而使尿量减少。白茅根清热凉血利尿，似有抗肾炎、减轻肾肿胀的作用；黄精补阴补气、滋补强壮、改善肾功能作用较好；苍术健脾燥湿，似有保护肾小管上皮，减轻其坏死程度及促进功能恢复，以及防止黏膜出血的作用。

黄芪具有补气利水消肿之功。有研究表明：对实验性肾炎有一定对抗作用，尤其在减少尿蛋白方面有一定帮助。惠伯先生借鉴他人成果，结合自己的临床经验，常将黄芪、白术、黄精、白茅根同用，益气滋阴、清热凉血利尿，治疗慢性肾炎、慢性肾功能不全。气阴两虚者配合六味地黄丸；血瘀者加丹参、红花。

2. 小儿厌食症 黄芪能补益脾肺之气，治疗脾气虚弱，食少便溏；肺气虚弱，卫外不固，易感风邪。有研究表明：黄芪内含有多种抗菌有效成分，而且能增强机体的免疫功能，因此还能用于预防某些传染病的发生。惠伯先生常用黄芪与白术、防风、枳实、麦芽、神曲、山楂、鸡内金、砂仁同用，治疗小儿厌食症或伴有免疫功能低下，出现反复呼吸道感染者。服用能增进食欲，增强免疫功能，减少呼吸道感染。

白茅根

白茅根甘寒，生用干用均可，归肺、胃、膀胱经。能凉血止血、清热利尿。《本草纲目》谓其"止吐衄诸血，伤寒哕逆，肺热喘急，水肿，黄疸，解酒毒"。

【主治】肾炎，肺痈。

【用量】15～30g，水煎服。鲜品加倍。止血多炒炭用，清热利尿宜生用。

【配伍应用】

1. 肾炎 白茅根性寒而不碍胃，利尿而不伤阴，凉血止血而无凉遏留瘀之弊。现代药理研究提示白茅根能显著缩短出血和凝血时间，其水煎剂和水浸剂有利尿作用，以给药5～10天时作用明显。对于急、慢性肾小球肾炎水肿或血尿者，惠伯先生常选用白茅根，与地榆、小蓟等同用。

2. 肺痈 本品有清肺热、止咳作用，对于肺脓疡，慢性支气管炎、慢性阻塞性肺疾病痰多黄稠者，常与芦根、鱼腥草同用，鲜品各用100g，煎汤代水煎药，干品用量酌减。如本书经验方"三根汤"。

牵牛子

弘景曰："此药始出田野人牵牛谢药，故以名之。"李时珍曰："近人隐其名为黑丑，白者为白丑，盖以丑属牛也。"

牵牛子味苦寒有毒，入肺、肾、大肠经。既善泻下逐水、通利二便，又善消积，主治水肿、臌胀、胃肠实热积滞之大便秘结及痰饮喘咳等证。并能杀虫，治虫积腹痛。

牵牛子古方多为散、丸，若用救急，亦可佐群药煎服。

【主治】胃痛，腹痛，积滞发热，水气肿满。

【用量】3～6g。水煎服。若入散、丸剂或研末吞服，每次0.5～1g，每日2～3次。

【禁忌】此药大泻元气，凡虚弱之人须忌之。

【配伍应用】

1. 胃脘痛，腹痛 《本草备要》牵牛子能"大泻气分湿热"，《本草新编》云"除胃肠壅滞气急"。牵牛子配香附、五灵脂名"五香丸",对于痰、食、水、湿积聚,气郁血瘀所致胃脘痛、腹痛,如慢性胃炎、消化不良、胃肠炎、胃肠痉挛疼痛等,无论新恙宿疾,均可应用,是一剂具有佳效的通治方。

2. 积滞发热　多见于小儿,每因外感引动出现食积症状。临床表现见午后热甚,手心热,舌苔黄白,口臭,便秘,治疗必须解表攻里。食积最难攻的是油积食积与生冷物胶结所致的顽固发热,舌中部多有一圆形厚腻苔,惠伯先生常用牵牛子、大黄,仿先贤《保婴集》牛黄夺命散之意,配合达原饮取效。

3. 水气肿满　明代《普济方》载"牛榔丸",治疗水气肿满。由槟榔(炒)半两,枳壳(炒)半两,黑牵牛子(炒)半两,白牵牛子(炒)半两组成,为末,炼蜜为丸,如梧桐子大,每服20丸,大腹皮煎汤送下。惠伯先生治疗水气肿满,常将牵牛子、槟榔作为药对加入相应处方中,以达行气、泻下、逐水之效。

羚羊角

羚羊角为雄性牛科动物赛加羚羊的角。味咸,性寒,入肝、心经。功能平肝息风、清肝明目、清热解毒。肝木风,心火热,历代治疗热极生风多有应用。目前赛加羚羊是濒危物种,因而羚羊角是较为珍贵的中药材之一,在使用中应做到药尽其用,避免浪费。但愿不要步了犀牛角后尘,临床少了一味佳药。

【主治】高热或伴有抽搐。

【用量】1岁以内用1g煎汁20mL,分两次单独服用或兑入药汁中服用。成人可用3g。

【应用体会】羚羊角味咸性寒,为治疗热极生风的主要药物。惠伯先生认为羚羊角退热、解痉效果可靠,对于高热或伴有抽搐者均可应用。该药传统用法是镑片煎服,或磨汁、研粉吞服、冲服,但有时疗效欠佳。惠伯先生认为煎法与服法得当是提高疗效的关键,一般将该药锉成末,用文火煎15分钟,即成乳白色药汁,分两次单独服用或兑入药汁中服用。

地龙

地龙即蚯蚓,《神农本草经》中已有记载,有悠久的药用历史。功能清热息风、通络、平喘、利尿。有广地龙和土地龙之分,一般以广地龙为佳。地龙含有多种生物学活性成分,因而在多个领域均有应用。既可炮制使用,也可生用。

【主治】高热动风，急性支气管炎、肺炎辨证为肺热喘咳者。

【用量】10～15g，水煎服。生用可适当加量。

【配伍应用】

1. 高热动风　地龙有清热、息风、定惊之效，治疗小儿高热动风，单味使用即有效，也可与清热息风药同用。惠伯先生曾于夏季救治一个农村3岁小孩，暑温动风。但因家居农村，一时无法购药，即嘱现挖地龙十余条，洗净，加入白糖2两，一刻钟后，地龙逐渐化成水，兑入开水冷服。服后不到1小时，抽风逐渐缓解，午后继进中药，3天即热退病愈。通过此例证实，鲜地龙解痉作用较好。后来对各种热性病引起的抽搐，都配合鲜地龙汁内服，可加入冰片少许（粟米大小），效果更好。

2. 肺热咳喘　地龙有清肺热平喘、止痉作用，对于肺热咳嗽或咳喘之证惠伯先生常于相应方剂中配用地龙。如先生自创的治疗肺热喘咳之"肺炎合剂"，即用地龙。

柴胡

柴胡味苦辛，性微寒，归肝、胆经，既轻清升散，又能疏泄。既能透表退热、疏肝解郁，又可用于升举阳气。临床应用广泛，是一味既可用于实证，又可用于虚证的药物。

【主治】发热，气滞。

【用量】10～15g，水煎服。

【配伍应用】

柴胡配伍不同可发挥它各种不同的功效。

解表散寒，柴胡配防风、生姜；解肌清热，配葛根、羌活、黄芩、石膏；透表泄热，配黄芩、青蒿；截疟退热，配常山、草果；疏肝养血，配当归、白芍；行气疏肝、活血止痛，配香附、川芎；升举阳气，配升麻、黄芪。

惠伯先生常用柴胡配黄芩，发热较高再加青蒿，取小柴胡汤柴、芩同用，蒿芩清胆汤蒿、芩同用之意，用于外感发热，有良好的和解退热作用，并以之作为药对配入相应方剂中使用。如外感风热合银翘散；阳明热盛合白虎汤；肺热咳嗽合麻杏石甘汤；湿温发热合达原饮或甘露消毒丹；外感风寒兼内热合九味羌活汤，湿热淋证发热或寒热往来合八正散等。

僵蚕、蝉蜕

僵蚕是家蚕幼虫感染白僵菌而致死的干燥体，常称为白僵蚕，《太平圣惠方》载："治风遍身瘾疹，疼痛成疮。用白僵蚕焙令黄色，细研为末。用酒服之，立瘥。"蝉蜕始载于《证类本草》，又名知了壳，为蝉科昆虫黑蚱羽化时脱落的皮壳，《外科证治全生集》言其"治目昏翳障，痘疹，疔肿"。大凡虫类药都有迅猛、霸道之意，正如吴鞠通言"以食血之虫，飞者走络中气分，走者走络中血分，可谓无微不入，无坚不破"。僵蚕、蝉蜕向外发散之力强，联用以达到向外疏通透邪的作用。

【主治】外感热病，咳嗽，风热性皮肤瘙痒，息肉。

【用量】僵蚕10g，水煎服；蝉蜕10g，水煎服。

【配伍应用】

1. 外感热病　僵蚕、蝉蜕与广姜黄、川大黄同用，名为升降散。该方是清代杨栗山所著《伤寒温疫条辨》治疗温疫的主方，治"表里三焦大热，其证不可名状"。

惠伯先生喜用升降散，认为该方有外疏通、内畅达作用。方中僵蚕、蝉蜕辛凉透邪，使邪热外泄；姜黄、大黄攻下逐秽。四味合用能辛凉宣泄、升清降浊，有双解表里的作用。对于温热性质的外感热病（邪在卫气阶段），疗效甚佳。根据病情需要，可分别与银翘散、麻杏甘石汤等配合使用。

2. 咳嗽　惠伯先生认为蝉蜕、僵蚕能祛风止痉，有缓解支气管痉挛作用，对于喉痒之咳或痉咳，有祛风止痒、解痉止咳之效。常作为药对加入止咳化痰的方药中使用，无论风寒风热皆可用之。如风热咳配桑菊饮；寒包火咳嗽配麻杏石甘汤；外感风邪咳嗽配三拗汤或止嗽散。

3. 风热性皮肤瘙痒　《本草求真》谓蝉蜕"能治皮肤疮疥瘾疹"，《本草纲目》谓僵蚕能治疗"皮肤风疮，丹毒作痒"。惠伯先生对于药物性皮炎，荨麻疹等皮肤病，偏于风热者配合麻黄、连翘、赤小豆、荆芥、防风、金银花；偏于血热者合犀角地黄汤加苦参、槐花、地榆。

4. 息肉　僵蚕与乌梅同用，名济生乌梅丸。济生乌梅丸载于宋·严用和《济生方》，主治肠风便血。龚志贤先生认为直肠息肉之临床表现，与古人描述之肠风便血，有相似之处，用此方治疗可收效，此外治疗声带息肉也可获得显著疗效。

全蝎、蜈蚣

全蝎味辛，性平，《本草求真》谓其"味辛而甘，气温有毒，色青属木，故专入肝祛风"。蜈蚣味辛，性温，亦入肝经。二药共用，取其同入肝经而专，同为虫药而猛。强祛风、善入络、治久病、起沉疴。

【主治】顽固性疼痛，久病入络者。

【用量】全蝎3～6g，蜈蚣3～5g，水煎服。若研末冲服，全蝎每次0.6～1g，蜈蚣每次0.6～1g。

【用量】孕妇禁用。

【配伍应用】

1. 痉挛抽搐　蜈蚣、全蝎相须为用，名止痉散。惠伯先生认为二药有小毒，对于一岁小儿，每次服 0.3～0.5g，开水泡后服，止痉效果好，未发现副作用。治疗小儿七天风（新生儿破伤风），用止痉散煎服（全蝎一个、蜈蚣半条）也有一定疗效。

2. 顽固性头痛、风湿痹痛　全蝎、蜈蚣善于搜风通络止痛，惠伯先生认为顽固性头痛、风湿痹痛的根节在于经络不通，不通则痛，所以治疗应以通络祛痛为主，全蝎、蜈蚣二药皆为动物类有毒之品，药力生猛峻烈，配合使用止痛效果较好。

垂盆草、满天星、田基黄

垂盆草，又名狗牙瓣，为景天科景天属植物垂盆草的全草。功用清热解毒、消肿排脓。对降低转氨酶、恢复肝功能效果可靠。研究发现垂盆草对实验动物肝损伤及坏死有明显保护作用。惠伯先生认为该药利湿退黄，药性平和，降转氨酶效果迅速，无论黄疸型还是无黄疸型肝炎均常应用。

满天星，又名明镜草，为伞形科天胡荽属植物天胡荽的全草。功能清热解毒、除湿通淋。对黄疸型肝炎，退黄有效。

田基黄，又名地耳草，为金丝桃科金丝桃属植物地耳草的全草。功能利湿退黄、清热解毒，用于湿热黄疸。

惠伯先生治疗急性黄疸型肝炎、重症肝炎，常将三药作为药对加入相应方剂中使用，退黄降酶疗效显著，每日用量各 30g，鲜品加倍，疗效更佳。可煎汤代水煎药。

鱼腥草、虎杖

鱼腥草又名蕺菜、折耳根。因为其新鲜的叶中有一股浓烈的鱼腥气，故以气味而得名。可鲜用，气味明显，但经过阴干后，腥气尽散，且微有芳香。《滇南本草》载其"治肺痈咳嗽带脓血，痰有腥臭，大肠热毒，疗痔疮"。《分类草药性》谓其"治五淋，消水肿，去食积，补虚弱，消膨胀"。本品清热解毒，消痈排脓，为治疗肺痈吐脓、肺热咳嗽要药，常用于大叶性肺炎、急性支气管炎及肠炎、腹泻等疾患，颇有疗效；本品又有利尿作用，故又可用于尿路感染、尿频涩痛。现代药理实验表明，本品具有抗菌、抗病毒、提高机体免疫力、利尿等作用。

虎杖清肺祛痰止咳，又有一定泄热通便作用，肺与大肠相表里，腑气通也有利于肺气之肃降，常用于肺热咳嗽。

惠伯先生常用鱼腥草配虎杖，相须为用而直消肺热、祛痰止咳、泄热通便。作为药对加入相应方剂中使用，治疗肺热咳嗽或咳喘，如急性支气管炎、慢性支气管炎急性发作、肺炎等，疗效满意。

益母草、石韦

《本草备要》谓益母草"通行瘀血，生新血。辛微苦寒。入手、足厥阴。消水行血，去瘀生新，调经解毒。"常治妇女血瘀经产诸症，为妇科经产要药，故有"益母"之称。本品消水行血，亦是治疗水瘀互结水肿的常用药物。现代药理研究证实，益母草有抗血小板聚集、抗血栓形成、改善微循环障碍、利尿等作用。

《神农本草经》谓石韦"主劳热邪气。五癃闭不通。利小便水道"。可知本品乃利水通淋要药。

目前认为肾炎水肿与瘀血内停有一定关系，常配伍活血化瘀药，取血行水亦行之意。惠伯先生取益母草、石韦利水消肿、活血化瘀，治疗肾炎水肿，常作为药对加入相应方剂中使用，有一定疗效。

有报道益母草对肾小球无损伤作用，但可引起肾间质轻度炎症及少量纤维组织增生、肾小管轻度脂肪变性，且随着剂量的增大，病变也相对加重。提示长期服用单味大剂量益母草，有可能引起肾小管、肾间质的损害。故用量不宜过大，值得重视。

地锦草、凤尾草、六合草

地锦草，苦、辛，平，归肝、胃、大肠经。功擅清热解毒。既解毒止痢，治热毒泻痢；又解疮毒、蛇毒，治热毒疮痈、毒蛇咬伤；且能活血止血，具有止血不留瘀的特点，治多种出血；还可利湿退黄，治湿热黄疸。

凤尾草，为凤尾蕨科凤尾蕨属植物凤尾草的全草。本品淡、微苦，凉。清热利湿、解毒止痢、凉血止血。用于痢疾、胃肠炎、肝炎、泌尿系感染、感冒发热、咽喉肿痛、白带、崩漏等。

六合草，又名铁苋，本品苦、涩，凉，入大肠、肝经。既能清热解毒止痢治热毒血痢，又能凉血止血治多种血热出血证。

地锦草、凤尾草、六合草均有清热解毒止痢功效，三药相须为用，疗效更佳。惠伯先生常用于治疗肠炎或菌痢。用量：每日各 15～30g，鲜品加倍。亦可分别与白头翁汤、芍药汤、葛根黄芩黄连汤、香连丸等配合使用。

肠炎、菌痢之属，来势汹汹，需以重药猛击之，用箭当用长，用药当用强。常言物以类聚，药亦如此，合三草之力，多有显效。且细菌性痢疾一类的疾病，农村发病高于城市，此三药，不少农村地区随地可得，可谓之方便廉价。

大蓟、小蓟、槐花、地榆

大蓟与小蓟均始载于陶弘景的《名医别录》，因其性状、功用有相似之处，故大小蓟常混称。至《证类本草》《救荒本草》《本草纲目》才逐渐将其区别开来。二者均能凉血止血、散瘀解毒消痈，广泛用于治疗血热出血诸证及热毒疮疡。然大蓟散瘀消痈力强、止血作用广泛，故对吐血、咯血及崩漏下血尤为适宜；小蓟兼能利尿通淋，故以治血尿、血淋为佳。正如《本草便读》所载："大蓟则散力较优，消痈则功能较胜；小蓟功专破血通淋。"《新修本草》曰："大小蓟叶虽相似，功力有殊。大蓟生山谷，根疗痈肿，小蓟生平泽，不能消肿，而俱能破血。"

地榆、槐花均能凉血止血，用治血热妄行之出血诸证，因其性下行，故以治下部出血证为宜。然地榆凉血之中兼能收涩，凡下部之血热出血，诸如便血、痔血、崩漏、血痢等皆宜；槐花无收涩之性，其止血功在大肠，故以治便血、痔血为佳。

有一类血证，与血管本身密切相关，临床处理颇为棘手，药轻不能动其分毫，也不可单药超大剂量，遂联合数种凉血止血药，合而取效。惠伯先生常用大蓟、小蓟，槐花、地榆四药相须为用，治疗血热妄行之出血诸证，疗效更佳。治疗过敏性紫癜，配犀角地黄汤、二至丸。过敏性皮肤病，风热者配麻黄连翘赤小豆汤；血热者配犀角地黄汤。急性肾小球肾炎，配麻黄连翘赤小豆汤。肾炎小便常规隐血长期不消者，分别与犀角地黄汤、二至丸、六味地黄丸等配合使用。

淫羊藿、仙茅、巴戟天

淫羊藿辛甘而温，补肾助阳、强筋骨、祛风湿；仙茅辛热性猛，为温补肾阳峻剂，功能补肾阳而兴阳道、除寒湿而暖腰膝；巴戟天补肾阳、强筋骨、祛风湿。三者合用，温肾壮阳、祛风散寒除湿之力更佳，用于治疗肾阳虚衰之阳痿、四肢不温、腰膝冷痛，或寒湿痹痛及更年期综合征、更年期高血压、闭经等病证。

【主治】阳痿精衰，虚寒不育，更年期综合征，月经不调，慢性支气管炎。

【配伍应用】

1. 阳痿精衰，虚寒不育　淫羊藿、仙茅、巴戟天有温肾壮阳作用，是治疗肾阳虚阳痿的常用药物。有研究认为：淫羊藿有提高性欲的作用，这种作用是由于精液分泌亢进，精囊充满后，刺激感觉神经，间接兴奋性欲而起效；仙茅能使大鼠精囊腺的重量明显增加，提示其具有雄性激素样作用；适宜剂量的巴戟天水提物对活性氧所致人精子过氧化损伤具有明显干预作用，对精子膜、顶体结构和功能具有保护作用。治男子阳痿精衰，虚寒不育，常与熟地黄、山茱萸、白术、当归、枸杞子、杜仲、肉苁蓉、韭子、蛇床子、附子、肉桂同用。如赞育丹（《景岳全书》）。

2. 更年期综合征 妇女在绝经前后，肾气衰退，冲任亏虚，精血不足，形成阴阳两虚，出现一系列症状，称为经断前后诸证。常用淫羊藿、仙茅、巴戟天与当归、知母、黄柏同用，名二仙汤。该方具有滋肾阴、温肾阳、调冲任功效。惠伯先生常用该方合百合地黄汤、甘麦大枣汤治疗更年期综合征。

3. 月经不调 傅山《傅青主女科》云"经水出诸肾"，虞抟《医学正传》云："月经全借肾水施化，肾水既乏，则经血日以干涸。"由此可见，月经的产生，肾气起着主导作用。惠伯先生对于月经不调，如崩漏、月经量少、闭经、不孕等，常从肾入手，疗效显著。常用淫羊藿、仙茅、巴戟天分别与五子衍宗丸、四物汤、二至丸及党参、黄芪、紫河车等配合使用。如本书中的自拟方"加味二仙汤"。

4. 慢性支气管炎、肺气肿缓解期 慢性支气管炎、肺气肿属于中医学内伤咳嗽、喘证、肺胀范畴。为本虚标实之证，发作时以标实为主，缓解时以本虚为主。缓解时主要表现为肺、脾肾三脏亏虚。本"缓则治本"的基本治则，冬病夏治，惠伯先生常用淫羊藿、仙茅、巴戟天，与红参、麦冬、五味子、黄芪、白术、防风、菟丝子、紫河车、蛤蚧配伍，炼蜜为丸，每次 10g，日 3 次，温开水送服。补肺益肾、纳气定喘，丸剂较长期服用，以改善肺功能，减轻病情发作。

紫苏、荜澄茄

紫苏既可作为药材，也可作为食物。《本草纲目》载其"解肌发表，散风寒，行气宽中，消痰利肺，和血，温中，止痛，定喘，安胎，解鱼蟹毒"。在南方地区，往泡菜坛子里放入紫苏叶或梗，可以防止泡菜液中产生白色的病菌。紫苏水煎剂对大肠杆菌、痢疾杆菌、葡萄球菌均有抑制作用；而紫苏油对自然污染的霉菌有明显的抑制力，具有用量少、安全、不受 pH 值因素影响的特点。

荜澄茄是山鸡椒的干燥成熟果实，《本草纲目》载其"暖脾胃，止呕吐哕逆"。有报道：荜澄茄挥发油为广谱抗真菌药物，其主要成分为柠檬醛。

紫苏、荜澄茄有行气、温中作用；研究证明其对真菌有抑制作用。惠伯先生常用紫苏、荜澄茄治疗真菌性肠炎。常与达原柴胡饮、甘露消毒丹等方配合使用。

第四篇

医案实录

🔓 篇首语

　　医案即病案，记录患者诊时状况，连续记录辨证、立法、处方用药过程。早在汉代就有较为完整的医案流传。医案为历代医家所重视，也是中医传承的重要载体，与当下的叙事医学颇有相通之处。通过医案，我们可以实现情景再现，汲取营养。

　　惠伯先生自幼即养成规范的笔耕不辍的习惯，从不满二十到杖朝之年，虽憾其早期医案因种种原因保存甚少，但幸运的是后期病案丰富，恰恰也是其学术思想成熟的时段。此部分不少病案，系先生当年亲笔所书，比如在《中国现代名中医医案精华（二）》一书上惠伯先生公开发表了 12 篇医案，但实际上当年（1985）接到主编董建华先生约稿时，他亲笔准备了 34 篇病案，没公开发表的 20 余篇纳入此部分，基本保持了原貌，更能反映惠伯先生的所思所想。曾公开发表的均在篇中说明。

　　惠伯先生留下的医案过百，未行尽录。凡能突出反映其学术思想，具有临床典型代表意义的，能体现疑难危重救治的医案，本篇予以收录。此外，需特别说明，惠伯先生善于从失败中总结经验，对自身始终保持着谦卑与警醒。特载救误一栏，为惠伯先生亲笔记录（包括已公开发表的和未发表的），基本未作实质性调整。医海无涯，生命无价，特为后学者警示，临床对待患者，慎之，慎之。

温病病案

　　惠伯先生临床数十载中，对温病进行了系统研究总结，并提出了自己的经验和看法，此部分所选案例，从多角度例证其学术思想，展示惠伯先生辨证、遣方用药的特点。

风温卫气同病（流行性感冒）

屈某，女，3 岁。1977 年 4 月 10 日初诊。

发热 5 天，曾请某中医诊治，示其处方 2 张，为银翘散、银翘白虎汤。患者母亲述初服有效，继而发热加重。经他人介绍，来惠伯先生处就诊。症见：发热，体温 40℃，无汗，烦躁，时惊惕，咽红，口渴，尿短赤，大便结，腹微胀，舌红，苔黄白相间，脉数。

辨证：温邪已入气分，卫分之邪未尽。

治法：辛凉清气，佐以通腑泄热。

处方：僵蚕 6g，蝉蜕 6g，薄荷 6g，荆芥 6g，牛蒡子 6g，郁金 3g，大黄 5g，金银花 10g，连翘 10g，芦根 10g。水煎服，每日 1 剂。

服上方 1 剂，次晨即热退，体温降至 35℃，患女母亲见热骤退，甚为惊异，即来门诊。查患者脉静身凉，倦怠欲睡。此邪热退，正气一时未来复之故，投以益气养阴之品，处方如下：

太子参 10g，麦冬 10g，五味子 5g，玉竹 10g，白扁豆 10g，山药 12g，大枣 3 枚，甘草 3g。3 剂，水煎服，每日 1 剂。

1984 年 10 月 11 日其母因病就诊，谈及患儿幼年多病，时发高热，自从服中药 1 剂即热退后，更加相信中药能退热。以后凡见其发热，均用上方煎服，多 1～2 剂热退。该方曾借与邻居治疗小儿发热，亦收到同样效果。对于该药物，其母尚能记忆背诵。

按：本案属温病邪在卫气，前医曾用银翘散、银翘白虎汤无效，惠伯先生在银翘散基础上用升降散全方，取得显效，证明升降散起主要作用。

升降散是清代杨栗山所著《伤寒温疫条辨》治疗温疫之主方。杨氏认为，温疫系染气由口鼻进入三焦，怫郁内炽所致。证见"表里三焦大热，其证不可名状"，治当辛凉透邪、清热解毒、攻下逐秽，升降散主之。

惠伯先生临床上运用此方几十年，深有体会，凡温热类温病，邪在卫气，以此方为主，配伍其他清热解毒药，对不少发热病，都取得好的疗效。如流感、流行性乙型脑炎、病毒性肺炎、急性感染性多发性神经根炎等。特别对病毒疾病，用抗生素无效者，更能显示此方特殊效果。

惠伯先生常用此方配金银花、连翘、石膏、知母、柴胡、黄芩、青蒿、大青叶对邪在卫气分温病（六经辨证：三阳合病）都取得显效。

〔原载于：王光富，郑建本．郑惠伯主任医师妙用升降散验案举隅.
中医药学刊，2004，22（10）：1789-1790.〕

风温邪热壅肺（肺炎）1

李某，男，9 岁。1977 年 12 月 17 日初诊

患者入院前 10 天患感冒，发热不愈，咳嗽较剧，经用多种抗生素及中药治疗无效，遂入院。现咳嗽剧烈，干咳无痰，咳声高亢，夜间黎明兼有气喘，唇干燥，咽干，苔薄黄，脉数。体温 39.5℃，右肺湿啰音，白细胞 10.35×10^9/L，中性粒细胞百分比 57%，胸透右肺下叶后基底段炎性改变。

辨证：风热袭肺，气分热盛。

治疗：入院后经用肺炎合剂，未加其他药，次日体温降至 37.5℃。咳嗽诸症均减，药已中病，守用肺炎合剂。入院后第 4 天，症状继续减轻，体温正常，右肺湿啰音消失。入院后第 7 天胸透，肺部（-），咳嗽轻微，饮食正常，精神转佳，舌苔、脉率正常，痊愈出院。

按： 肺炎属中医学温病风温范畴，按卫气营血辨证治疗。根据临床观察亦有少数属于湿温的。本案属于风温袭肺，气分热盛，病属轻微，专守一方，故 8 小时即退热，7 日肺部阴影全部吸收。

肺炎合剂为院内协定处方（详参本书经验方药之"肺炎合剂"），由麻杏甘石汤加味组成。麻杏甘石汤有宣肺清热定喘之效，但清热仅石膏一味，"肺炎合剂"学其方义，于方中加入大量清热解毒之品，对于细菌病毒均有控制作用。其中虎杖有清热通腑之功，肺与大肠相表里，通过清泻，退热效果较好。本方通过大量临床试验，对肺炎、急性支气管炎，均获得显著疗效。

肺炎发热，喘咳除与邪在卫分有关外，尤与肺经气分热毒不可分，所以治疗时除了宣通肺气外，清热解毒之品定不能少。

风温邪热壅肺（肺炎）2

黄某，男，1 岁。1980 年 1 月 22 日初诊。

发热、咳喘 3 天，住本院儿科。入院检查：体温 40.2℃，听诊双肺下部细湿啰音，尤以右肺明显。血常规：白细胞 $10.5×10^9/L$，中性粒细胞百分比 57%，淋巴细胞百分比 41%，单核细胞百分比 2%。胸部 X 线透视：右肺下部有片状阴影。西医诊断：腺病毒肺炎。入院后曾内服肺炎合剂，肌内注射青霉素等，病情无明显好转。1 月 25 日请中医诊治。症见高热，咳嗽，气喘，鼻扇，精神萎靡，不思饮食，大便秘，小便黄少，唇红，舌质红，苔少色黄，脉数。

辨证：风温犯肺，肺气上逆，兼热入营分。

治法：宣肺平喘，清热解毒，清营活血，通里攻下。

处方：升降散、麻杏石甘汤、犀角地黄汤三方加味。

僵蚕 6g，蝉蜕 6g，姜黄 3g，大黄 3g，麻黄 3g，杏仁 5g，石膏 30g，甘草 3g，水牛角 15g（先煎），牡丹皮 10g，生地黄 10g，赤芍 10g，金银花 10g，连翘 10g。2 剂，1 日 1 剂，水煎服。

二诊：1 月 27 日。药后泻下深黄色臭屎，体温降至 36.9℃，精神好转，食量增加，咳喘减轻。仿上法加减。

处方：僵蚕 6g，蝉蜕 6g，姜黄 4g，虎杖 10g，麻黄 3g，杏仁 5g，甘草

3g，射干 3g，牡丹皮 10g，赤芍 10g，连翘 10g，重楼 6g。3 剂，1 日 1 剂，水煎服。

药后喘咳止，胸部 X 线透视右肺下部阴影吸收，于 1 月 30 日痊愈出院。

按：本案属风温犯肺，肺气上逆，热入营分。方用麻杏甘石汤使肺气得以宣降；犀角地黄汤加金银花、连翘清热凉血解毒；僵蚕、蝉蜕宣透肺气，且能抗病毒；姜黄、大黄活血清下，清泄阳明，即能泄肺之热毒；方中活血化瘀药（姜黄、牡丹皮、赤芍）能促进肺部炎变早日吸收。上方四法联合，即宣肺平喘、清营活血、清热解毒、通里攻下，共奏效果。

［原载于：王光富，郑建本．郑惠伯主任医师妙用升降散验案举隅．中医药学刊，2004，22（10）：1789-1790.］

风温气营两燔（肺炎）

向某，男，3 岁。1978 年 1 月 19 日初诊。

发热 6 天不退，咳嗽气粗，病情日益加重，于 1978 年 1 月 19 日入院。患者上午嗜睡，午后烦躁，咳嗽气喘，痰声辘辘，舌质绛，苔薄黄，脉数纹紫。查体：呼吸 52 次/分，体温 39.9℃，心率 140 次/分，白细胞 $8×10^9$/L，中性粒细胞百分比 63%，胸透两肺均有斑片状阴影。

辨证：风温邪入气营，肺气郁闭，肃降失调。

治法：气营两清，宣通肺气。

处方：银黄注射液肌内注射，口服清瘟败毒合剂，煎剂用麻杏甘石汤加味。

麻黄 3g，杏仁 6g，生石膏 30g，甘草 3g，生地黄 15g，玄参 15g，麦冬 10g，金银花 12g，连翘 12g，黄连 3g，知母 10g，牡丹皮 10g，重楼 5g，天竺黄 3g。水煎服，每日 1 剂。

二诊：当夜发热烦躁，急服紫雪丹，肌内注射柴胡注射液及物理降温，患儿安静入睡。

三诊：1 月 20 日。病情稳定，舌仍红绛。营分热未减，加服抗热牛黄散。

四诊：1 月 21 日。患儿咳喘、烦躁大减，体温 38℃，食欲增加，舌质红绛渐退。仍用上方，减其剂量，停用抗热牛黄散。

五诊：1 月 23 日。患儿体温 37.8℃，舌红无苔，脉微数，纹紫减。喘止，仍干咳。拟清宣肺气、润燥养阴法。

麻黄 2g，杏仁 5g，生石膏 20g，甘草 3g，沙参 10g，麦冬 10g，天冬 10g，百合 10g，百部 10g，玉竹 10g，知母 10g，黄芩 10g。水煎服，每日 1 剂。

共住院 9 天，诸症痊愈，透视肺部阴影亦吸收。病愈出院。

按：本案属于风温入气营，肺气郁闭，肃降失调。拟用气营两清方药，取得效果。

清瘟败毒合剂是惠伯先生拟定的院内协定处方，由清瘟败毒饮化裁而成，制成糖浆，以备急用。

组成：青蒿 20g，柴胡 15g，黄芩 15g，黄连 5g，生地黄 20g，野菊花 15g，水牛角 15g，板蓝根 15g，赤芍 15g，牡丹皮 12g，金银花 15g，玄参 15g，连翘 20g，地龙 10g，知母 15g，生石膏 30g，重楼 10g。此为成人 1 日量，小儿酌减。

［原载于：董建华．中国现代名中医医案精华（二）．北京：北京出版社，

1990：1250-1251.］

风温正虚邪陷（肺炎合并心衰）

吴某，女，4 个月。1978 年 3 月 8 日初诊。

咳嗽 5 天，气急两天，经青霉素、庆大霉素治疗无效，遂入院。患者鼻翼扇动，喘憋气急，口周略青紫，呼吸 60 次/分，心率 170 次/分，两肺哮鸣及湿啰音，肝肋下 3cm，剑突下 1.5cm，体温 37.5℃，白细胞计数 $6.5×10^9$/L，中性粒细胞百分比 39%，指纹紫暗已透三关，舌暗红，苔白。

辨证：风温正虚邪陷，肺气闭塞。

治疗：入院后经肌内注射银黄注射液，服麻参合剂，静注毒毛旋花子苷、氢化可的松。

二诊：翌日体温 37.1℃，呼吸 60 次/分，心率 140 次/分。喘憋气急减轻，口周青紫消失，纹紫暗转红，仍透三关，继服麻参合剂，静注氢化可的松。

三诊：入院第 3 天咳喘减轻，面部神色好转，呼吸 54 次/分，心率 132 次/分，肝在肋下 2cm，继服麻参合剂。

四诊：入院第 5 天鼻翼已不扇动，肺部啰音减少，心率 120 次/分。

五诊：第 6 天苔转薄黄，改用肺炎合剂。

六诊：第 7 天肺部啰音消失，共住院 10 天痊愈出院。

按：本案肺炎患儿，喘憋气急严重，证属正虚邪陷，肺气闭塞，入院后 5 天内，用毒毛旋花子苷 0.075mg，氢化可的松 60mg，即能控制心衰、呼吸衰竭和感染，这与麻参合剂扶正温肺、开闭化痰的功效是不可分的。

麻参合剂是惠伯先生拟定的院内协定处方，治疗气喘型肺炎（心衰），辨证属于正虚邪陷、肺气闭塞者。

麻参合剂方药组成：

红参 6g，麦冬 5g，五味子 5g，炮附子 3g（先煎），桂枝 5g，细辛 1g，射干 3g，麻黄 3g，生姜 3g，芸香草 3g，杏仁 3g，地龙 3g，僵蚕 6g，女贞子 12g，甘草 6g。制成合剂，每瓶 100mL（含原生药 1 剂），每次 20mL，每日 3 次，或遵医嘱。

风温痰热阻肺（肺炎）

龚某，男，40 天。1978 年 3 月 27 日初诊。

因患肺炎入院。患者喘咳气粗，呼吸困难，口唇青紫，满口痰涎。体温 37.3℃，呼吸 54 次/分，心率 132 次/分，肝肋下 3.5cm，白细胞计数 9.5×10^9/L，中性粒细胞百分比 54%，双肺满布痰鸣音。舌红，苔黄滑，指纹紫。虽经抗感染、输氧、吸痰处理，但症状未能控制。

辨证：痰热阻肺，肺气闭塞。

治法：清热涤痰。

处方：黄连温胆汤加味。

黄连 2g，半夏 3g，陈皮 6g，茯苓 10g，枳实 6g，竹茹 5g，虎杖 9g，僵蚕 6g，鱼腥草 10g，重楼 3g，胆南星 3g，天竺黄 3g，甘草 3g。水煎服，每日 1 剂。

1 剂后病情好转，次日停止吸氧。再进上方 2 剂，肺部痰鸣好转。继用千金苇茎汤加味收功。

芦根 10g，薏苡仁 10g，桃仁 3g，冬瓜子 10g，知母 5g，川贝母 3g，桔梗 5g，枳壳 3g，瓜蒌 6g，半夏 3g，黄芩 6g，甘草 3g。3 剂，水煎服，每日 1 剂。

共住院 6 天。

按：肺炎多属于中医学温病范畴。"温邪上受，首先犯肺"，宣肃失司，为咳为喘，热郁闭肺，灼津炼液为痰，热痰阻肺，肺气闭塞，故痰热阻肺这一证型的肺炎，其病机可用"热、痰、闭"概括之。本案属热痰阻肺、肺气闭塞。虽经输氧、吸痰、抗感染处理，但症状未能控制。经用中药清热涤痰治疗后，次日即停止输氧，根据病机"热、痰、闭"用药，效如桴鼓。证明中医理论指导临床的重要意义。

温病热入营血（川崎病）

吴某，男，2 岁半。1980 年 10 月 28 日初诊。

发热 5 天，颈、胸腹部出现红色皮疹两天，曾在某医务室肌内注射青霉素及口服"退热药"无效而转入本院儿科。查体：体温 40℃，脉率 130 次/分，结膜充血，舌深红如杨梅状，指、趾甲床处红肿疼痛。触诊：肝剑突下

3cm，肋下 1.5cm，轻度压痛。西医诊断：川崎病。10 月 28 日邀惠伯先生会诊：高热，气促，神昏谵语，咽红，口唇干燥，目赤，颈、背、胸腹部红疹，颈淋巴结肿大，指、趾甲床处红肿疼痛，小便赤，舌质红绛如杨梅状，指纹紫、直透命关。

辨证：温病热入营血，扰动心神。

治法：清营凉血解毒，清心开窍。

处方：清营汤加减。

水牛角 10g（先煎），金银花 10g，连翘 10g，生地黄 10g，牡丹皮 8g，赤芍 10g，青蒿 12g，竹叶 5g，玄参 10g，麦冬 10g，黄连 3g，羚羊角 2g（磨汁，分 2 次服）。2 剂，水煎服，每日 1 剂。抗热牛黄散 1 支，分 3 次服。

二诊：10 月 30 日。服上方 2 剂，体温由 40℃下降至 38℃，神志清，仍烦躁不安，舌质红绛稍减。仍用上法。

处方：水牛角 10g（先煎），金银花 10g，连翘 10g，生地黄 15g，牡丹皮 5g，赤芍 10g，柴胡 10g，青蒿 10g，黄芩 10g，玄参 12g，麦冬 12g，黄连 2g。3 剂，水煎服，每日 1 剂。

三诊：11 月 2 日。服上方 3 剂热退神清，诸症悉退。改用益气养阴生津，以益胃汤、参苓白术散善后。

按：川崎病属于中医学温病范畴。一般认为此病用抗生素无效，用激素有一定退热作用。中医按温病辨证论治，多能取效。上案见高热，皮肤红疹，舌质红绛等，与温病热入营血相符，体现了较为典型的卫气营血辨证特点，故用清营汤加减而获效。

惠伯先生曾治另一伍姓患儿，其症状与上案基本相同，发热 11 天，曾用大剂量抗生素静脉滴注无效（未用激素），改用中药，以清营汤加青蒿、羚羊角、抗热牛黄散，一剂热减，二剂热退。由此可见，中医贵在辨证。

暑温暑入阳明（伤暑诱发冠心病）

陈某，男，55 岁。1993 年 8 月 5 日初诊。

患者因伤暑高热入院，既往有冠心病病史。入院后经输液、抗感染等治疗仍发热不退，历时 1 周，体温 40℃，胸闷、心悸复发加重。心电图示心房颤动。患者时而神志不清，心烦，口干，舌质红，脉细数。

辨证：暑热入阳明，津气两伤。

治法：清暑泄热，益气生津。

处方：生脉散、白虎汤合方加减。

西洋参 10g，麦冬 15g，五味子 10g，石膏 30g，知母 15g，金银花 15g，连翘 15g，青蒿 15g，香薷 10g，黄芩 15g，滑石 20g，甘草 5g。水煎服，每日 1 剂。

服上方 1 剂热减，2 剂热退，冠心病症状也减轻，心电图亦逐渐恢复正常。后以益气生津之剂善后而愈。

按：暑热之邪为阳邪，易伤津耗气。本案患者因感受暑热之邪，后出现高热神昏，烦躁口干，舌质红，脉细数，为热伤津之象。方选生脉散合白虎汤加减，清暑泄热、益气生津。

患者有冠心病旧疾，因伤暑高热而使冠心病复发，急祛暑热，而冠心病亦得到缓解。正如《金匮要略》所谓："夫病痼疾，加以卒病，当先治其卒病，后乃治其痼疾也。"

暑温暑热动风

陈某，女，3 岁。1967 年 8 月初诊。

患者 3 天前起病，发热，头剧痛，呕吐，病情逐渐加重。惠伯先生因故暂居于万县市陈家坝，患儿家长闻讯登门求治。正值 8 月，气候炎热，患儿高热 40.5℃，无汗，抽搐，烦躁，神志不清，目赤直视。腹胀 3 日未大便，溲赤。舌质红，苔黄腻。指纹紫，脉滑数。

辨证：暑温动风。

治法：清透暑邪，利湿通腑定风。

处方：仿黄连香薷饮、白虎汤、升降散之意加减。但因患儿家居农村，一时无法购药，即嘱患者家长先就地挖鲜地龙十余条，洗净加白糖 2 两，一刻钟后，地龙逐渐化成水，加入冰片少许（如粟米大）兑冷开水服。

处方：香薷 3g，黄连 3g，青蒿 10g，大青叶 10g，生石膏 30g，知母 10g，金银花 10g，连翘 10g，蝉蜕 6g，僵蚕 10g，大黄 3g，滑石 15g，石菖蒲 6g，郁金 6g。水煎服，每日 1 剂。先用鲜荷叶 1 张，鲜芦根 60g 煎汤，代水煎药。

服地龙汁 1 小时后，抽风逐渐缓解。第 2 次服地龙汁加有冰片，烦躁亦减。继服中药 1 剂，体温下降至 39℃，偶见抽搐。药已中病，再进 2 剂。两日后来诊，得知服 2 剂药后大便即通，全身溅溅汗出。服第 3 剂药后，神志清，抽搐止，尿转微黄，尚有头痛，低热 37.5℃，患者知饥索食。此余邪未尽，仿上法，减其剂量。

香薷 3g，黄芩 10g，青蒿 10g，大青叶 10g，生石膏 20g，知母 10g，金银花 10g，连翘 10g，滑石 10g，藿香 6g，佩兰 10g。水煎服，每日 1 剂。用鲜荷叶半张，鲜芦根 30g 煎汤代水煎药。

服上方药 3 剂，诸症痊愈。

按：本案属暑温。暑温邪气，弥漫三焦，腑气不通，营卫闭塞，因而高热、抽风。方用香薷、青蒿、金银花、连翘以透暑邪；白虎汤、大黄、滑石以清里邪；升降散既能升清降浊，又能止痉，使里通表和，故漐漐汗出，因势利导，邪有出路，因而取得显效。

　　［原载于：董建华. 中国现代名中医医案精华（二）. 北京：北京出版社，1990：1252-1253.］

暑温暑湿郁阻

陈某，女，20 岁。1977 年 7 月初诊。

季夏就医，发热近 1 个月，曾口服西药并输液对症治疗，效果不佳。患者午后低热，时而寒热如疟，晨间汗出热退，头眩身倦，胸闷腹胀，苔白滑，脉细数。

辨证：暑湿之邪，郁阻少阳。

治法：化浊利湿，清热解毒。

处方：甘露消毒丹加减。

白豆蔻 6g，藿香 12g，茵陈蒿 15g，滑石 20g，川木通 10g，石菖蒲 10g，连翘 15g，黄芩 15g，柴胡 15g，青蒿 15g，薄荷 6g。水煎服，每日 1 剂。

服上方 2 剂热退，诸症均愈。

按：夏末之际，暑热未尽，湿热夹杂，易感暑湿之邪而致病。本案患者午后低热、头眩身倦、胸闷腹胀及舌苔为暑湿相兼之征象。又兼寒热往来，为邪阻少阳，枢机不利。方以甘露消毒丹加减，合小柴胡之意，清热利湿解毒，兼和解少阳。

今时之人，夏尤喜空调、冷饮，有类似症者，可参之。

湿温（传染性单核细胞增多症）1

周某，男，4 岁。1977 年 8 月初诊。

1977 年，因普查白血病，发现患者肝脾肿大，淋巴结肿大，低热，白细胞计数 20×10^9/L，淋巴细胞增多，异常淋巴细胞增多。由万县分水区医院转来医院儿科住院检查，诊断为传染性单核细胞增多症，建议专用中药治疗。刻下患者午后体温 38.5℃，倦怠，嗜睡，腹胀，食减厌油，舌红，苔黄白滑，脉滑。

辨证：湿温。湿热并重，邪滞三焦，肝郁血瘀。

治法：化浊利湿，清热解毒，疏肝活血。

处方：甘露消毒丹加减。

白豆蔻 5g，藿香 10g，茵陈蒿 12g，滑石 15g，川木通 10g，石菖蒲 6g，黄芩 10g，连翘 12g，射干 6g，柴胡 10g，丹参 10g，重楼 8g，板蓝根 12g。2剂，水煎服，每日 1 剂。

二诊：患者诸症有所好转，但因数日未大便，腹胀加重，仍用甘露消毒丹，加升降散。

蝉蜕 6g，僵蚕 10g，姜黄 6g，大黄 3g，白豆蔻 5g，藿香 6g，茵陈蒿 10g，滑石 12g，川木通 10g，石菖蒲 6g，黄芩 10g，连翘 10g，板蓝根 15g。水煎服，每日 1 剂。

三诊：服上方 3 剂，大便通，腹胀大减，体温恢复正常，饮食增加，精神好转。白细胞、中性粒细胞百分比稍高，异常淋巴细胞减少，原肿大的肝、脾、淋巴结均有缩小。患者家长对治疗满意，请惠伯先生处方回单位治疗。患者湿热之邪已减，但肝、脾、淋巴结大，仍拟清利湿热解毒，佐以疏肝活血为法。

丹参 10g，郁金 10g，柴胡 10g，黄芩 10g，茵陈蒿 10g，白豆蔻 5g，连翘 15g，浙贝母 10g，藿香 10g，重楼 8g，蒲公英 15g，板蓝根 12g。水煎服，每日 1 剂。

1 个月后随访获悉，患者服上方 10 余剂，肝、脾肿大已恢复正常，淋巴结肿大已消散，诸症痊愈。

按：本案属湿温，湿热并重，湿热阻滞三焦，肝郁血瘀。多法合用，采用清利三焦浊湿、清热解毒、疏肝活血，获得疗效。

西医诊断此病属传染性单核细胞增多症，病原属一种特殊病毒（EBV）。中医学根据湿温辨证用甘露消毒丹、升降散而获得显效。中医治热性病，还有很大的潜力，能解决西医学中一些棘手的问题，应引起我们重视，进一步研究。

湿温（传染性单核细胞增多症）2

周某，女，2 岁。1977 年 5 月 14 日初诊。

患者发热月余，经用各种抗生素、激素及输液治疗均无效。儿科确诊为传染性单核细胞增多症。约惠伯先生会诊。刻下患儿面容消瘦，精神萎靡，腹胀纳呆。舌红，舌边缘紫暗，苔白厚腻如积粉，指纹紫滞，肝脾肿大，每日午后体温 40℃左右。

辨证：寒湿困脾，湿浊内蕴化热，肝郁血瘀。

治法：辟秽化浊，解毒活血。

处方：草果仁 3g，槟榔 10g，厚朴 6g，知母 10g，黄芩 10g，赤芍 10g，柴胡 10g，青蒿 10g，鳖甲 10g（先煎），牡丹皮 6g，重楼 6g，僵蚕 6g。水煎服，每日 1 剂。

服上方 1 剂,体温降至 38℃,3 剂后体温正常,白厚腻苔全消,饮食增加,精神好转,诸症大减。仿上法,减其剂量再进药 2 剂,病基本治愈。后以疏肝活血健脾,拟香砂六君子汤、逍遥散法,加减出入收功。

当时同住病房另一患者,亦患传染性单核细胞增多症将近 1 个月,中医辨证相同,用上方亦取得显效。

按: 舌诊在外感发热病证的诊断上具有较高的实用价值。如使用达原饮的舌象指征是舌红苔白厚腻如积粉。此种舌苔为湿遏热伏、夹秽浊内阻之象。本案即是掌握达原饮舌象特征辨证,因而收到显著效果。

达原饮是吴又可治湿疫的创新方,在临床用于湿疫发热确实有效。惠伯先生常用于治疗具有相同证候而属不同病种的疾病。这就是所谓的"异病同治"法。如用达原饮治疗疟疾、流感、传染性单核细胞增多症、结核性胸膜炎、急性肾盂肾炎、病毒性肺炎、伤寒、霉菌性肠炎等,都取得较好的疗效。这主要是因为它们的"证"相同,病机一致(如出现寒热,或憎寒壮热,胸胁满痛,腹胀呕恶,便滞不畅,苔白厚腻,舌红等。同属湿热秽浊疫毒内蕴,或寒湿阻滞,湿浊化热之证)。这说明"证"是中医学辨证论治的中心,是疾病的病理、生理、诊断的高度概括,是治疗的着眼点。

[原载于:董建华.中国现代名中医医案精华(二).北京:北京出版社,1990:1254.]

湿温(伤寒)

孟某,男,50 岁。1981 年 9 月初诊。

1981 年 9 月患者因发热、身体倦怠在当地医院就诊,检查发现脾肿大,肥达反应阳性,西医诊断为伤寒,予以氯霉素治疗。患者自觉症状未减,反觉身更倦怠,白细胞计数由 $9×10^9$/L 下降至 $3×10^9$/L。故来求诊。刻下身体倦怠,全身酸痛,午后身热,腹部胀满,不饥不食,恶心欲呕,口不渴,苔黄白相间,脉缓。

辨证:湿热并重,邪留气分。

治法:化浊利湿,清热解毒,降逆止呕。

处方:甘露消毒丹加减。

白豆蔻 6g,藿香 10g,茵陈蒿 15g,滑石 20g,川木通 10g,石菖蒲 10g,黄芩 15g,连翘 15g,薄荷 6g,黄连 5g,苏叶 10g,姜半夏 10g。水煎服,每日 1 剂。

服上方 3 剂,发热消退,病情显著好转。仍用上方,经 1 周治愈。白细胞计数亦上升至 $5×10^9$/L。

按：甘露消毒丹为清热祛湿解毒之剂，惠伯先生在湿热中经常使用，是以方系病的代表方剂之一。本案患者临床证候特点表现为湿热相兼，热毒内蕴，符合甘露消毒丹的证治，随证加减，服用 3 剂后病情好转，坚持服用 1 周后基本痊愈。

湿温（病毒性心肌炎）

陈某，女，8 岁。1989 年 8 月初诊。

1989 年秋初时节因感冒后心悸就诊，西医诊断为病毒性心肌炎，求惠伯先生中医治疗。刻下胸闷心悸，全身倦怠，午后发热，腹部胀满，不饥不食，小便色黄，舌质红，苔黄滑，脉促，心律不齐，心电图示窦性心动过速，室性期前收缩。

辨证：湿热并重，邪留气分，心脉痹阻。

治法：化浊利湿，清热解毒，活血通络。

处方：甘露消毒丹、四妙勇安汤合方加减。

白豆蔻 5g，藿香 10g，茵陈蒿 15g，滑石 10g，川木通 8g，石菖蒲 6g，黄芩 12g，连翘 15g，玄参 15g，当归 10g，金银花 15g，甘草 5g，苦参 6g。3 剂，水煎服，每日 1 剂。

二诊：心悸、倦怠、腹胀等症状明显好转，饮食改善，脉促基本消失。原方去苦参再服 3 剂。

三诊：症状基本消失，以黄芪、生脉散、四妙勇安汤合方加减继续治疗，至病愈为止。

按：病毒性心肌炎病情轻重不一，但若处理不当，可能导致较为严重的心肌损害。本病首用甘露消毒丹加减化浊利湿、清热解毒、活血通络。继用黄芪、生脉散、四妙勇安汤善后调理。体现了动态辨证、病证结合的治疗理念。

湿温（病毒性肺炎）1

张某，男，3 岁。1977 年 4 月 11 日初诊。

患病毒性肺炎，高热、咳嗽 10 日，西医诊断为病毒性肺炎。刻下患者发热 10 天，午后体温 40℃，但不渴饮，咳喘胸满，不饥不食，腹胀拒按，小溲黄赤，入暮烦躁，舌红，苔白厚腻，脉浮滑数。胸透右肺下部有片状阴影。

辨证：上焦肺失肃降，浊湿阻滞中焦。

治法：辟秽化浊，宣肺平喘。

处方：达原饮、麻杏甘石汤合方加减。

草果 3g，槟榔 9g，厚朴 6g，知母 10g，黄芩 10g，赤芍 10g，柴胡 10g，

麻黄3g，杏仁6g，石膏30g，甘草3g，虎杖12g，重楼6g。水煎服，每日1剂。

上方药服1剂，热渐减。药已中病，继进两剂，脉静身凉，腻苔渐退，咳喘大减，腹胀亦减，知饥思食，继用甘露消毒丹加减，宣通三焦湿热。

处方：白豆蔻5g，藿香5g，茵陈蒿6g，滑石10g，川木通5g，石菖蒲3g，黄芩6g，连翘10g，射干5g，川贝母3g，杏仁6g。水煎服，每日1剂。

服上方药3剂，食欲增，腹不胀，咳亦减。继用宣肺止咳、除湿健脾收功。

按：肺炎多属风温，但有少数属湿温。本案即属浊湿阻滞中焦，上焦浊湿不化，以致肺失肃降而发病，以达原饮为主，宣通膜原之邪及中焦湿浊；用麻杏甘石汤宣肺清热平喘。两方合用，使肺得以宣肃，中焦得以运化，故3剂收到显效。无论肺炎，或其他发热证，凡属湿温而见舌红、苔白厚腻等舌象者，用达原饮加减，均可收到良好效果。

临床观察，成人及小儿肺炎发热缠绵，倦怠肢酸，胸闷腹胀，尿赤，舌苔黄白或薄腻为主的湿热并重证候，常以甘露消毒丹加减收效。

[原载于：董建华. 中国现代名中医医案精华（二）. 北京：北京出版社，
1990：1251-1252.]

湿温（病毒性肺炎）2

张某，男，30岁。1977年9月初诊。

秋季突然出现类似感冒样症状，咳嗽，胸闷，恶寒发热，气候尚暖，但身着棉衣，全身倦怠，午后尤甚，舌苔白滑，脉濡数。血常规正常。胸部X线透示诊断为肺炎。

辨证：湿热郁滞，肺气失宣。

治法：化浊利湿，清热解毒，宣通肺气。

处方：甘露消毒丹加减。

白豆蔻6g，藿香12g，茵陈蒿15g，滑石20g，川木通10g，石菖蒲10g，黄芩15g，连翘15g，射干12g，麻黄6g，杏仁10g，蝉蜕10g，僵蚕12g，柴胡15g。水煎服，每日1剂。

服上方2剂，微似有汗，顿觉周身轻爽，恶寒消失。再投3剂，复查肺部病灶消失。

按：本案肺炎中医辨证属湿热郁滞，肺气失宣。用甘露消毒丹利湿化浊、清热解毒；柴胡、黄芩和解退热；麻黄、杏仁、蝉蜕、僵蚕，疏风宣肺获效。

伏暑入营

付某，男，50岁。1983年11月23日初诊。

患者发热 18 天，中西药无效。来惠伯先生处就诊。刻下面色㿠白，倦怠无力，语音低微，动则心慌气喘，举步艰难。夜间 10 点发热，体温 38.8～39.2℃，暮热早凉，热退无汗，发热时头项痛，心烦不寐，食欲不振。二便尚调，舌质红而嫩，舌尖赤无苔，脉细数无力（110 次/分）。

辨证：伏暑入营，气阴两亏。

治法：清热透邪，益气养阴。

处方：青蒿鳖甲汤加味。

青蒿 15g，鳖甲 15g（先煎），生地黄 15g，牡丹皮 10g，天冬 15g，知母 12g，太子参 20g，麦冬 15g，五味子 10g，柴胡 10g，黄芩 10g，大青叶 12g，白薇 15g，地骨皮 10g。3 剂。水煎服，每日 1 剂。

二诊：11 月 25 日。患者精神好转，心慌气喘减轻，言谈时气能接续，体温已降，昨夜体温 37.6℃。发热时间缩短。舌无变化，脉搏有神微数（94 次/分），胃纳好转。药已中病，乘胜再进原方。

三诊：11 月 28 日。发热退（体温 36.8℃），睡眠好，食欲大增，项仍强痛。仿上法去解热药，加葛根、秦艽以解项背强痛。

四诊：12 月 5 日。病情口渐好转，仍有气阴两亏症状，以心气虚明显，动则气急，舌红脉细数。拟用益气育阴法。

处方：太子参 20g，麦冬 15g，五味子 10g，天冬 15g，玉竹 15g，枸杞子 12g，当归 10g，玄参 15g，金银花 12g，甘草 10g，生地黄 15g，丹参 12g。水煎服，每日 1 剂。

最后以补中益气汤加味收功，病未复发。

按： 本案属伏暑后期，邪热未尽，气阴两伤，故见暮热早凉、热退无汗。病程日久，正气大亏，故心悸气喘。治以益气养阴退热，仿青蒿鳖甲汤意，加柴胡、黄芩、白薇、大青叶以增透邪之力，生脉散、天冬益气养阴。此乃温病后期邪热未尽深伏阴分之常法。

［原载于：董建华. 中国现代名中医医案精华（二）. 北京：北京出版社，

1990：1255-1256.］

食积发热

成某，男，4 岁。1977 年 8 月 10 日初诊。

患者发热 10 天，曾用抗生素及退热药治疗而发热不退，来门诊要求中医治疗。问及病史，其母诉患儿发病前曾食大量油腻食物、冰糕。腹部按之胀满，舌中部白厚腻苔，大便不畅。

辨证：油积生冷胶结胃肠，腑气不通，食积发热。

治法：和解退热，攻下积滞。

处方：达原饮加减。

厚朴 6g，槟榔 10g，黄芩 10g，白芍 10g，知母 10g，草果 4g，柴胡 10g，大黄 5g，甘草 3g，山楂 10g，麦芽 10g，神曲 5g。水煎服，每日 1 剂。

服上方 1 剂热减，再剂热退，诸症消失。

按：温病兼夹积滞，多见于儿童，导致积滞的原因主要有两方面：一为发病之前所食之物未及消化，而致宿食停滞；一为发病后勉强进食，难以运化，以致食滞内停。其症多见午后热甚，手心热，舌苔黄白相间，口臭，便秘。治疗必须解表攻里。食积最难攻的是油积食积与生冷物胶结所致的顽固发热，舌中部多有一圆形厚腻苔，惠伯先生常用达原饮加牵牛子、大黄，有表证再加柴胡、防风、荆芥而取效。

【编者语】

此部分选录医案 18 例，涵盖多种温病，包括风温、暑温、伏暑、湿温等，也涵盖了温病的不同阶段，有卫气分证，也有营血分证。主要按照温热类温病和湿热类温病布局，前 9 案为温热类温病，后 9 案为湿热类温病，其中 1 例伏暑入营，1 例食积发热，用于例证先生对温病的诊治。这些病案既体现了先生对中医经典，包括温病理念的理解和传承，还体现出先生先发制病、以方系病、以法创方、衷中参西等学术思想。

前半部分温热类温病，按卫气营血辨证，根据不同阶段分别选用银翘散、麻杏石甘汤、清营汤等化裁，这些都是温病的经典代表方。但先生在实际运用中体现了几个特点：一是重视清热解毒，早用重用清热解毒药物，清热解毒贯穿始终。各个病案中均有体现，即使第 5 案风温正虚邪陷，肺气闭塞，先服用麻参合剂扶正温肺、开闭化痰，心衰恢复后继续使用的是肺炎合剂。肺炎合剂（本书经验用方）就是在麻杏石甘汤的基础上加用了诸多清热解毒药物以法创方而成。二是重视通里攻下，先生赞同"温病下不嫌早""祛邪勿拘结粪"。认为早下能祛邪退热，如经常使用大黄、虎杖，均有此意。三是擅长使用升降散。该方既可辛凉透邪而外疏通，同时又可清热解毒、攻下逐秽而内畅达，使邪气内外分消，正合先生对温病的治疗理念，因此，常常在卫气营血不同阶段联合使用升降散且临床屡见佳效。如第 1 案风温卫气同病，用银翘散加升降散；第 3 案风温邪热壅肺，热入营分，用麻杏石甘汤、犀角地黄汤联合升降散；第 9 案暑温暑热动风，用银翘白虎汤合升降散。

在湿热类温病治疗中，先生特别擅长使用甘露消毒丹（参见本书经验用方，加味甘露消毒丹）和柴胡达原饮（本书经验用方），前者分消湿热，后者开达膜原、辟秽化浊。第 10 案暑温暑湿郁阻、第 11 案湿温（传染性单核细胞增多症）、13 案湿温（伤寒）、14 案湿温（病毒性心肌炎）案、16 案湿温（病毒性肺炎）病案中，均以甘露消毒丹为基础化裁或联合用方。第 12 案湿温（传染性单核细胞增多症）、第 15 案湿温（病毒性肺炎）、第 18 案食积发热中，均使用了柴胡达原饮。

温邪上受，首先犯肺。温病里面西医肺炎常见。先生治疗肺炎，温热类常以肺炎合剂为主要方剂，湿热类以甘露消毒丹或柴胡达原饮联合宣肺类方剂。所列肺炎案例前后对比，可例证温病分温热湿热的必要性和有效性。

若按照西医病因来分，肺炎可分为细菌性肺炎、病毒性肺炎、真菌性肺炎等。如果是细菌性肺炎，临床使用抗生素是必须的，若无耐药，效果往往都很好。可能将来的某一天我们不得不面对抗生素耐药的问题，假若中医中药能增强疗效、缩短病程、减少耐药，也是一大贡献了。抗病毒这一块中医药效果不错，还应该进一步挖掘，做出自身的特色来。

当然，无论温热类还是湿热类，恢复期的治疗另当别论，多以益气养阴为法，具体医案的恢复期治疗可供参考。

此外，病毒流行，侵犯呼吸道，以发热咳嗽或消化道不适为主要表现，甚者波及全身，这属于典型的中医学温病范畴，辨证准确，多有佳效。当笔者修订此部分时，刚刚作为第一梯队，从医院为抗击新型冠状病毒肺炎设立的发热病区轮换出来。在国家《新型冠状病毒感染的肺炎诊疗方案》多个版本的中医治疗部分，与书中达原饮、麻杏石甘汤联合清热通便药的治疗方法不谋而合！

咳嗽、喘息病案

咳嗽是肺系疾病常见症状。外感、内伤均导致肺失宣发肃降而致咳嗽。肺为气之主，诸气上逆于肺则呛而咳，故有咳嗽不止于肺，而不离于肺之说。喘息是多种原因导致肺气上逆，失于宣降，或久病气虚，肾不纳气而出现呼吸困难、张口抬肩、不能平卧等。临床咳嗽、喘息多有并见者，故并而论之。

风寒咳嗽

彭某，女，40 岁。1983 年 10 月 10 日初诊。

患者咳嗽 5 天，气急，痰稀薄色白，胸闷，苔白，脉浮。

辨证：风寒袭肺，肺气失宣。

治法：疏风散寒，宣肺止咳。

处方：麻黄 5g，杏仁 10g，紫苏子 10g，枳壳 10g，桔梗 10g，半夏 10g，茯苓 10g，陈皮 10g，蝉蜕 10g，甘草 5g。水煎服，每日 1 剂。

二诊：服上方 3 剂，咳嗽咳痰大减，继用上方 2 剂，诸症消失。

按： 外感六淫入口鼻或皮毛而束肺气，肺失宣肃，出现咳嗽。张景岳言："六气皆令人咳，风寒为主。"此案痰稀薄色白，脉浮，提示为寒证且病位表浅，故以经验方风寒咳嗽合剂主之，方中含三拗汤宣肺散寒，二陈汤及紫苏子、枳壳、桔梗化痰、宣降胸中气机。病位表浅，病因单一，疗程短，5 剂痊愈。

肺热咳嗽

游某，男，50 岁。1983 年 9 月 26 日初诊。

咳嗽已两周，痰黄，舌红，苔黄干，脉数。

辨证：肺热咳嗽。

治法：清热宣肺止咳。

处方：麻黄 5g，杏仁 10g，石膏 30g，甘草 5g，鱼腥草 20g，虎杖 15g，百部 12g，蝉蜕 10g，知母 12g，玄参 15g，麦冬 12g。水煎服，每日 1 剂。

二诊：1983 年 9 月 29 日。服上方 3 剂，咳嗽减轻，继用上方 3 剂。药后咳嗽消失。

按： 此案痰黄、舌红苔黄、脉数，一派热象，予经方麻杏石甘汤辛凉宣泄、清肺平喘，但清热解毒之力不足，故加鱼腥草、虎杖清肺祛痰止咳，虎杖又有一定泄热通便作用，肺与大肠相表里，腑气通也有利于肺气之肃降。苔黄干，提示热邪伤阴，故配以清热养阴之品。

肺燥咳嗽

林某，男，38 岁。1983 年 1 月 10 日初诊。

咳嗽半月，痰少，咳时连声，面赤，目赤，舌红，苔薄白，脉细数。

辨证：肺燥阴伤，肺失肃降。

治法：滋阴润肺，清热止咳。

处方：麻黄 5g，杏仁 10g，甘草 5g，天冬 15g，麦冬 15g，百部 10g，百合 10g，紫菀 10g，枳壳 10g，射干 10g，黄精 15g，桑白皮 15g，地骨皮 15g，蝉蜕 10g。水煎服，每日 1 剂。

二诊：1983 年 1 月 13 日。服上方 3 剂，咳嗽大减，继用上方 3 剂后咳嗽消失。

按： 患者虽冬季发病，但四诊均提示肺燥，痰少且连声咳嗽，多为气道痉挛所致。用治疗燥热咳嗽的经验方"痉咳方"加减。方中三拗汤宣肺止咳，天冬、麦冬、百部、百合、紫菀、枳壳、射干、黄精润肺止咳，泻白散泻肺止咳，蝉蜕疏风止痉。诸药合用，共奏滋阴润肺、清热止咳之效，对于燥咳、痉咳有较好疗效。

痰热咳喘 1

文某，女，54 岁，本院主治医师。1983 年 10 月初诊。

1983 年秋入院。咳嗽气喘，不能平卧，经用多种抗生素效果不显，痰鸣有声，动则尤甚，西医认为肺部感染未除，请中医诊治。初诊见痰声辘辘，脓痰，不易排出；喘息明显；舌不红，苔不黄，脉大无力。

辨证：正气亏虚，痰热阻肺。

治法：清热化痰，兼以益气。（同时停用抗生素）

处方：芦根 20g，杏仁 10g，薏苡仁 20g，冬瓜子 20g，鱼腥草 20g，重楼 12g，白花舌蛇草 15g，知母 15g，玄参 15g，天冬 15g。水煎服，每日 1 剂。

另服红参 10g，加冰糖煎水代茶饮。

二诊：服 3 剂即能平卧，继用上方。

三诊：服上方 10 余剂，咳嗽、哮喘大减，且能下床活动。但患者汗多、心悸、易感冒。

处方：黄芪 30g，防风 10g，白术 12g，太子参 20g，麦冬 10g，五味子 10g，枸杞子 15g，女贞子 15g，淫羊藿 15g，菟丝子 15g。水煎服，每日 1 剂。

服上方 5 剂后，自觉好转，晨间仍有咳哮，仍服第一方。以后二方交替服用，经两个月治疗，病情控制，恢复上班。

按：此案初诊时，辨证尤为重要。患者痰多提示邪实；气促动则尤甚、脉大无力提示本虚。虚实夹杂判断相对容易。难点在于确定患者是否兼有热证，患者舌不红、苔不黄，可能与补液及长时间应用大量抗生素有关，兼有脓痰，判断其仍为痰热，故于方中加入鱼腥草、重楼等清热之品。在停用抗生素的情况下取得较好疗效。这充分体现了四诊合参的重要性。

三诊时以玉屏风散、生脉散加补肾药，益气养阴、双补肺肾固其本；仿苇茎汤加减清热化痰治其标；二方交替使用，标本兼顾病情得以控制。

当下临床上咳嗽、气喘并见者甚多，不必拘泥于咳嗽、喘证之分，大可并而治之。

痰热咳喘 2

向某，男，50 岁。1984 年 4 月 12 日初诊。

冬季咳嗽气喘数年，复发加重已两月，用多种抗生素联合糖皮质激素无效，脓痰更多，汗多，口渴，下肢乏力，舌红，苔黄，脉数。

辨证：痰热壅肺，本虚标实。

治法：清热排痰，养阴补虚。

处方：芦根20g，杏仁10g，薏苡仁20g，冬瓜子20g，鱼腥草20g，重楼12g，白花舌蛇草15g，知母15g，玄参15g，天冬15g，女贞子15g，连翘15g。水煎服，每日1剂。

二诊：4月18日。咳喘好转，患者自诉痰减少约30%。仿上方加川贝母10g。

三诊：4月22日。患者自诉咳喘好转80%，痰大减，脓痰止，口乏味，倦怠。上方加太子参15g，五味子15g，益气敛肺。

四诊：6月7日。服上方5剂，咳喘缓解，停药20余天。受凉后见畏寒，咳喘，痰多色白，汗多。考虑痰浊阻肺，肺失肃降。

处方：麻黄5g，杏仁12g，紫苏子10g，枳壳10g，桔梗12g，陈皮10g，半夏10g，茯苓15g，紫菀12g，冬花10g，蝉蜕10g，甘草10g。水煎服，每日1剂。

五诊：6月10日。服上药后咳嗽好转，但喉中灼热，痰仍多。考虑寒郁化热，痰热阻肺。

处方：射干12g，麻黄5g，杏仁12g，甘草5g，地龙15g，知母15g，天冬15g，百部12g，紫菀12g，女贞子15g，重楼12g，蝉蜕10g，芦根20g。水煎服，每日1剂。

六诊：7月25日。服上方后咳嗽、痰多好转。目前心悸，心累，便溏，阳痿。痰热阻肺症状缓解，肺脾肾亏虚明显。予以补肺益肾、纳气定喘。

处方：黄芪30g，防风10g，白术12g，山药20g，太子参20g，麦冬10g，五味子10g，枸杞子15g，女贞子15g，淫羊藿15g，重楼12g，天冬15g，知母15g。水煎服，每日1剂。蛤蚧1对，红参20g，紫河车2具。研末，每次6g，日2次。

汤剂与散剂并用，培补肺、脾、肾三脏，以善后调理。

按：此案为本虚标实，初诊时实证明显，急则治其标，故仿千金苇茎汤之意加味以清热排痰为主，随着标症逐渐缓解，本虚表现更为明显，最后采取肺、脾、肾三脏并补而收功。

【编者语】

单纯的外感咳嗽，处理比较容易。久咳或反复咳嗽者易形成本虚标实证，需视其标本缓急而处理。

外感咳嗽，包括西医学的急性支气管炎，开始主要表现为刺激性频咳，1～2天后，咳黏液性痰，继而痰液转为脓性、痰量增多。中医辨证多属风热、寒包火或风寒入里化热咳嗽，这是最常见的证型，先生常用肺炎合剂（参见本书经验用方"肺炎合剂"）加减治疗。该方曾作为万县市中心医院院内制剂，供院内门诊和病房使用，治疗急性支气管炎、肺炎，临床使用20余年，常常供不应求。燥热咳嗽、痉咳、过敏性咳嗽用痉咳方（参见本书经验用方"痉咳方"）。风寒咳嗽用风寒咳嗽合剂（参见本书经验用方"风寒咳嗽合剂"）。

久咳多为虚实夹杂，当分清标本缓急，急则治其标，可参见外感咳嗽，标实缓解后，应扶正善后，调补肺脾肾三脏，需留意补肾往往要阴阳并补。

临床上咳喘并见的，现在特别多，合而治之，不必拘泥于是咳嗽还是喘证。干咳日久不愈，建议患者做西医相关检查，特别要注意排除咳嗽变异性哮喘、结核、胃食管反流和咽炎等。

胸痹病案

冠心病，属中医学胸痹范畴，是冠状动脉粥样硬化性心脏病的简称，主要原因是冠状动脉粥样硬化导致心肌缺血缺氧甚至坏死，高血压、高血脂、高血糖是冠心病常见的危险因素。几十年前，我国循环系统最常见的病是风心病，而今，冠心病成为我国乃至全世界范围内发病率、死亡率排在前列的疾病，其诊治早已是临床热点。

胸痹（不稳定心绞痛）

张某，男，54岁，工人。1975年8月8日初诊。

患者有冠心病史3年，今春以来，常感心悸、心前区绞痛，每次数分钟，痛引背部，胸闷憋气。查心电图提示心肌缺血，服西药效果不佳。半月来，心绞痛发作较频。刻下胸闷憋气，心前区阵发性绞痛，引及背部，心悸短气，纳呆肢软，舌紫，苔薄白，脉结代。

辨证：心气素虚，气滞血瘀。

治法：益气养心，活血理气，舒心止痛。

处方：舒心合剂方加减。

黄芪15g，党参12g，麦冬12g，五味子10g，川芎10g，红花10g，降香12g，当归12g，丹参15g，酸枣仁15g，石菖蒲10g，鱼腥草15g，葛根15g，山楂 12g。水煎服，每日 1 剂。

二诊：服上方 3 剂后，心悸略有减轻，心绞痛发作次数稍减，自感短气、纳呆、肢软，苔脉如前，守原方出入。

处方：黄芪 15g，党参 12g，麦冬 12g，五味子 10g，川芎 10g，降香 12g，当归 12g，丹参 15g，红花 10g，鱼腥草 15g，葛根 15g，山楂 12g，青藤香 10g，怀山药 12g。水煎服，每日 1 剂。

三诊：服上方 4 剂，心绞痛发作次数和疼痛程度均有减轻，纳呆转佳，前方既效，勿用更改。

四诊：续服前方 3 剂后，病情逐渐好转，改为舒心合剂调理两个月余，症状好转，心电图恢复正常。

按：冠心病是临床常见疾病，多虚实夹杂。此案短气，纳呆肢软，提示气虚；舌紫，提示瘀血，故投舒心合剂。舒心合剂为惠伯先生的经验用方，益气活血、理气止痛，常用于气虚血瘀而致心脉痹阻之证（详见本书经验方药之"舒心合剂"）。

胸痹（冠心病合并高血压）

向某，男，65 岁，会计。1975 年 6 月 7 日初诊。

患者有高血压史已 10 余年，近年来常感胸闷痛，憋气，头昏目眩，心烦，口干，曾在我院检查，心电图异常，胆固醇高，血压高，诊断为高血压和冠心病，服益寿宁、硝酸甘油等药，效果不理想，于我院中医病房治疗。刻下头昏目眩，胸闷而痛，憋气，腰痛耳鸣，心烦失眠，面时潮红，纳呆，溲赤便秘，舌红绛，舌有瘀斑，脉弦细。

辨证：瘀血阻络，阴虚阳亢。

治法：平肝潜阳，活血祛瘀。

处方：葛根 15g，钩藤 12g，野菊花 12g，当归 12g，丹参 15g，红花 10g，赤芍 10g，山楂 12g，泽泻 12g，石决明 20g（先煎），降香 12g，槐花 15g。水煎服，每日 1 剂。

二诊：服上方 4 剂后，仍感头昏目眩，胸闷痛，心烦，失眠，纳呆，溲赤便秘，苔脉同前，拟原方加减，嘱服冠心双降丸（详见本书经验方药之"冠心双降丸"）。

处方：葛根 15g，钩藤 12g（后下），当归 12g，白蒺藜 12g，决明子 20g，赤芍 12g，红花 10g，酸枣仁 12g，青藤香 10g，石菖蒲 10g，泽泻 12g，丹参 15g。水煎服，每日 1 剂。

三诊：病情略有好转，心绞痛发作减轻，夜寐转佳，饮食有增，苔黄腻渐化，脉弦细。法当击鼓再进，守原方调理。住院两个月，心绞痛缓解，心电图趋向正常，血压和胆固醇降至正常。出院后定期到门诊检查，巩固疗效，半年后随访，病情稳定，情况良好。

按：冠心病和高血压都是心血管系统常见病，同时存在也颇为多见。中医认为血瘀是冠心病重要的因素之一，西医认为是给心脏供血的冠状动脉发生粥样硬化，导致供血供氧下降所致，在关键认识上二者是一致的，在冠心病治疗中活血化瘀类药物使用十分普遍。高血压患者，多有肝阳上亢的临床表现。方药选用平肝息风、滋养肝肾、活血止痛的冠心双降丸获效。

胸痹（冠心病合并脂血症）

周某，女，41 岁，干部。1975 年 8 月 10 日初诊。

患者素有脂血症。两年来常感胸闷憋气，心慌心悸，剑突处阵发性疼痛，近日发作较频，卧床不起，经我院门诊检查，心电图异常，血脂高，诊断为脂血症、冠心病。收入我院中医病房治疗。症见心悸，气短，自汗，胸闷憋气，心痛彻背，背痛彻心，纳呆神疲，舌胖质紫，脉结代。

辨证：心气不足，痰浊瘀阻。

治法：益气生脉，活血止痛，通阳泄浊，化痰降逆。

处方：太子参 30g，麦冬 12g，五味子 12g，全瓜蒌 15g，薤白 10g，半夏 10g，红花 10g，降香 12g，茯苓 15g，甘松 6g，酸枣仁 15g，川芎 6g。水煎服，每日 1 剂。并服院内制剂舒心合剂，配合针灸疗法。

二诊：患者服上方 4 剂，自觉胸闷憋气略减，仍有心痛彻背，背痛彻心，纳少肢软，苔脉如前，拟守原方进退。

处方：党参 30g，麦冬 12g，五味子 12g，全瓜蒌 15g，薤白 10g，半夏 10g，红花 10g，丹参 12g，酸枣仁 15g，当归 12g，鸡血藤 15g，山楂 12g，薏苡仁 15g。水煎服，每日 1 剂。

三诊：进前方 3 剂后，病情好转，心绞痛发作有减，纳增，已能下床散步，苔脉如故，当代名医岳美中云"治慢性病要有方有守"，宜守原方，继续服舒心合剂调理。住院两个月，心电图趋向正常，胆固醇亦有下降，出院后继续在门诊治疗，巩固疗效。

按：脂血症是导致冠心病发生和加重的重要因素，临床常见。本案患者有明确的脂血症，症状提示瘀血与痰浊互结阻滞心脉，在使用舒心合剂的同时，佐以瓜蒌、薤白、半夏通阳散结、祛痰宽胸，疗效更佳。

湿是中医一个特有的概念，胖人多痰湿，特别是腹型肥胖者。此案对慢性病（如糖尿病）兼见痰湿者，有启示作用，对临床降低血脂也有参考价值。

【编者语】

冠心病常表现为胸痛，中医名言"不通则痛、不荣则痛"在冠心病里有很好的体现，冠脉狭窄（甚至堵塞）是"不通"，心肌细胞缺血缺氧则是"不荣"。

所选三案，一案是典型的气滞血瘀，另两案则为冠心病合并常见危险因素——高血压和高血脂。案中均较为详细地记载了治疗过程。

对于冠心病的中医发病机制，血瘀是共识。惠伯先生从自身体会出发，创造性地将四妙勇安汤用于冠心病（详见本书诊余漫笔之"四妙勇安汤"），为避免前后重复，此处未再单列病案。四妙勇安汤中金银花、玄参本系清热解毒之品，用清热解毒药在冠心病中收效，反证热毒可能是冠心病的病因之一。目前关于"热毒"作为冠心病的病因（可理解为局部的炎症状态）研究已较深入，已有不少文献报道。

脘腹痛病案

脘腹疼痛是临床常见症状，涉及广泛。目前在病名上一般习惯把胃痛和腹痛分而论之，但本着六腑以通为用的理念，此处把胃痛与腹痛放在同一部分。

寒凝气滞胃痛

陈某，女，50岁。1983年1月12日初诊。

患者反复胃痛7年，胆囊造影（-），钡餐（-），痛甚呕吐，疼痛多于天气寒冷或饥饿时发作，苔薄白，脉沉。

辨证：寒凝气逆。

治法：行气散寒止痛。

处方：柴胡疏肝散、五香丸加减。

柴胡10g，白芍15g，枳壳15g，丁香3g，半夏10g，厚朴12g，川芎10g，香附12g，牵牛子10g，五灵脂10g（包煎），延胡索12g，甘草5g。水煎服，每日1剂。

二诊：1983年1月19日。胃痛大减，续服上方8剂，胃痛消失。

按：气机郁滞是胃痛的关键，不通则痛。本案寒冷时发、脉沉，提示寒凝；呕吐，提示气逆，故为寒凝气逆胃痛。虽久病，但西医检查未发现明显严重器质性病变。以柴胡疏肝散、五香丸行气止痛，丁香散寒降逆。寒凝得散，胃气和降，气机通畅，故而通则不痛。

气郁化火胃痛

曾某，女，36 岁。1983 年 1 月 20 日初诊。

患者反复胃痛两个月，按之尤甚，易怒，小便短黄。舌尖红，唇红，脉滑数。

辨证：气郁化火。

治法：行气清热止痛。

处方：四逆散合五香丸加味。

柴胡 10g，白芍 15g，枳壳 15g，木香 10g，黄连 5g，牡丹皮 15g，郁金 12g，延胡索 15g，香附 12g，五灵脂 10g（包煎），甘草 5g。水煎服，每日 1 剂。

二诊：1983 年 1 月 25 日。胃痛减轻，口唇发红改善，继续服上方 3 剂。

按：此案舌尖红，小便黄，脉滑数，提示胃热，按之尤甚，提示实证。实则泄之，热者寒之，故在四逆散、五香丸的基础上加用黄连、牡丹皮、郁金清热，牡丹皮兼活血化瘀，郁金兼行气解郁，缓解不通则痛。

食积腹痛

朱某，男，35 岁。1983 年 10 月 10 日初诊。

患者因饮食不节，过食肥甘厚腻，近觉出现时有脘腹胀痛，疼痛拒按，嗳腐吞酸，厌食，苔厚腻黄白相间，脉滑。

辨证：湿热食积阻滞。

治法：辟秽化浊，清热消积。

处方：达原饮合保和丸加减。

草果 5g，槟榔 12g，厚朴 12g，知母 12g，山楂 15g，建曲 15g，谷芽 15g，连翘 15g，陈皮 10g，半夏 10g，枳实 15g。水煎服，每日 1 剂。

二诊：10 月 13 日。服上方 3 剂，脘腹疼痛消失，以消食和胃之剂善后。

按：饮食自倍，肠胃乃伤。肥甘厚味酿生湿热，蕴阻胃肠，而发腹痛。本案苔厚腻黄白相间、脉滑是为湿热之象，提示患者为湿热食积阻滞脘腹疼痛，故在保和丸消食和胃基础上，仿达原饮辟秽化浊、清化湿热而获效。

气滞腹痛

向某，男，38 岁。1991 年 4 月 30 日初诊。

左下腹疼痛反复发作 2 年，矢气后疼痛减轻，苔白，脉弦。诊断为降结肠炎。

辨证：肝气不疏，气机阻滞。

治法：疏肝理气，缓急止痛。

处方：柴胡疏肝散合五香丸加减。

柴胡 10g，白芍 15g，枳壳 15g，川芎 10g，香附 12g，陈皮 10g，延胡索 12g，吴茱萸 3g，黄连 5g，牵牛子 10g，五灵脂 10g（包煎）。水煎服，每日 1 剂。

二诊：5 月 3 日。服上方 3 剂，左下腹疼痛减半。继用上方 3 剂，药后疼痛消失。

按：六腑以通为用，不通则痛。此案虽西医之病变在降结肠，但结合患者矢气后疼痛减轻、脉弦，辨为肝气郁滞，故以疏肝解郁的柴胡疏肝散为主。大凡脘腹疼痛，先生喜用五香丸，临床疗效确切。

虚寒腹痛

苏某，女，46 岁。1983 年 7 月 22 日初诊。

患者反复胃痛、腹痛经年，以脐左部最为明显，受寒痛甚，虽夏日，仍喜温熨。伴头痛，常与腹痛同时加重，喜按，按头时觉得头痛减轻，按腹部时自觉腹痛减轻。舌淡，苔薄，脉偏沉弦、重按无力。

辨证：中焦虚寒。

治法：温中补气，和里缓急。

处方：黄芪建中汤合四逆散化裁。

黄芪 20g，桂枝 10g，白芍 20g，大枣 15g，香附 15g，高良姜 10g，当归 12g，柴胡 10g，枳壳 15g，甘草 5g。水煎服，每日 1 剂。

二诊：7 月 30 日。服上方 7 剂，头痛消失，腹部疼痛明显改善，守原方再进 7 剂。

按：喜温喜按是判断中焦虚寒的重要线索，此案较为典型。头和腹看似相隔较远，但患者头痛表现出与腹痛一定的相似与相关性，提示可能为同一病机所致。中焦虚寒，气血不足，不荣则痛，以黄芪建中汤温建中阳，中阳复，气血充，荣则不痛。配合良附丸、四逆散行气散寒止痛，使气机畅通，亦有利于疼痛好转。

【编者语】

腹部疼痛的临床辨证，当以辨虚实为要。如何辨虚实，可参《顾氏医镜·胃脘痛》："须知拒按者为实，可按者为虚；痛而胀闭者多实，不胀不闭者多虚；喜寒者多实，爱热者多虚；饱则甚者多实，饥则甚者多虚；脉实气粗者多实，脉少气虚者多虚；新病年壮者多实，久病年老者多虚；补而不效者多实，攻而愈剧者多虚。必以望、闻、问、切四者详辨，则虚实自明。"

脘腹疼痛属实证者，气机不畅是关键，不通则痛。《素问·举痛论》云："寒气客于胃肠之间，膜原之下，血不得散，小络急引故痛。"寒气客于胃肠之间，寒凝可致气滞；肝气郁滞，横逆犯胃，也是气滞；饮食所伤，胃失和降，气机不畅，还是气滞。因此在先生治疗脘腹疼痛的多个案例中均能看到疏肝理脾的四逆散，常常配合五香丸疏肝理气、化瘀通络止痛。寒者加丁香等，热者加黄连、牡丹皮、郁金等。

脘腹疼痛属虚证者，多因中焦虚寒，不荣则痛，宗建中之法，温中补虚、和里缓急。

小儿泄泻病案

儿科疾患之表现，以发热咳嗽、腹泻最为常见，前已列举小儿肺炎案例，此处选取小儿泄泻的经典诊治案例，虽为小儿泄泻，成人其理法方药亦同。

热重于湿泄泻

陈某，13个月。1978年9月初诊。

患儿因消化不良住院，症见吐泻发热，泻出未消化黏稠性食物，日十余次，轻度脱水。舌红，苔黄，指纹紫。

辨证：湿热阻滞肠道，热重湿轻。

治法：清热为主，兼以利湿止涩。

处方：自拟"肠炎一号"加减。

白头翁6g，秦皮3g，黄芩3g，黄连1g，地锦草10g，凤尾草10g，六合草10g，厚朴3g，广木香3g，白芍6g，甘草3g。水煎服，每日1剂。

同时结合西医补液治疗。

药后患儿症状迅速减轻，共治疗4日，痊愈出院。

按：患者泄泻明显，热证明显。《内经》云"暴注下迫，皆属于热"，故以清热为主，兼以止泄。患儿病情迅速痊愈。泄泻容易导致脱水，配合静脉补液纠正最为便捷，特别是对于口服药配合不佳的患儿。

湿热交蒸泄泻

向某，1岁。1978年5月初诊。

患儿因高热腹泻7天来院，收入住院治疗，经中西医结合，中药用"肠炎一号"，经3天治疗，体温仍39℃。大便仍频，为水样便，苔白黄微腻，患儿精神萎靡。

辨证：湿热交蒸。

治法：清热化浊。

处方：甘露消毒丹加味。

滑石 10g，茵陈 6g，黄芩 3g，石菖蒲 3g，浙贝母 3g，藿香 3g（后下），射干 3g，连翘 6g，薄荷 3g（后下），白豆蔻 1.5g（后下），川木通 3g，地锦草 10g，凤尾草 10g。水煎服，每日 1 剂。

治疗 2 日后体温减至 38℃，查大便仍有白细胞、脓球少许，继用前方。

经中西结合，再过 2 日，大便 2 次/日，微溏，体温正常，精神好转。继用上法加健胃药收功。

按： 小儿为稚阴稚阳，一般急性病，发病消退都快，但此患儿泄泻 10 天，且在清热止泻的治疗中仍未明显缓解。究其因，乃湿热交蒸。有湿者，导致病情迁延不愈，患儿舌苔微腻，也提示存在湿。以治湿热并重的代表方甘露消毒丹投之，迅速见效。

在此病案中，体现了惠伯先生重视舌诊以及动态辨证的理念。

湿热交蒸泄泻（真菌致小儿泄泻）

陈某，3 岁。1981 年 8 月初诊。

患儿因吐泻发热由他院转入。仔细询问病史，患者曾用过大量抗生素。现症见倦怠，纳呆，低热，腹胀，腹泻，口腔白腐。西医考虑肠道菌群失调、真菌感染。

辨证：湿热交蒸。

治法：清热化浊，兼以酸敛。

处方：甘露消毒丹加味。

滑石 10g，茵陈 10g，黄芩 6g，石菖蒲 3g，浙贝母 3g，藿香 6g（后下），射干 3g，连翘 6g，薄荷 3g（后下），白豆蔻 3g（后下），川木通 3g，薏苡仁 10g，木瓜 6g。水煎服，每日 1 剂。

同时停用一切抗生素。

守方治疗 1 周，病愈出院。

按： 此案原文极简，某些细节不可考。权衡后仍留于此，因其对当下临床极具指导意义。

正常情况下肠道存在大量细菌，对维持肠道屏障及人体功能均有重要作用。在抗生素作用下容易发生菌群失调，继发真菌感染。

在此病案中，没有使用抗真菌药物，按中医辨证论治，有效地控制了病情，对临床处理类似情况，包括成人，提供了参考。

暑湿泄泻

张某，一岁半。1982 年夏季初诊。

患者于夏令时节出现发热吐泻，故来就诊。口微渴，舌苔黄白相间。

辨证：外感暑湿。

治法：涤暑化湿，疏表利尿。

处方：新加香薷饮加味。

香薷 3g，藿香 6g（后下），佩兰 6g（后下），金银花 6g，连翘 6g，厚朴 3g，滑石 10g，木瓜 6g，白扁豆 6g，黄连 1g。水煎服，每日 1 剂。

二诊：服上方 3 剂，热退吐止泻减，苔转白腻，更加烦渴。考虑患儿暑湿合邪，药后热去湿留，出现烦渴苔腻。改用温脾燥湿之法，方选《太平惠民和剂局方》缩脾饮加味。

处方：葛根 10g，乌梅 3g，砂仁 2g（后下），草果 2g，炒白扁豆 10g，薏苡仁 10g，滑石 6g，藿香 3g（后下），甘草 3g。水煎服，每日 1 剂。

服 3 剂，泻止苔化，用健脾除湿收功。

按：新加香薷饮祛暑解表、清热化湿，是治暑湿的代表方。凡暑湿者，均可考虑选用。此案为暑湿合邪，服新加香薷饮加味后有效，但患儿出现烦渴苔腻，提示热去湿留，故以温脾燥湿之缩脾饮收功。

寒湿泄泻

黄某，5 岁。1979 年 8 月初诊。

低热伴腹痛腹泻 7 日。时值暑令，患儿每日吃冰糕两三支及其他生冷水果，后出现低热，腹痛腹泻，日四五次，经中西医治疗无效而来我院门诊求治，患儿精神不振，纳呆，腹胀，腹鸣，时而隐痛，大便溏泄有白冻。检查：黏液（++），白细胞少许。舌苔白腻。

辨证：寒湿困脾，运化失职。

治法：温化寒湿。

处方：藿香 6g（后下），苍术 6g，厚朴 3g，陈皮 6g，半夏 3g，草果 3g，槟榔 6g，丁香 1g，佩兰 6g，香薷 3g。水煎服，每日 1 剂。

服 3 剂病大减，热退，腹痛止，泻减知饥。

继用上法加健脾药收功。

按：食生冷瓜果、冰糕，导致脾为寒湿所困，运化失职，以致溏泄。大便溏泄有白冻对此证型判断有帮助。非温化寒湿，不能恢复脾之运化功能，用《古今医统大全》不换金正气散加味，暑令时节，入佩兰、香薷以解暑醒脾，亦含辨六淫分季节之意。

食滞肠胃泄泻

胡某，6 个月。1978 年 3 月初诊。

主因消化不良入院。症见咳嗽，呕吐，腹泻，泻前哭闹不安，吐泄物皆有腐败食积味，腹胀腹痛拒按。

辨证：食积阻滞，间夹风湿。

治法：消食导滞，疏风化湿。

处方：自拟"肠炎二号方"。

藿香 3g（后下），厚朴 3g，苍术 3g，陈皮 3g，防风 3g，半夏 2g，茯苓 5g，木瓜 5g，薏苡仁 10g，白芍 5g，甘草 2g，地锦草 10g，凤尾草 10g，十大功劳 3g。水煎服，每日 1 剂。

服用后咳嗽消失，余症减轻。治疗调整为消食导滞、和中止泻。用平胃散加味。

厚朴 3g，苍术 3g，陈皮 3g，焦山楂 5g，炒麦芽 5g，神曲 5g，枳壳 3g，黄连 1g，甘草 2g。水煎服，每日 1 剂。

共住院治疗 5 天，治愈出院。

按： 若饮食失节，起居不时，以致脾胃受伤，则水多为湿，谷多为滞，精华之气不能输化，乃致合污下降而泻痢作矣。病由邪生，邪去则正安。患儿伤食泄泻，故以消食导滞，食积消除泻自然止，而非见泄止泄。前期疏风化湿，后期和中，数日而痊愈。

胃阴虚泄泻

王某，2 岁。1979 年 11 月初诊。

患儿家住农村，患泄泻，治疗不规律，症状持续，就诊时已泄泻月余。症见消瘦，哭闹不安，舌红唇干，皮肤干燥。

辨证：胃阴亏虚。

治法：养阴清热。

处方：乌梅 5g，黄连 2g，炒白扁豆 6g，山药 10g，车前子 6g（包煎），白芍 6g，石斛 6g，北沙参 6g，麦冬 3g，甘草 3g。水煎服，每日 1 剂。

另用山药 40g，生车前子 12g，捣细为粥服。结合西医补液。

治疗 10 日，痊愈出院。

按： 泄泻实证多见，但若迁延，久病伤津耗气，则出现以虚证为主的表现。本案中患儿久泄，呈典型胃阴虚表现，投以《温病条辨》之连梅汤加减，配合西医补液，取得佳效。

脾肾阳虚泄泻

郑某，1岁。1967年12月初诊。

患儿因泻下无度，高热，西医诊断考虑急性胃肠炎，先用苦寒剂及西药输液，后来患儿突发四肢厥冷，神呆露睛，泻下纯是未消化之乳食。病情危重。

辨证：脾肾两亏，运化无权。

治法：温肾补脾，固涩止泻。

处方：附子理中汤加味。

炮附子3g（先煎），干姜3g，红参3g，炙甘草3g，白术5g，肉豆蔻3g，五味子3g，黄芪10g，诃子3g，赤石脂10g。水煎服，每日1剂。

同时用灸条悬灸天枢、神阙、关元、足三里等穴，一日数次，中西药抢救3天，患儿方转危为安。

后以益气健脾之剂善后，辅以饮食调理3个月，逐渐恢复正常。

按： 幼儿易虚易实。此案因泻下无度，加之过用苦寒之剂，病情由实证热证迅速转变为脾肾阳虚证。四肢厥冷，神呆露睛，泻下纯是乳汁均为命门火衰，脾肾阳虚而致的温煦运化失职之象。附子理中汤先后天并补。先师郑钦安在《医理真传》中论"非附子不能挽救欲绝之真阳，非姜术不能培中宫之土气"，深明此方之要。红参、黄芪益气，加肉豆蔻、诃子、赤石脂涩肠止泻。同时使用悬灸，配合西医抢救。

患儿虽转危为安，但调理3个月方恢复正常，提示先、后天之阳对小儿的重要性。久泻也可导致脾肾阳虚证，治疗可参之。

此案还反映了先生对针灸的应用。

【编者语】

此部分所选之案例，从外感、内伤及虚实等多角度系统例证了惠伯先生对小儿泄泻的诊治思路。

小儿稚阴稚阳，容易发病，传变迅速，但脏气清灵，易趋康复。绝大数的治疗时间都短，和小儿自身的生理病理特点有关。

腹泻原因众多，但多涉及于脾，无论虚实，治疗总需兼顾。

腹泻容易导致缺水及电解质紊乱，小儿经口服药，或困难或不配合，结合西医的补液治疗是重要且必须的。

成年人的泄泻，亦可参考本内容，但药物剂量要作调整。

黄疸病案

黄疸是胆红素过高的表现，常见原因有三种：红细胞破坏过多、肝细胞损害、胆汁淤积。此部分所选为肝细胞性黄疸，但本质主要是为了体现重症肝炎的治法。

急黄（重症肝炎）

谭某，男，43 岁。1981 年 5 月 12 日初诊。

门诊以急性肝炎收入院。进院时黄疸指数 36 单位（既往的实验室检查，参考范围为 0～6 单位，临床意义大致等同于目前的总胆红素），转氨酶 500 单位（既往的实验室检查，参考范围为 0～25 单位，临床意义大致等同于目前的谷丙转氨酶）。近日来患者病情日渐加重，黄疸急剧加深。患者要求中药治疗，邀惠伯先生会诊。皮肤巩膜深黄，小便黄，患者昏昏嗜睡，闭目畏光，但久问尚能切题，体温 38℃左右，头痛如劈，时轻时重，阵觉腹内有热气上冲，食后欲呕，呃逆，偶见鼻衄，大便黄而不畅。舌质红，苔黄而腻，脉细数。肝功能检查：黄疸指数 78 单位，转氨酶 500 单位。总蛋白 80g/L，白蛋白 35g/L，肝肋下未触及，剑突下尚可扪及。

辨证：湿热交蒸，胆毒内陷，瘀阻肝胆，气营两燔。防止邪陷心包，神昏谵语。当即中西医结合治疗，以中药为主。

治法：清热解毒凉血，活血化瘀，通里攻下，开窍醒脑。防入血耗血动血，用凉血散血之意。

处方：黄连解毒汤、犀角地黄汤加减，配以活血化瘀之品。

茵陈蒿 20g，栀子 15g，黄芩 15g，黄连 5g，大黄 10g，金银花 15g，连翘 15g，生地黄 15g，牡丹皮 10g，赤芍 15g，桃仁 10g，郁金 10g，三七粉 3g（兑服）。羚羊角 3g 为末，煎成乳白色汁兑服；鲜垂盆草、鲜满天星各 30g，煎汤代水煎药；抗热牛黄散日服 2 次，每次 1 支。

黄连解毒汤加大黄，急泻胃肠肝胆湿热火毒，预防内陷营血；三七、桃仁、牡丹皮、赤芍、郁金、生地黄活血凉血化瘀，消除肝胆瘀血，预防耗血动血导致大的出血；茵陈蒿、垂盆草、满天星用以退黄；金银花、连翘用以解毒；羚羊角、抗热牛黄散用以镇静醒脑，预防昏迷，先安未受邪之地。

二诊：5 月 16 日。服上方 4 剂，病情有明显转机，精神转好，闭目畏光减轻，食欲增加，呃逆与呕吐大减，大便日三四次，尿量大增，日约

3000mL，体温正常，脉搏和缓，苔黄腻已减。用上方去黄连，加当归 10g。

三诊：5 月 19 日。患者昨日下午至晚上，又感头昏胀痛，失眠，食欲尚可，大便不畅，苔仍黄腻，乃湿热未化，仍用前法加黄连。

四诊：5 月 21 日。近日头昏失眠好转，精神食欲均转佳。昨日输血浆，出现输血反应，但很快消失。自觉全身乏力，苔黄腻转黄白腻。上方去黄连，加薏苡仁 20g，苍术 10g 以燥湿。

五诊：5 月 26 日。患者精神好转，食欲渐增，想吃肉食，二便正常。肝在肋下可扪及，剑突下 3cm，脾肋下 2cm，自觉肝区阵阵胀痛。肝功能检查：黄疸指数 36 单位，转氨酶 50 单位。

服上法（清热解毒凉血、活血化瘀、通里攻下、开窍醒脑）13 剂，共进大黄 130g，羚羊角 30g，抗热牛黄散 20 支，三七粉 40g。湿热之邪已去大半，应减前方之峻，以缓图之。

治法：清利湿热，疏肝理气，活血化瘀。

处方：茵陈蒿 15g，栀子 10g，黄芩 15g，虎杖 15g，柴胡 10g，赤芍 15g，枳实 10g，丹参 15g，郁金 10g，苍术 10g，厚朴 10g，川芎 10g，连翘 15g，甘草 3g。

六诊：5 月 29 日。前方服后，邪退正虚，神倦乏力，于上方加黄芪、当归、五味子以扶正，早晚仍服三七粉 3g 以化瘀。

七诊：6 月 3 日。患者精神食欲好转，无腹胀呕吐，大便干，日 1 次，小便色清淡黄，舌苔已退，舌质微淡，睡眠好转，邪气已去，正气渐复，患者肝功能有明显好转。但易感冒低热，于上方加益气固表之品。

黄芪 15g，白术 10g，防风 10g，茵陈蒿 15g，栀子 10g，柴胡 15g，黄芩 12g，连翘 15g，当归 10g，赤芍 15g，丹参 15g，郁金 10g，虎杖 15g，三七粉 3g（兑服）。

八诊：6 月 20 日。近日来患者自觉病情日渐减轻，但时觉短气汗出，脉虚。于上方加入益气养阴之生脉散：红参 10g，麦冬 15g，五味子 10g。

又方：红参 6g，三七 3g 为末，每日分 2 次服，直至出院。

九诊：6 月 30 日。患者已住院 2 个月，经治疗症状明显好转，精神食欲较佳。但过食肉类仍有腹胀，黄疸指数略升高，转氨酶正常，肝区时而胀痛，肝肋下未扪及，脾大 1cm，舌质红。此属气阴两亏，血瘀湿热未尽。拟扶正益气、补血活血、清利湿热法。

处方：黄芪 30g，太子参 20g，麦冬 10g，五味子 10g，当归 10g，丹参 15g，赤芍 15g，郁金 10g，茵陈蒿 10g，山楂 15g，泽泻 12g，白花蛇舌草 15g，重楼 10g，垂盆草 15g。

以上方加减出入治疗 1 个月，于 8 月 4 日出院。出院中医诊断：急黄。西医诊断：亚急性重症肝炎。出院检查：黄疸消退，精神饱满，食量一般，无出血倾向，无腹水，肝肋下未扪及，脾可扪及，肝功能除锌浊 14 单位（硫酸锌浊度试验，既往使用的实验室检查，参考范围 0～12 单位，临床意义相当于现在的球蛋白）外，余项正常。患者除时而肝区隐痛，腹微胀不适外，余无其他感觉，舌脉均正常。

按： 惠伯先生对 20 世纪 80 年代初治疗成功的 2 例急黄进行了系统总结，另 1 例见本书专病论治之"急黄治疗经验"一文。根据急黄的临床表现，惠伯先生认为该病属于伏气温病范畴。因热毒炽盛，传变迅速，前期治疗必须先安未受邪之地，祛邪以救正。两案均邪在气、营分，而所用凉血、化瘀、醒脑三法，均是治入血分之法；联合泻下法是釜底抽薪。这就是"先发制病"之策。把病邪控制在热实阶段，使病情不继续恶化，是提高本病治愈率的关键。从数十年后的今天来看，惠伯先生对该病的治法方药，仍有重要的参考价值。

湿热黄疸（急性黄疸型肝炎）

向某，女，20 岁。1990 年 6 月初诊。

患者因畏寒，上腹部疼痛，全身乏力，食欲减退，厌油就诊，前医按胃肠型感冒治疗 5 天无效。近日发现皮肤及巩膜黄染，肝功能检查：总胆红素 133μmol/L，直接胆红素 71.5μmol/L，谷丙转氨酶 200 单位，麝香草酚浊度试验 12 单位（既往使用的实验室检查，参考范围 0～5 单位，临床意义相当于现在的总蛋白）。苔白厚，脉濡数。

辨证：湿热郁蒸，肝胆失疏，胆汁外溢肌肤。

治法：清热利湿，利胆退黄。

处方：甘露消毒丹加减。

白豆蔻 6g，藿香 12g，茵陈蒿 20g，滑石 20g，川木通 10g，黄芩 15g，连翘 15g，栀子 15g，大黄 5g，虎杖 15g，石菖蒲 10g。

服上方 1 周，黄疸减轻，食欲增加，精神好转。继用上方加减治疗 1 个月，复查肝功能正常，诸症消失。

按： 此案系较为典型的黄疸表现，为湿热证，选用清热利湿的代表方剂甘露消毒丹为基础，常加板蓝根、栀子、虎杖或大黄；热毒重者还可再加龙胆。惠伯先生用此法所治病例甚多，疗效可靠。

【编者语】

内科所见之黄疸，以肝细胞受损所致者居多，相当于西医的肝炎，其具体病因很多，常见的有病毒性肝炎、酒精性肝损害、脂肪肝、自身免疫疾病等。

惠伯先生治疗黄疸时从温病角度切入，常将其分为轻症和重症，轻症主要指湿热黄疸，重症指急黄，既秉传统，又有发挥，特别是在急黄的治疗中作了许多有效的探索。

根据湿热郁阻肝胆脾胃的特点，湿热黄疸可参照湿温辨治，常采用芳香化浊、苦寒燥湿、淡渗利湿，兼疏肝利胆和胃，热甚通利大便。一般情况惠伯先生喜用甘露消毒丹加味。若是热重于湿者，用茵陈、栀子柏皮汤合大柴胡汤加减；湿重于热者，用藿香、厚朴、半夏、茯苓（仿《温病条辨》五加减正气散之意）合四逆散。若舌苔厚腻者，用柴胡达原饮。一些特定药物，如茵陈、秦艽、板蓝根、满天星、金钱草，有较好的退黄作用，通利二便和活血化瘀也有助于黄疸消退。

黄疸缓解后，以疏肝和胃、养肝健脾、活血消瘀等法结合清利湿热以善其后。

急黄在临床治疗中是比较困难的，惠伯先生对此不断探索，在 20 世纪 70 年代他的一份笔记中记载："（近期）治愈四例（急黄），二例神昏，二例半清醒。一妇女神昏休克用清营汤加人参。一例高热神昏用清瘟败毒饮。二例轻者，皆用清热解毒、活血通下利胆。"如此不断总结，认为急黄的病机为湿热夹毒，热毒侵袭肝胆而致血瘀，传变最速，提出先发制病、祛邪救正、中西并重治疗急黄的理念，主张清热凉血解毒、活血化瘀、攻里通下、开窍醒脑四法同用。详见本书专病论治之"急黄治疗经验"。此部分所选急黄医案时间跨度相对较长，记录也十分完整，体现了疾病的动态变化和转归及虚实转变中相应治法的调整。

目前对病毒性肝炎的治疗有长足进步，但各种原因导致的肝功能异常和急性肝衰竭越来越多，也越来越被重视，惠伯先生治疗黄疸的经验可供参考。

中风病案

中风一般分为中经络和中脏腑。中脏腑一般包括西医的缺血性脑卒中、出血性脑卒中及蛛网膜下腔出血。往往都有急性发作和恢复的阶段。随着血管损害性疾病的高发，中风在临床越来越多，其后遗功能障碍影响生活质量者并不少见。除针灸外，中药治疗也有其可取之处。

中风（脑出血）

王某，男，65 岁。1981 年 7 月 18 日初诊。

近 5 年来时常头晕头痛，曾到某医院检查，诊断为高血压。4 天前到亲友处赴宴，饮酒较多，次日晨起自觉头痛眩晕，随即出现左半身不遂而入院。入院检查：脑脊液压力增高，呈血性，血压 150/100mmHg。诊断为脑出血。诊查见低热，汗出如油，头痛，神志不清，嗜睡，鼻鼾，痰多，言语謇涩，左半身不遂，腹部膨胀拒按，大便三日未解，小便少，舌质红少津，苔黄厚中灰黑而干。六脉弦大鼓指。

辨证：痰火食滞，引动肝风，上蒙清窍，络破血溢，气血瘀阻。

治法：凉血清肝，活血止血，通腑降浊。

处方：水牛角 20g（先煎），生地黄 15g，牡丹皮 10g，白芍 20g，丹参 15g，槐花 15g，地榆 10g，大黄 10g（后下），夏枯草 15g，牛膝 10g，钩藤 10g，代赭石 15g。3 剂。水煎服，每日 1 剂。

二诊：7 月 21 日。药后下黑色臭溏大便半痰盂。黑苔渐退，脉弦好转。腑气已通，药已中病，仍用前法。

前方去牛膝、钩藤、代赭石，加野菊花 15g，黄芩 10g，栀子 10g。4 剂。

三诊：7 月 25 日。头痛明显好转，神志较清，知饥，每餐能食一二两米饭。脉亦较前缓和，但二便艰涩。舌苔黄中央灰黑。仍用前法。

处方：水牛角 20g（先煎），生地黄 15g，牡丹皮 10g，白芍 15g，丹参 15g，大黄 10g（后下），六月雪 30g，白花蛇舌草 20g，夏枯草 15g，野菊花 15g，黄芩 10g，栀子 10g。3 剂，水煎服，每日 1 剂。抗热牛黄散，3 支，每日吞服 1 支。抗热牛黄散是初诊处方，当时未购到药，现才使用。

四诊：7 月 28 日。嗜睡、鼾声均减，大便通，小便仍不畅。苔黄腻，痰涎仍多，脉弦滑，治拟涤痰开窍、活血化瘀、通利二便。黄连温胆汤加味。

处方：黄连 3g，陈皮 10g，半夏 10g，茯苓 15g，枳壳 10g，天竺黄 6g，石菖蒲 10g，郁金 10g，白花蛇舌草 20g，大黄 10g（后下），牡丹皮 10g，丹参 15g，白茅根 20g。4 剂，水煎服，每日 1 剂。抗热牛黄散 4 支，每日吞服 1 支。

五诊：8 月 1 日。小便畅通（每次约 500mL），舌苔黄厚而干，中央仍有灰黑苔，手心灼热。仍用前法。

上方加决明子 20g，3 剂。

六诊：8月4日。精神日渐好转，白天已不嗜睡，左侧肢体已能自行活动，但不灵活，食欲转佳，二便畅通，苔薄黄。血压130/90mmHg。仍用前法。上方去白花蛇舌草，加红花10g，3剂。

随访：1981年8月25日。患者回家后服上方药15剂，自觉病情逐渐好转，特别是头不晕痛，饮食二便正常，但左侧肢体仍不太灵活。瘀血未尽，脉络不通，改用补阳还五汤，益气活血化瘀。

处方：黄芪30g，当归10g，川芎10g，赤芍15g，桃仁10g，红花10g，丹参15g，葛根30g，地龙10g，槐花10g，何首乌15g。水煎服，每日1剂。另服大活络丸，每次1粒，日2次。

经用上方药治疗3个月，左侧肢体逐渐灵活，半年后恢复正常。

按： 本案属于中风之闭证。患者素体丰盛，嗜好烟酒，经常头痛头晕，痰热湿浊内阻，肝阳偏亢显然。发病前过食肥甘醇酒，助其痰热，痰火引动肝风，蒙闭清窍，络破瘀阻，故前三诊采用清热平肝、凉血止血、通腑降浊之法，从而使其神志清，腑气通，血压降。其中大黄具有清热通下、化瘀止血的作用，西医学认为能降低颅内压，在中风之闭证中使用，疗效较佳。后三诊涤痰开窍，通腑化瘀，舌謇、嗜睡、半身不遂得以逐渐好转。终以益气活血化瘀收功。

［原载于：董建华. 中国现代名中医医案精华（二）. 北京：北京出版社，1990：1246-1248.］

肝阳上亢头痛（蛛网膜下腔出血）

周某，女，25岁。1978年8月14日初诊。

患者剧烈头痛、呕吐，腰穿为血性脑脊液，西医诊断为蛛网膜下腔出血。入院后用降压、止血及诸对症疗法，病情加重，邀惠伯先生会诊治疗。患者神昏谵语。舌质红绛，苔干黄，脉弦数。

辨证：肝阳上亢化火，上扰清空，损伤络脉，扰乱神明。

治法：清热泻火，凉血止血。釜底抽薪以平上亢之肝阳。

处方：仿犀角地黄汤、三黄泻心汤意加味。

水牛角20g（先煎），生地黄20g，牡丹皮12g，赤芍20g，黄连10g，黄芩15g，栀子15g，大黄10g（后下），连翘15g，槐花15g，地榆15g，地锦草15g，甘草6g。水煎服，每日1剂。

二诊：8月16日。患者服上方药两剂，神时清，狂叫头痛，大便仍未通。脉弦数未减。肝阳上亢，肝火化风，仍然鸱张。仿上法加平肝息风药。

处方：水牛角20g（先煎），生地黄20g，牡丹皮12g，赤芍20g，大黄

10g（后下），钩藤15g，僵蚕10g，蝉蜕10g，白茅根30g，羚羊角3g（为末，另煎成乳白汁兑服），三七粉5g（兑服）。水煎服，每日1剂。

三诊：8月18日。服上方药两剂，大便通，先结后溏。神志有好转，头痛呕吐减。舌红苔黄干，脉弦数。仍用上法，清热凉血止血。

处方：水牛角20g（先煎），生地黄20g，牡丹皮12g，白芍20g，女贞子20g，墨旱莲20g，槐花15g，地榆15g，生石膏30g，连翘15g，野菊花15g，地龙10g。水煎服，每日1剂。

四诊：8月28日。近10日来，病情日益明显好转，神志清楚，食欲增加，大小便正常，能下床到室外活动。患者因病情好转，过度兴奋，昨终夜失眠，今日又感头痛，时有恶心。舌红苔灰黄，脉细数。肝阳有上亢之势。仍拟凉血止血、平息肝风法。

处方：水牛角20g（先煎），生地黄20g，牡丹皮10g，白芍30g，茵陈蒿10g，栀子12g，黄芩15g，半夏10g，葛根20g，野菊花15g，女贞子20g，墨旱莲20g。水煎服，每日1剂。

五诊：8月30日。头痛、呕吐止。舌红，苔薄白黄，脉细稍数。活动自如，精神好转，患者要求出院。拟滋阴养血、消瘀镇静。

处方：生地黄15g，怀山药15g，山茱萸10g，牡丹皮10g，女贞子15g，墨旱莲15g，丹参15g，三七粉3g（兑服），何首乌15g，菊花12g，槐花12g，龟甲15g（先煎）。水煎服，每日1剂。

后患者因精神兴奋，失眠又作，8月31日晨到市区游览约3小时，到上午十点半感觉全身不适，返回医院突发头痛如劈，呕吐，颅压升高，引起蛛网膜下腔再度出血。十二点剧烈呕吐、面色苍白，出现休克，抢救无效，于下午两点心跳停止。

按：此案在治疗上，中西医结合的疗效是满意的。但患者下床活动太早，以致复发而亡。此病复发率很高，不能认为症状初步受到控制即是痊愈，应当预见后果，劝患者巩固治疗。

中医学认为七情太过损伤神明。喜，本对人有好处，然太过亦可导致疾病，古人有"喜伤心"之说。此患者经中西医结合抢救很快好转，喜出望外，过度兴奋，引起失眠，阴液受损，肝阳上亢，再度损伤脉络，以致血溢脉外而亡。这是一个血的教训，提示我们治疗本病时，一定要防止患者过喜过悲，并要预见到疾病潜在的危险性。

［原载于：董建华．中国现代名中医医案精华（二）．北京：北京出版社，1990：1248-1250.］

【编者语】

所选案例里除中风急性发作期和恢复期的治疗思辨外，还有 3 点有意义的地方。

1. 琴心剑胆用下法　在发热中，用下法；在出血中，有下法；在急黄中，重下法。此处，又见下法。包括后面的癃闭等，都提及下法。可见下法在先生的治疗中占有重要地位。无论是脑出血还是蛛网膜下腔出血，广义上都与中医学血证相关，血证治法之一是治火，火盛气逆，热淫于内，迫血妄行，血溢脉外，大黄既能泻下攻积、通腑泄热，又能化瘀止血。大便得行，腑实得通，火热得降，则气血逆乱得以纠正，患者即可转危为安。经临床反复证实，大黄在中风闭证之阳闭中应用，疗效较佳。

2. 不同剂型的综合应用　临床上部分疾病的病程较长，需要长期甚至终身治疗。长期治疗，无论中医还是西医，都涉及患者依从性的问题，对中药而言，若需长期服药，丸、散剂可适当应用，便于患者长期使用。先生比较关注这一问题。

3. 恢复期的预防　一般我们说预防，都偏重于未病时预防疾病发生，有病时及早诊治，防治病情恶化。此部分病案中提及在疾病恢复的时期，要预防疾病的复发。就蛛网膜下腔出血而言，发病 1 个月内再次出血复发率是很高的，是其最常见的并发症，患者须静卧休养。在其他疾病中，我们也应关注这一问题。

肾炎病案

中医学传统上没有肾炎这一称谓。因惠伯先生擅长治疗重症，成功救治了多例尿毒症，在实际工作中他发现，不少患者在早期肾脏受损时没有重视，若是及时诊治，可能不会快速发展成尿毒症，故对肾炎颇为重视。广阅文献，结合自身经验，形成了较为系统的肾炎诊治经验，并有诸多验案。因肾脏相关西医病名不断发展变化，为避免病名导致混淆，此处仅择 3 例典型案例来例证其诊治思路。

风水（急性肾炎）

陆某，男，4 岁。1979 年 2 月 2 日初诊。

患者因急性肾炎入住儿科。诊见颜面浮肿，耳下发颐，继则全身浮肿，咽部充血，扁桃体肿大，发热，小便不利，舌红苔黄，脉浮数。尿常规检查：

蛋白尿（+++），白细胞（+++），红细胞（++），颗粒管型0～5/HP，透明管型0～2/HP。

辨证：风水泛滥。

治法：宣肺利尿，清热解毒。

处方：麻黄连翘赤小豆汤加减。

麻黄4g，连翘10g，赤小豆15g，金银花10g，牛蒡子10g，玄参10g，黄芩10g，黄连3g，板蓝根15g，益母草15g，蝉蜕6g，白茅根15g，石韦10g，紫花地丁10g，生地黄10g。5剂，水煎服，每日1剂。同时西医予青霉素40万单位，肌内注射，1次/日，10天。

二诊：2月7日。服上药后，全身浮肿消退，颜面浮肿及耳下发颐明显减轻，咽微红，苔薄黄，脉数。尿常规检查：蛋白（±），红细胞（+），白细胞0～1/HP。

处方：麻黄4g，连翘10g，赤小豆15g，金银花10g，野菊花10g，玄参10g，天葵子10g，白茅根10g，石韦10g，槐花10g，地榆6g，生地黄10g，牡丹皮10g，紫花地丁10g，夏枯草10g。6剂，水煎服，每日1剂。

三诊：2月13日。右颌下淋巴稍肿，尿黄，舌苔白，脉数。尿常规检查：蛋白（±），红细胞（±）。

用六味地黄汤加黄芪、白术、白茅根、石韦、女贞子、墨旱莲、玄参、紫花地丁。15剂，水煎服，每日1剂。

四诊：2月28日。颌下淋巴肿已消，精神好，苔薄白，脉平。尿常规检查：蛋白（±），红细胞（±）。

玉屏风散合六味地黄汤加丹参、鱼腥草，以善其后，持方出院继续服药。

随访得知，服5剂后，尿常规检查：蛋白（-）。

按：《内经》论治水"开鬼门""洁净府"，即发汗、利尿之意。《金匮要略·水气病脉证并治》中提及"腰以下肿，当利小便；腰以上肿，当发汗乃愈"。此案风水，由颜面而及全身，故"开鬼门""洁净府"皆用之，发热，耳下发颐，淋巴结肿大，提示感染存在，故用大剂量清热解毒之品，症状缓解后，投以扶正固表，体现了惠伯先生治急性肾炎分阶段的理念。

皮水（肾病）

李某，男，9岁。1979年4月14日初诊。

患者全身浮肿已13天，下肢较甚，尿少（尿量150mL/d），便秘。血压120/90mmHg，腹水体征明显。尿常规检查：蛋白（+++），白细胞0～5/HP，红细胞0～7/HP。西药：氢氯噻嗪25mg，2次/日；青霉素40万单位，肌内注射，2次/日；利血平25mg，2次/日。经治疗尿量未增加，4月13日无尿。刻下全身浮肿，其腹如鼓，阴囊肿，头昏，恶心呕吐，不思饮食，尿闭，苔白，脉浮数。血非蛋白氮132mg%（既往使用的检验项目，参考范围为20～35mg%全血，意义大致同于现在的尿素氮）。

辨证：脾胃湿浊上泛，肺气不宣。

治法：宣肺利尿，和胃降逆，佐以通便。

处方：麻黄连翘赤小豆汤加减。

麻黄4g，连翘10g，赤小豆15g，白茅根15g，石韦15g，白花蛇舌草15g，六月雪20g，半夏10g，黄连须6g，陈皮10g，茯苓10g，大黄8g（后下）。5剂，水煎服，每日1剂。

另：大黄30g，白花蛇舌草50g，六月雪50g，煎水200mL，分3次灌肠，2次/日。

同时西药输注利尿合剂。

二诊：4月20日。患儿服前药后，呕吐止，全身浮肿减轻，尿量明显增加（尿量660mL/d）。尿常规检查：蛋白（++），白细胞1～8/HP，红细胞1～6/HP。血胆固醇399mg%（参考范围142～230mg%），西医考虑肾病，加泼尼松40mg，1次/日（逐渐减量）。

辨证：湿浊已降，肺郁脾虚。

治法：宣肺益气健脾。

处方：麻黄连翘赤小豆汤合防己黄芪汤加减。

麻黄3g，连翘10g，赤小豆20g，防己10g，苍术10g，白茅根20g，白术10g，益母草15g，石韦15g，蝉蜕6g，六月雪20g，槟榔10g，黄芪20g。9剂。水煎服，每日1剂。

三诊：4月30日。非蛋白氮51mg%。尿常规检查：蛋白（+），白细胞1～8/HP，红细胞1～3/HP。腹壁仍水肿，按之凹陷不起，尿量1500mL/d，苔白，脉浮。

辨证：脾虚水泛。

治法：益气健脾，温阳利水。

处方：防己茯苓汤加味。

防己10g，茯苓10g，桂枝5g，黄芪20g，党参10g，白术10g，陈皮10g，薏苡仁10g，大腹皮6g，泽泻10g，五加皮10g，大枣20g。3剂，水煎服，每日1剂。

另：肾气丸，5g，2次/日。

四诊：5月4日。服前药后，腹壁水肿明显消退，面色㿠白，四肢不温，舌淡嫩，脉沉细。血清蛋白电泳：白蛋白 50.5%，α_1 2.8%，α_2 21.5%，β16.8%，γ84%。胆固醇 305mg%（参考范围 142～230mg%），非蛋白氮 36mg%。尿常规检查：蛋白（+），白细胞少许，上皮细胞少许。

辨证：脾肾气虚。

治法：益气健脾温肾。

处方：黄芪 15g，黄精 10g，苍术 10g，生地黄 10g，山药 10g，五味子 10g，枸杞子 10g，茯苓 10g，泽泻 10g，炮附子 6g（先煎），鹿角片 6g，大枣 20g，淫羊藿 10g。10 剂，水煎服，每日 1 剂。

明显好转出院。

按：惠伯先生认为皮水本质是脾虚湿盛，遵古训"皮水……当发其汗"以麻黄发汗，兼宣通水之上源；半夏、茯苓等健脾除湿；参古人"大便动，小便通"之意，用大黄、六月雪等泻下逐水。后期以补脾肾为主，体现急则治其标、缓则治其本之意。

此病案由症状反推，多系肾病综合征。并且出现了并发症：急性肾损伤。即使今日，治疗上也棘手，很可能需要血液净化，案中所体现的惠伯先生利用中医经典之理念，很有参考价值。

水肿（慢性肾炎）

张某，女，51 岁。1993 年 3 月初诊。

反复下肢轻微水肿 3 年，先未重视，近 1 年来于门诊多次查尿常规提示尿蛋白波动在（+～++），隐血（+～++）。西医考虑慢性肾炎。患者本自觉症状不甚突出未重视，后因闻及尿毒症而心生畏惧，遂来中医门诊求治。刻下偶有疲乏、腰酸。面色稍暗，舌红，苔白，脉细。

辨证：气阴两虚，脉络瘀阻。

治法：益气养阴，利湿通络。

处方：黄芪 30g，黄精 15g，白术 15g，白茅根 15g，熟地黄 15g，山茱萸 10g，山药 15g，茯苓 15g，牡丹皮 10g，泽泻 10g，丹参 30g，墨旱莲 15g，益母草 20g，地龙 10g。水煎服，每日 1 剂。

二诊：服上方半月后，疲乏、腰酸症状消失。复查小便同前无明显变化。上方加水蛭 3g（研末分 3 次吞服）。连服两个月。

三诊：两个月后复诊查小便常规：尿蛋白微量，隐血（±）。

按：慢性肾炎病程迁延，临床表现可轻可重。中医古籍中没有肾炎这一概念和论述，惠伯先生认为慢性肾炎多为本虚标实之证，本虚多为气阴两虚，标实多为水湿、湿热、瘀血。此案采用益气养阴、利湿通络之法，无论是从中医的症状变化，还是西医的检查结果，都证实取得了较好疗效。

【编者语】

惠伯先生那个年代所谓肾炎，大致同于现今的原发性肾小球疾病。现在西医的临床病名和病理名称都比较清晰完整，但原发性肾小球疾病可能涉及的中医病名实在太多。

总而论之，其最常见的共同表现是水肿，前列三案均有水肿。水肿主要与肺、脾、肾三脏相关。肺朝百脉，通调水道，水之上源也；脾气散精，诸湿肿满皆属于脾；肾者主水。处理水肿的方法还是要参古训：开鬼门、洁净府，还有就是通大便以逐水排浊。《内经》中提及水肿治疗时说"去菀陈莝"，关于去菀陈莝有两种观点，一种是逐水，排除体内陈腐之物；一种是活血化瘀。这两种观点不矛盾，且在临床中均用之有效。特别是在顽固性水肿里，有瘀水互结一说，活血化瘀是极其重要的治疗措施。

另一个共性是尿检异常：蛋白尿、血尿。其中蛋白尿是关键。蛋白尿的有与无、多与少，均显著影响肾炎发展转归。蛋白尿的中医治疗主要为补虚、化瘀通络和清热解毒。补虚固摄，防止精微下注；化瘀通络，畅通百脉运行之道；清热解毒有抗炎之效。惠伯先生治蛋白尿擅用六味地黄丸合自拟的"肾功方"（黄芪、黄精、白术、白茅根）加益母草、水蛭等。当下在临床中，用24小时尿蛋白定量比尿常规判断蛋白尿更为准确。

此外，外感因素在肾炎，特别是急性肾炎和易感冒的慢性肾炎中不可忽略。并发症也不可不重视。

现在有不少患者，自身没什么异常感觉，就是尿检异常，提醒此类患者及时诊治，可参慢性肾炎治疗，定期随访也很重要。

癃闭病案

癃闭之名，早已有之，《素问·六元正纪大论》有"阳明司天之政……民病癃闭"之说。泛指尿量减少、排尿困难，甚则无尿。原因繁多，多与肾和膀胱相关，其中以肾损害致无尿者，临床处理最为棘手。

风水热入营血（急性肾炎、尿毒症）

彭某，男，48岁，教师，住本院内一科。1979年3月2日初诊。

患者因皮肤外用药过敏，次日全身浮肿，呼吸困难，当地治疗无效，按肾炎收住本院。尿常规检查：红细胞（＋＋＋＋），蛋白（＋＋＋），白细胞少许，颗粒管型少许。血沉105mm/h，非蛋白氮89mg%（既往使用的检验项目，参考范围为20～35mg%全血，意义大致同于现在的尿素氮），血红蛋白82.8g/L，白细胞 $13.1×10^9$。西药曾用抗感染、抗过敏、利尿、纠正电解质紊乱等治疗乏效，病情日益加重。邀惠伯先生会诊：患者肉眼可见血尿，大便结，呕吐，衄血，皮肤瘙痒，血压160/90mmHg，尿量1200mL/d，非蛋白氮134mg%，肌酐8.3mg%（参考范围0.6～1.6mg%），血红蛋白76g/L，血小板 $13.5×10^9$，血氯、血钠、血钾均偏低，血清总蛋白55g/L，白蛋白32g/L。

辨证：湿热毒入营血。

治法：清热凉血，苦降湿热。

处方：黄连6g，陈皮10g，半夏10g，枳壳10g，竹茹10g，大黄10g（后下），白茅根20g，牡丹皮10g，赤芍15g，苦参15g，益母草15g，蝉蜕6g，六月雪30g，白花蛇舌草30g。3剂，水煎服，每日1剂。

二诊：3月5日。病情逐渐恶化，神昏高热，烦躁不安，抽搐痉挛，舌苔黄灰而干，呕吐频繁，大便结，癃闭，衄血，非蛋白氮156mg%，肌酐12mg%，医嘱病危。

辨证：邪陷心肝，血热动风。

治法：清营凉血，息风通腑。

处方：仿羚角钩藤汤、犀角地黄汤加减。

羚羊角3g（为末兑服），钩藤12g，生地黄20g，牡丹皮10g，赤芍15g，水牛角30g（先煎），白茅根20g，大黄10g，六月雪20g，川贝母6g，白花蛇舌草20g，野菊花15g，天竺黄6g。2剂，水煎服，每日1剂。抗热牛黄散，日服2支。

三诊：3月7日。神昏好转，抽搐亦减，大便通，尿量2000mL/d，仍呕吐，衄血，尿血，舌苔灰而干。仿上方去钩藤、天竺黄、川贝母，加黄连、金银花、连翘、丹参、三七粉、玉竹，以清热解毒、活血止血，2剂。

四诊：3月9日。仍呕吐，苔灰黄而干，衄血已减。尿常规检查：蛋白（＋），红细胞（＋），白细胞少许，非蛋白氮148mg%，肌酐10mg%，仍用清热凉血、止血活血、降胃止呕法。

处方：水牛角30g（先煎），生地黄15g，牡丹皮10g，赤芍15g，丹参15g，白茅根20g，六月雪20g，白花蛇舌草20g，金银花12g，连翘12g，陈皮10g，车前子10g（包煎），三七粉3g（兑服）。3剂，水煎服，每日1剂。

另用大黄30g，六月雪60g，白花蛇舌草60g，煎水300mL，分两次，保留灌肠。

四诊：3 月 12 日。黄灰苔全退，呈薄白苔，神清，呕吐止，失眠，脉滑数，全身皮肤瘙痒，非蛋白氮 129mg%，肌酐 3.4mg%。仍用上方减其剂，并继用大黄、六月雪、白花蛇舌草保留灌肠。

3 月 12 日至 3 月 21 日。症状逐渐好转，但因感冒，复因亲友探视劳倦，病情又有波动，发热烦躁，时呕吐、尿少。在这段时间内，用犀角地黄汤、龙胆泻肝汤、黄连温胆汤与羚羊角、野菊花、苦参、白茅根等清热凉血之属加减出入施治。并配至宝丹、抗热牛黄散醒脑镇静，用大黄、六月雪、白花蛇舌草先后保留灌肠 12 次，以清泄解毒。

五诊：3 月 23 日。呕吐止，皮肤瘙痒好转，非蛋白氮 52mg%，肌酐 3.4mg%，血红蛋白 25g/L（由于大量失血而贫血）。病情虽好转，但不稳定。先后输血 5 次，病情逐渐稳定。

3 月 23 日至 5 月 7 日。共 1 个月半时间，病情时有小反复，如衄血，低热，皮肤瘙痒，恶心，舌苔时而变黄厚。尿常规检查：蛋白（++），红细胞（++），脓球（+），管型（+）（上下波动）。用药均以凉血、清热、养阴、活血、止血为主，如犀角地黄汤、六味地黄汤、恢复肾功验方（黄芪、黄精、苍术、白茅根）、二至丸及三七、丹参、益母草、苦参、土茯苓、蝉蜕、六月雪、白花蛇舌草、甘草之类。并用绿豆汤佐膳以解毒。

六诊：5 月 10 日。出院检查：非蛋白氮 45mg%，肌酐 1.5mg%。尿常规检查：蛋白微量，酚红排泄试验证明肾功能欠佳。症状消除，精神饱满，面部晦暗之色已全消，微有红光。嘱患者出院后定期来院复查。当拟养阴清热方以善后。

处方：生地黄 12g，山药 15g，山茱萸 10g，牡丹皮 10g，茯苓 10g，泽泻 10g，菊花 10g，枸杞子 12g，石韦 12g，白茅根 12g，女贞子 15g，墨旱莲 15g。水煎服，每日 1 剂。并嘱与杞菊地黄丸交替服用。

患者 1980 年 2 月来函云：他到成渝两地检查，均证实肾功能全部恢复。

按：本案属温病范畴，热入营血，邪陷心肝，方用大量清营凉血、息风通下之品，两次高热神昏，抽搐痉挛，均于短期获效。用釜底抽薪法，在温病危险病程中，起到良好作用，对降低尿素氮及肌酐，均有显效。西医学认为泻下有消除肠积滞，改善消化功能，排出毒素，缓解脑水肿及改善神经系统症状等作用。用大黄、六月雪、白花蛇舌草保留灌肠，对呕吐不能进药的患者，起到辅助治疗作用。本案按温病理论辨证施治，获得成功，足证温病学说，用于治疗危急重症热病，是个伟大的宝库。

湿热癃闭（肾结核、尿毒症）

邱某，男，55 岁。1977 年 7 月 21 日初诊。

患者自述 17 年前，曾患急性肾炎住院。经半个月治疗，出院后一直未复发。于 1977 年 7 月 15 日，突见浮肿、呕恶、血尿、尿少（每日约 100mL）、表情淡漠。尿常规检查：蛋白（+++）、红细胞（++++）、白细胞（+）、脓球少许、颗粒管型（+）。西医诊断：慢性肾炎急性发作，肾结核，尿毒症。经过西医抗感染及支持疗法、纠正酸中毒、维持水电解质平衡、促进蛋白合成、利尿等 6 天治疗，病情加重，神志不清，下达病危通知书。遂邀惠伯先生会诊，患者全身晦滞暗黄，手抓血痕遍及胸腹，干哕之声达于室外，口中秽臭尿气，散发床周。患者表情淡漠，神昏不语，时而狂叫，烦躁不安，满床滚动，大便不通，小溲癃闭（每日尿量约 100mL），肉眼可见血尿，四肢浮肿，胸腹胀满，伴有腹水，舌苔黄厚腻，脉细数。血压 140/100mmHg。血生化检查：非蛋白氮 170mg%（既往使用的检验项目，参考范围为 20～35mg% 全血，意义大致同于现在的尿素氮）。肾功能损害严重。

惠伯先生思患者患肾病多年，肾气必亏，而当前湿热阻滞三焦，阳明腑实，胃气上逆，湿浊泛滥蒙闭心包。此病本虚标实，急则治标，法当釜底抽薪、通泄胃腑、兼利膀胱、清热解毒、凉血止血。

处方：生大黄 30g（后下），白花蛇舌草、六月雪各 60g。水煎，频服。

大黄苦寒泄热毒、破积滞、化瘀血；白花蛇舌草与六月雪有清热解毒利尿之功，重剂以投，取其力专。

当日傍晚患者初服一二汤匙即呕吐，其妻耐心喂药。至半夜，呕吐渐停，服完，患者稍感安静。翌晨，腹中辘辘有声，少顷暴注而下黑黄色粪尿半痰盂，臭气盈室。病者溅溅汗出，昏昏酣睡约 4 小时。自大便通后，患者尿量增多，烦躁渐减，改用苦降泻下、凉血止血法。

处方：黄连 6g，陈皮 10g，半夏 10g，厚朴 10g，大黄 10g（后下），牡丹皮 15g，槐花 15g，地榆 15g，白茅根 30g，鱼腥草 20g，白花蛇舌草 15g，六月雪 20g，益母草 20g，虎杖 10g。水煎服，每日 1 剂。

二诊：7 月 23 日。上方服 3 剂，大便通，尿量增加，神志较清，但血尿如前，原方加黄芪 18g，取益气止血之意。以后又加仙鹤草、藕节之类以助止血。

三诊：8 月 10 日。患者经中药治疗十天，西药未加利尿剂，尿量增加，大便每日三四次，神志已清，精神大有好转，呕吐减轻，四肢浮肿及腹水基本消退，非蛋白氮 126mg%，尿常规检查：红细胞（+++），蛋白（+++）。继用益气活血止血之法。

处方：黄芪 20g，白茅根 20g，白术 10g，薏苡仁 15g，虎杖 10g，蝉蜕 6g，槐花 15g，地榆 15g，牡丹皮 10g，茜草 10g，鱼腥草 20g，六月雪 20g，益母草 15g，蒲公英 15g，白花蛇舌草 15g。水煎服，每日 1 剂。

四诊：8 月 17 日。经过 1 周治疗，患者尿量增加到 2000mL 以上，食欲增加，改用益气补肾止血法。

处方：黄芪 30g，生地黄 20g，山药 20g，山茱萸 10g，牡丹皮 10g，茯苓 10g，泽泻 10g，枸杞子 15g，槐花 15g，地榆 15g，金樱子 20g，菟丝子 15g。

五诊：8 月 22 日。食欲大增，非蛋白氮降至 54mg%，全身晦暗黄色转为黄白红润，面部已有神采，仍以益气补肾为主。

处方：黄芪 20g，天冬 15g，山药 10g，牡丹皮 10g，黄精 15g，槐花 15g，地榆 15g，苍术 10g，白茅根 15g，菟丝子 10g，金樱子 20g，女贞子 15g，墨旱莲 15g，五味子 10g。水煎服，每日 1 剂。

六诊：9 月 6 日。血尿（+++），蛋白（+++），24 小时尿液沉渣出现抗酸杆菌（++），全身症状基本消失，尿量每日 1600mL 以上，非蛋白氮降至 47mg%。

出院诊断：肾结核，尿毒症。

中医辨证：湿热癃闭损伤血络。

出院时处方：

1. 黄芪 20g，白术 10g，黄精 15g，白茅根 15g，知母 10g，黄柏 10g，女贞子 15g，墨旱莲 15g，五味子 10g，菟丝子 15g，黄芩 10g，夏枯草 15g，十大功劳 10g。水煎服，每日 1 剂。

2. 黄芪 500g，黄精 250g，夏枯草 1000g，十大功劳 1000g，丹参 250g，女贞子 1000g，墨旱莲 1000g，牡丹皮 250g，白芍 200g。浓煎去渣，加糖 1500g 为膏（加防腐剂）。

两方均有益气养阴抗痨之功，嘱患者长期服用以善后。

患者回农村后，从未来诊。事过八载，邂逅患者胞兄于途，谈及邱某之病，自服一方 20 余剂，二方药膏三料，异烟肼 200 片，病未复发，目前正在农村忙生产，其兄感谢之情，溢于言表。

按：本案属肾痨久病，损伤气阴，又因湿热阻滞三焦，火腑不通，阳明腑实，胃气上逆，湿浊泛滥，蒙闭心包。此病本虚标实，法当釜底抽薪、急下排毒。古人有"大便动则小便自通"，又说"小便闭，利二便"。《内经》治水原则，采用"开鬼门，洁净府，去菀陈莝"，所谓"去菀陈莝"就是通下逐水。癃闭在紧要关头，肾脏不能排水，以肠道代之，使邪有出路，使积在体内的水分和废物从肠道排出，是急则治标、祛邪救正之法。

本案前段治标，在通利排毒的思想指导下立法用药；后期邪退正虚，且西医诊断为肾结核，故以益气养阴抗痨收功。

癃闭（急性肾炎、尿毒症）

黎某，男，12 岁。1979 年 1 月 9 日初诊。

患儿因全身浮肿，且散在出血点及瘀斑就诊。尿常规检查：蛋白（+++），颗粒管型（+），蜡样管型少许，血小板 19000/mm³，出血时间 8 分钟，凝血时间 2.5 分钟，红细胞 $2.48×10^{12}$/L，血红蛋白 70g/L，非蛋白氮 104mg%（既往使用的检验项目，参考范围为 20～35mg% 全血，意义大致同于现在的尿素氮），以肾炎收入本院内一科。经过 4 天西药治疗（曾用多种抗生素、支持疗法、利尿剂等），病情突然恶化，抽搐，双眼斜视，呼吸暂停，经西医抢救（人工呼吸、输氧、注射烟酸二乙胺、洛贝林等）脱险。尿常规检查：蛋白（+++），红细胞（+），白细胞（++），脓球（+），颗粒管型（++），细胞管型（+），蜡状管型少许，非蛋白氮 224mg%。刻下患者面色㿠白，发热，半昏迷状态，全身浮肿，轻度腹水，呕吐，大便不通已二日，抽搐，时有谵语，尿少，苔黄滑，脉细数。

辨证：癃闭，热毒入营血，引动肝风，湿热血瘀互结，湿浊上逆，内陷心营。

治法：清热化湿，降逆通下，佐以活血化瘀。

处方：仿黄连温胆汤、大黄牡丹汤加减。

大黄 8g（后下），牡丹皮 10g，桃仁 6g，黄连 6g，陈皮 10g，半夏 8g，茯苓 10g，枳实 10g，黄芪 15g，防己 6g，葶苈子 10g，白茅根 15g，天竺黄 6g，六月雪 20g，白花蛇舌草 15g。水煎服，每日 1 剂。

二诊：1 月 10 日。服一剂呕吐微减，神志好转。仿上方加己椒苈黄丸以助逐水行浊之力。

处方：大黄 10g（后下），牡丹皮 10g，桃仁 6g，防己 10g，椒目 10g，葶苈子 10g，牵牛子 10g，黄连 5g，陈皮 5g，半夏 8g，茯苓 15g，枳壳 10g，白茅根 15g，黄芪 15g，天竺黄 6g，六月雪 30g。另伏龙肝 30g 煎汤代水煎药。2 剂。

三诊：1 月 12 日。大便已解，呕吐止，痰中带血，血压偏高，尿检蛋白（++），非蛋白氮 100mg%，仍守前方加益母草利水活血。

四诊：1 月 17 日。大便已解，尿增多（约 2000mL），浮肿好转，潮热身痒，腹胀，仍有腹水，痰中带血，舌淡，脉细数，非蛋白氮72mg%，红细胞，白细胞2.64×10⁹/L，其中中性粒细胞百分比90%，尿常规检查：蛋白（+++），红细胞（+），管型少许。用益气补脾、利湿清热法。

处方：黄芪15g，黄精10g，白术10g，白茅根10g，防己10g，椒目10g，葶苈子10g，大枣20g，虎杖10g，牵牛子10g，鱼腥草20g，六月雪15g，白花蛇舌草15g。3剂，水煎服，每日1剂。

这段时间西药用支持疗法，输血、能量合剂，苯丙酸诺龙、泼尼松、抗生素等。

五诊：1月20日。呕吐全止，身痒亦止，面色㿠白，微肿，舌淡，脉按之无力。尿常规检查：蛋白（++），红细胞（+），白细胞（+），非蛋白氮66mg%，肌酐0.5mg%（参考范围0.6～1.6mg%）。脾肾两虚，用双补脾肾法。

处方：党参10g，黄芪15g，白术10g，防己10g，生地黄10g，茯苓10g，大枣20g，当归10g，枸杞子10g，陈皮10g，甘草4g，五味子10g，五加皮10g。15剂，水煎服，每日1剂。

六诊：2月5日。病情逐渐好转，但出现气阴两亏，舌红脉细数，尿量增多（每日仍保持2000mL以上）。治应补肾恢复肾功，以六味地黄丸、五子衍宗丸及黄芪、黄精、白术、白茅根，另配活血之品，如川芎、红花、丹参之类加减成方。此后又出现脾肾阳虚，加服桂附八味丸。

七诊：2月26日。按上述原则，调整阴阳，治疗20天，肿全消，食欲增加，但面色㿠白，尿多。尿常规检查：蛋白（+），红细胞少许，颗粒管型0～1，细胞管型0～1，非蛋白氮33mg%，肌酐0.5mg%，酚红排泄试验证明为慢性肾功能损害，红细胞4.12×10¹²/L，血红蛋白90.8g/L，血小板181×10⁹/L，出院时，以双补脾肾，佐以清热之剂善后。

处方：黄芪15g，黄精10g，白术10g，生地黄10g，山药10g，山茱萸10g，枸杞子10g，牡丹皮6g，川芎6g，红花6g，丹参10g，石韦10g，五味子10g，鱼腥草10g。长期服用，水煎服，每日1剂。加服桂附八味丸。

观察6年至该生读高中，各项指标全部正常。

按：本案属风水热毒入营血，引起肌衄、癃闭。西医诊断：急性肾炎、尿毒症、血小板减少。急性期，癃闭伴全身散见出血点及瘀斑，说明热毒入血，已耗血动血。故用大黄牡丹汤，清热活血化瘀通便，而达到"大便动，小便自通"的效果，活血化瘀而达到止血。惠伯先生从抢救出血热少尿期，用桃仁承气汤治验得来此法，认为全身既有出血，膀胱亦可出血蓄血，故用活血通便之大黄牡丹汤，收到显著疗效。后期用脾肾双补调整肾阴肾阳，经年余治疗，六年观察，基本治愈。在急性抢救时期中西结合共建功效。

阴水（慢性肾炎、尿毒症）

陈某，男，52 岁。1977 年 8 月初诊。

患者病已 6 年，有慢性支气管炎病史。全身浮肿，腹水，面黄晦滞，尿少便溏，纳呆、咳嗽、气喘，痰涎清冷，时而呕恶。诊查见舌苔白滑厚腻，脉沉细。尿常规检查：蛋白（+++），颗粒管型。非蛋白氮 120mg%。西医拟诊为慢性肾炎，尿毒症。服西药无效，转中医科治疗。

辨证：肺脾肾阳虚，寒湿内蕴。

治法：宣肺温阳化湿法。

处方：麻黄汤、真武汤加味。

麻黄 10g，桂枝 10g，杏仁 10g，炮附子 10g（先煎），带皮茯苓 20g，白芍 10g，苍术 15g，陈皮 15g，半夏 10g，厚朴 10g，生姜 10g。5 剂，水煎服，每日 1 剂。

二诊：服上方药 5 剂后，全身肿、咳喘均好转，尿量增多，腹水未大减，苔仍白腻，口涎减少。上方加黄芪 30g，防己 10g。再进药 10 剂。

三诊：服上方药后，咳喘、全身浮肿均大减，腹水未消。苔仍白腻。大便仍溏，食欲不振。太阴寒湿为患，投实脾饮加减守方治疗。

处方：炮附子 10g（先煎），干姜 10g，苍术 15g，草果仁 8g，槟榔 15g，厚朴 12g，木香 10g，陈皮 12g，半夏 10g，茯苓 15g，薏苡仁 20g，桂枝 10g。30 剂，水煎服，每日 1 剂。

四诊：1 个月后患者步行来门诊，神气好转，面虽黄，晦暗之色已减，且有神采，苔白腻已退，质淡嫩，脉转有神，腹水已消。自云服上方约 20 剂，咳喘时，曾交替服二诊方药 9 剂，尿量逐渐增多。目前夜尿多，食欲好转，便已不溏。尿常规检查：蛋白（+）、非蛋白氮 46mg%。浊湿已消，脾肾两虚，用脾肾双补法。

处方：黄芪 20g，党参 15g，白术 15g，黄精 15g，炮附子 10g（先煎），茯苓 10g，枸杞子 12g，淫羊藿 12g，甘草 6g，大枣 15g。水煎服，每日 1 剂。

经半年治疗观察，患者曾因劳累或感冒有几次小反复，经对证处理，并根据上法配用右归丸、金匮肾气丸等，均收到显著疗效。

按：此案是肺脾肾为寒湿所困，重点在脾，脾为湿困，运化失职，寒温凝聚，以致三焦水道失司，故用实脾饮，温太阴独盛之寒湿，消除腹水取得疗效。

至于风寒袭肺所致之水肿，麻黄有特殊功效。麻黄三大功用：发汗、平喘、利尿。《内经》治水肿有"开鬼门""洁净府"之法。麻黄不仅能发汗消肿，而且能利尿消肿。凡全身水肿皆可用麻黄，风热用麻黄连翘赤小豆汤；风寒用麻黄汤。

本案始用麻黄汤辛温发汗消肿，真武汤温阳利水，故取得消退全身水肿之效。中期用实脾饮，温太阴寒湿，使腹水消。曾交替服二诊方药，以温宣肺气、温化肾水，亦可助消腹水之力。恢复期用脾肾双补法，调整阴阳，用右归丸、金匮肾气丸，使肾阳恢复，从而巩固效果。

[原载于：董建华. 中国现代名中医医案精华（二）. 北京：北京出版社，1990：1257-1258.]

虚痨（肾病、尿毒症）

王某，女，40 岁。1965 年 4 月初诊。

患肾病 10 余年，反复发病。胆固醇 560mg%（参考范围 142～230mg%），血红蛋白 30g/L，红细胞 $1.6×10^{12}$/L，白细胞 $3.2×10^9$/L，非蛋白氮 112mg%。尿常规检查：蛋白（+++），红细胞少许，颗粒管型（++），蜡状管型（+）。西医诊断：肾病，尿毒症。曾用激素、苯丙酸诺龙、环磷酰胺、利尿剂等。经治数月效果不明显，邀惠伯先生会诊治疗。刻下颜面灰白晦滞，全身浮肿，畏寒，眩晕耳聋，经闭，脱发，便溏，尿少，时而恶心，食欲不振，舌质淡，脉沉细。

辨证：脾肾阳虚，精血亏损。

治法：温补脾肾，益气利水。

处方：仿金匮肾气丸加味。

熟地黄 15g，山药 15g，山茱萸 10g，牡丹皮 6g，茯苓 10g，泽泻 10g，炮附子 10g（先煎），肉桂 4g，黄芪 20g，白术 12g，干姜 10g，大枣 20g。水煎服，每日 1 剂。

二诊：服上方药 10 剂，各症均有好转，但因近日感冒，低热，汗多，身痛，咳嗽。改用益气固表、调和营卫。拟玉屏散、桂枝汤合方加减。

处方：黄芪 20g，防风 10g，白术 15g，桂枝 10g，白芍 10g，生姜 3 片，大枣 20g。水煎服，每日 1 剂。另服桑菊片。

三诊：患者感冒好后，脾肾阳虚症状又较突出，仍用金匮肾气丸与玉屏风散合方。

处方：黄芪 20g，防风 10g，白术 15g，大枣 20g，熟地黄 12g，山药 15g，山茱萸 10g，牡丹皮 6g，茯苓 10g，泽泻 10g，炮附子 10g（先煎），肉桂 5g。

水煎服，每日 1 剂。

另用：红参 30g，鹿茸 20g，紫河车 2 具研末，早晚服 3g。配合输血多次。

四诊：坚持上法治疗，病情大有起色，感冒次数亦减少。仿右归丸加味，以温肾阳、补精血、补火生土。

处方：熟地黄 30g，山药 30g，山茱萸 30g，菟丝子 30g，鹿角胶 30g，仙茅 30g，淫羊藿 30g，肉桂 15g，制炮附子 20g，肉豆蔻 15g，五味子 30g，红参 30g，鹿茸粉 30g，紫河车 3 具。上药为末蜜丸，每服 5g，日 3 次。另服龟鹿二仙胶丸。

患者经过 8 个月治疗，病情反复十余次，均较轻，经中西医结合处理，症状基本消失，精神好转，返家调理。出院时化验：红细胞 $3.6×10^{12}$/L，血红蛋白 60g/L，胆固醇 220mg%，尿素氮 46mg%。尿常规检查：蛋白（+），管型少许。

患者于 4 年后来院复查，证实肾功能基本恢复，恢复工作已两年。

按：本案属于脾肾两虚，精血亏损，火不生土，阴阳两虚。肾藏精生髓，主人体生长发育。精血互生，肾精不足，故患者出现一派血虚之症，如贫血、经闭、脱发、耳聋等症；又因命门火衰，火不生土，故出现便溏、恶心、食欲不振。此病已属肾病后期，非用大补阴阳及血肉有情药物不能奏效（如龟鹿二仙胶、鹿茸、紫河车等），又结合西医输血及各种支持疗法，虽获成功，亦云险矣。

[原载于：董建华．中国现代名中医医案精华（二）．北京：北京出版社，1990：1259-1260.]

癃闭（手术后尿潴留）

何某，女，51 岁。1976 年 1 月初诊。

患者因粘连性肠梗阻，于 1975 年 12 月入院手术，术后小便不通，已有月余，每日用导尿管导尿。曾针灸多次效果不明显。患者要求服中药，因限制水入量未果。由于膀胱膨胀太甚，伤口曾被撑破，重新缝合。患者因太痛苦，由其子背负前往门诊惠伯先生处求诊。刻下患者痛苦面容，大便秘结，数日一次，食欲不振，小溲非导不出，由于长期导尿，阴道已发炎，时有恶心，疲乏，头眩痛，心烦失眠，苔白腻，脉沉滑。证属膀胱气机不化，导致气滞血瘀，浊湿阻遏化热。仿桃仁承气汤、五苓散等方化裁。

处方：知母 15g，黄柏 10g，肉桂 6g，猪苓 15g，茯苓 12g，泽泻 15g，小茴香 12g，桃仁 10g，台乌药 10g，厚朴 10g，枳实 10g，白术 15g，琥珀 6g，牡丹皮 12g，车前子 15g（包煎），生大黄 10g（另包微煎，蜜兑服）。2 剂，水煎服，每日 1 剂。

二诊：3 天后，患者自己步行门诊复诊，喜形于色。据云，服药 2 小时后，大小便即通，以后小便量逐渐增加，每 1～2 小时就小解一次，当日排出尿量约 2000mL。主管医师因并未用其他药品，为何有此奇效，追问患者近日生活情况，患者将服中药情况据实告之。上方服 2 剂，大小便通畅，精神大振，食欲增加，恶心止，头眩痛、心烦失眠大减，苔白腻渐退，脉大无力，证明邪退正虚。仿上方加黄芪，以益气扶正助除邪之力。

处方：黄芪 24g，知母 12g，黄柏 10g，肉桂 6g，猪苓 12g，茯苓 12g，泽泻 12g，白术 15g，小茴香 6g，台乌药 12g，枳实 9g，厚朴 9g，熟大黄 6g，桃仁 9g，牡丹皮 12g。3 剂，水煎服，每日 1 剂。

服药后诸症痊愈，1 个月后随访，患者已康复，无其他后遗症。

按： 因手术后，膀胱气机不化，气机郁阻，久则气滞血瘀，州都之官失职（湿浊阻遏化热）而成癃，纯用利尿药，而不温化膀胱，恢复其气化功能，因而越利越闭。初诊拟合用通关散、五苓散、桃仁承气汤。以肉桂、台乌药、小茴香振奋膀胱气化功能，以桃仁、牡丹皮、大黄、琥珀、枳实、厚朴理气活血化瘀，以五苓散、车前子利尿，以知母、黄柏、大黄清热通便，如此施治，膀胱气化功能恢复，气滞血瘀、湿浊阻滞化热已解除，因而效如桴鼓。二诊原方加黄芪，扶正除邪，以巩固疗效。

【编者语】

癃闭 6 案，5 例涉及肾功能异常，1 例系手术后遗排尿困难。5 例肾功能异常的医案，从其记录的信息来分析，急性肾损伤 3 例，慢性肾衰竭 2 例。

时至今日，即使血液净化已快速进展，急性肾损伤也是临床常见且棘手的问题。先生通过"釜底抽薪"，清除肠内积热宿滞，涤荡血分热毒，使之从大小便排出，挫其热势，消除致病之因。反复强调"大便动、小便通"，在急性肾损伤的治疗中效果斐然。

攻里通下，仍然是当今中医控制肾功能异常的主要办法，大量临床研究证实了这一方法。

近年来，肾与各个脏器的关系研究不断进展，比如心肾综合征。还有一个理论是肾与肠的关系，认为肠道产生的一些毒素是导致肾损害的重要原因，控制肠道毒素的产生能减少肾损害，实际上中医早就这样做了。这些研究为中医从肠道治肾脏疾病提供了新的、更细微层面上的证据，还可能带来新的切入点和思路。

如果说急性肾损伤的治疗中主要体现了先生的"祛邪"的方法，那其余

2 例慢性肾衰竭则重点体现了先生"扶正补虚"的思路。慢性肾衰竭，多属久病，本虚标实兼见，标与本都得兼顾，攻补兼施，方能奏效。

无论是泻还是补，先生一旦确立辨证，均投以重剂，无论是大剂量的大黄、白花蛇舌草、六月雪，还是鹿茸、紫河车，都是"猛药"。手术后遗排尿困难医案，体现了中医利尿的一些优势。

在这 6 案中，惠伯先生并非只是突出中医药的特点和优势，也肯定了西医的作用。假若今天我们来处理这些问题，可能有更多手段及选择，毕竟医学在不断进步。但是，我们应当注意到先生探索应用釜底抽薪治癃闭时，国内的血液透析才刚刚起步。先生这种攻坚克难的探索、当机立断的勇气和严谨缜密的临床思辨方法，值得后学者借鉴。

惠伯先生之女郑建本副主任医师，从其父治疗肾损害的经验中汲取营养，并发扬光大，中西医结合，综合运用煎剂、散剂、灌肠剂等多种手段，有效治疗了大量的肾功能异常患者，治疗数例多囊肾致慢性肾衰竭患者，使之十余年肾功稳定。在三峡库区中医治疗肾病方面，独树一帜。

血证病案

临床上可能出血的部位很多，轻重缓急不一，此处共选医案 7 则，部位包括眼底、肺、消化道、皮下等，疾病则包括了风心病、肝硬化、结核等疾病。

癥积出血（脾功能亢进）

汪某，男，36 岁。1961 年 6 月初诊。

患者于 1961 年因肝病、心衰住院。诊查见肝肋下 4cm，脾肿大与脐平，下肢紫斑，齿衄，鼻衄，血小板计数 5 万～7 万/mm^3，浮肿便溏，动则气喘，面色㿠白，舌淡，脉细。

辨证：脾肾两虚。

治法：脾肾双补。

处方：黄芪 30g，党参 15g，白术 15g，附子 10g（先煎），干姜 10g，当归 10g，砂仁 5g（后下），鹿角胶 10g（烊化），巴戟天 10g，补骨脂 12g，龙骨 20g，牡蛎 20g，艾叶 10g。水煎服，每日 1 剂。

经上方加减治疗 2 个月，浮肿便溏、动则气喘等脾肾阳虚症状好转，正气渐复，但肝脾肿大未消，紫斑色暗，血小板计数仍在 7 万/mm^3 左右。改用活血化瘀法，拟方疏肝活血，兼用鳖甲煎丸化癥瘕。

处方：当归 15g，赤芍 15g，柴胡 12g，丹参 20g，茜草 12g，郁金 12g，鳖甲 15g（先煎），红花 10g，青皮 10g，桂枝 10g，牡蛎 20g，牡丹皮 10g。水煎服，每日 1 剂。

经半年治疗，诸症好转，肝脾稍有缩小，血小板计数未增加，但出血症状好转。后患者外出治疗。外地某医院诊为脾功能亢进，并劝其作脾脏切除。因患者不愿手术，仍求治于惠伯先生。以疏肝活血化瘀、益气养血为法。

处方：黄芪 20g，当归 15g，川芎 12g，赤芍 15g，鳖甲 15g（先煎），柴胡 12g，桂枝 10g，土鳖虫 6g，熟大黄 6g，桃仁 10g，丹参 15g，郁金 10g，甘草 5g。水煎服，每日 1 剂。另吞服红参、三七（红参 5g，三七 4g，为 1 日量，为末吞服）。

长期坚持服鳖甲煎丸约两年。

经过两年余治疗，基本治愈。

1984 年，患者因其他病来门诊治疗，检查肝正常，脾肋下 1cm，超声波检查肝脾大小与体格检查基本相同。复查血小板 13.6 万/mm^3。患者今年（1984）已 60 岁，精神旺盛，尚在工作。

按：本例属癥积出血。通过长期用活血化瘀、化癥散结方药，不仅癥积消失，且能增加血小板达到止血效果。仲宾先生治咯血、咳血，出血量不多，久不愈者，断为瘀血，常于方中用牡丹皮、郁金、茜草、三七获良效。惠伯先生深受其父影响，认为消瘀即能止血，但临床必须掌握瘀血证的特征，如痛有定处，癥积包块，面色晦滞，眼睑乌黑，紫斑血缕，舌质紫斑或紫暗，脉细涩等，方能有的放矢，正确使用消瘀止血之法。

［原载于：董建华．中国现代名中医医案精华（二）．北京：北京出版社，1990：1256-1257.］

胃热出血

程某，男，46 岁。1982 年 4 月初诊。

患肝硬化，脾已切除。近日过劳，自觉上火，大便带血，色紫暗，量多，晨间呕吐，带有暗红血丝，平时温温欲吐，口臭心烦，腹胀尿黄。舌质红，苔黄，脉沉弦。嘱患者住院治疗，防止大出血。患者要求先服中药治疗。

辨证：胃有积热，肝郁化火，损伤血络。

治法：泻火止血。

处方：仿三黄泻心汤加凉血止血药。

生大黄 12g，黄芩 15g，黄连 3g，牡丹皮 10g，白芍 20g，栀子 15g，郁金

10g，槐花 15g，地榆 15g，甘草 3g，三七粉 5g（冲服）。3 剂，水煎服，每日 1 剂。

二诊：患者服上方 3 剂，自觉诸症均有好转，仍不愿住院。便血、呕血基本控制，大便有潜血，腹胀好转，皮肤发痒，头晕痛，口臭减，舌质红苔黄改善，脉沉微数，药已中病，续用上法，但减其剂。

大黄 6g，白芍 20g，牡丹皮 10g，栀子 10g，地锦草 20g，槐花 15g，丹参 15g，地榆 15g，郁金 10g，黄芩 12g，黄连 3g，三七粉 5g（冲服），甘草 3g。水煎服，每日 1 剂。

三诊：服上方 3 剂，便血、吐血已止，咳嗽头眩，皮肤奇痒。胃热已除，血中热毒溢于皮肤。拟凉血疏风止痒法。

处方：麻黄 3g，连翘 15g，赤小豆 30g，蝉蜕 10g，苦参 15g，生地黄 20g，牡丹皮 10g，地肤子 15g，槐花 15g，地榆 15g，玄参 15g，茵陈 15g。水煎服，每日 1 剂。

服上方皮肤瘙痒好转，继用凉血养阴疏风诸法，经两周治愈。

按：本案属胃有积热、肝郁化火之实热证，拟用三黄泻心汤加味，重用大黄取得较好效果。大黄不仅用于消化道出血，而且对各脏出血及脑内出血（如中风出血及蛛网膜下腔出血）均有疗效。门人郑家本曾治一醉饱后胃大出血患者王某，剧烈呕血半痰盂，当用生大黄 30g 泡服，次晨即大便通，胃气得降，呕吐出血亦止。

[原载于：王光富，郑建本．郑惠伯治疗血证验案 [J]．中医杂志，2005，46（3）：178-179.]

血脱

惠伯先生的父亲仲宾先生曾患肺痨，每年秋冬季节多咯血，在 45 岁时，曾大吐血，3 天不止，第 3 天夜，吐血盈碗，语音低微，嘶哑不能发音，呼吸迫促，心悸多汗，但神志尚清，当时比手势要纸笔，急书人参一两，当即购回东北野山人参一两，口中速嚼一支，余全部浓煎，徐徐温服，服后约半小时，中气虚脱情况逐渐好转，次日处方生脉散加味：野山党参 20g，麦冬 20g，五味子 10g，龙骨 30g，牡蛎 20g，山茱萸 15g，炙甘草 6g。继服独参汤。

服上方后，中气虚脱现象明显好转，语音低微，但能发音，继用上方。后用益气养阴、消瘀宁血、补血之法，调理 3 个月痊愈。

按：本案因大出血，导致气虚，气不摄血，气随血脱，若病势进一步发展，将有阴阳离决之险象发生。"有形之血不能速生，无形之气所当急固"，首用大剂独参汤，补气以摄血，继用生脉饮、龙骨、牡蛎、山茱萸、炙甘草，取益气镇潜摄纳、酸甘敛阴之法，挽回阴阳离决之危机。

血热肌衄（原发性血小板减少性紫癜）

张某，男，4 岁。1981 年 4 月 21 日初诊。

患儿全身紫斑，密集成片，上肢斑点如米粒大小，斑色鲜红，舌质红，苔薄黄，血小板计数 50000/mm³。

辨证：热毒壅盛，迫血妄行。

治法：清热解毒，凉血止血。

处方：水牛角 15g（先煎），生地黄 15g，牡丹皮 10g，赤芍 10g，墨旱莲 10g，大蓟 10g，槐花 10g，地榆 10g，连翘 10g，金银花 10g，甘草 6g。水煎服，每日 1 剂。

二诊：4 月 30 日。服上方 8 剂，紫斑渐退，齿衄已止，唯感精神疲乏，少气懒言。前方去赤芍、金银花、连翘，加太子参、麦冬、五味子、女贞子。

三诊：5 月 5 日。服上方 5 剂，紫斑几近消失。选用益气滋阴法。

处方：太子参 15g，麦冬 12g，五味子 6g，女贞子 10g，墨旱莲 10g，生地黄 12g，山药 10g，山茱萸 8g，地骨皮 10g，龟甲 10g（先煎），知母 10g。水煎服，每日 1 剂。

服上方 2 剂，紫斑全消，血小板计数 150000/mm³，继用原方以巩固疗效。

按： 本例为血热妄行所致紫斑。《景岳全书·血证》谓："动者多由于火，火盛则逼血妄行。"初诊用犀角地黄汤加墨旱莲、大蓟、槐花、地榆、金银花、连翘，清热解毒、凉血止血。药后紫斑渐消，但神疲乏力、少气懒言等气虚症状已现，故二诊去清热凉血之金银花、连翘、赤芍，加生脉散、女贞子益气养阴。药后紫斑基本消失。后以生脉散、二至丸、六味地黄丸、大补阴丸化裁成方，以益气滋阴，热清阴复血宁，紫斑消失，血小板计数恢复正常。

[原文载于：王光富，郑建本．郑惠伯治疗血证验案．中医杂志，2005，46（3）：178-179.]

肺燥咯血（肺结核）

邓某，男，24 岁。1982 年 10 月初诊。

患者患肺结核，1982 年秋间咯血，颧赤，胸痛，烦热，情绪紧张，舌质红，舌边有紫斑，苔黄，脉沉数。

辨证：血热肺燥，兼有血瘀。

治法：先用凉血止血，再投消瘀。

处方：生藕汁加入童便各半冷服，速其止血，缓解患者紧张情绪。续用犀角地黄汤加味。

水牛角 20g（先煎），生地黄 20g，牡丹皮 10g，白芍 20g，郁金 10g，侧柏叶 20g，白及 20g，百部 15g，知母 15g，黄芩 15g，仙鹤草 20g。3 剂，水煎服，每日 1 剂。

兼服十灰丸。并结合抗结核西药治疗。

二诊：服上方 3 剂，咯血大减，胸闷痛，午后仍烦热，脉数苔黄，舌两边有紫斑，拟用凉血消瘀法。

处方：熟大黄 10g，桃仁 10g，牡丹皮 15g，郁金 12g，青蒿 20g，鳖甲 15g（先煎），知母 15g，黄芩 15g，丹参 15g，大蓟 20g，三七粉 5g（冲服）。3 剂，水煎服，每日 1 剂。

三诊：服上方 3 剂，咯血止，咳嗽痰中仍有少量瘀点，胸闷痛烦热大减，拟用育阴润肺法。

处方：沙参 20g，天冬 15g，百合 20g，百部 15g，桑白皮 15g，地骨皮 15g，知母 15g，川贝母 5g，丹参 12g，郁金 10g。水煎服，每日 1 剂。

服上方，并根据病情加减，调理 1 个月而愈。

按：本案属肺痨，血热肺燥咳血。肺痨是临床咯血常见原因之一，首先要安定紧张情绪，否则易加重出血，甚至窒息，生藕汁加童便冷服，可速止血，出血症状减轻，可缓解患者的紧张情绪。血热肺燥，用犀角地黄汤加止咳止血药，临床确有疗效。后续治疗主要是针对肺痨的养阴等治疗。中西医结合，抗结核西药是必要的。

咯血（风心病）

张某，女，中年，家住农村。1965 年 9 月初诊。

患者有风心病夙疾，此次因感冒发病，咯血，初尚少，逐渐血量增多，每日约 100ml，两颧发赤，口唇深红，呼吸迫促，舌质红无苔，脉数（128 次/分）。

辨证：气阴两虚，血分有热，兼有外感。

治法：益气养阴，凉血止血，辛凉解表。

处方：先服童便，藕汁（加白糖浸出汁）各半，每服 60ml。

续予：太子参 30g，麦冬 20g，五味 10g，生地黄 30g，牡丹皮 10g，金银花 15g，连翘 15g，侧柏叶 15g，槐花 15g，地榆 15g，墨旱莲 20g，白及 20g，黄芩 12g，仙鹤草 20g。水煎服，每日 1 剂。

由患者在农村自采鲜白茅根 60g，鲜地锦草 40g，洗净后煎汤代水煎药，患者服 3 剂后，血大减，其家属又来取 3 剂。

二诊：患者服上方 6 剂后，咯血基本控制，仍有少量血丝，胸痛呼吸急促较前好转，脉微数（98 次/分），舌质红。拟用益气养阴消瘀法。

处方：太子参 30g，麦冬 20g，五味 10g，生地黄 20g，山药 15g，山茱萸 10g，牡丹皮 10g，女贞子 20g，墨旱莲 20g，玉竹 20g，丹参 15g，三七粉 3g（冲服）。水煎服，每日 1 剂。

经半个月治疗，症状治愈。

按：本案属气阴两虚而致咯血。患者有风心病夙疾，外邪犯肺化燥，造成心气更虚，气不摄血，因而失血。客邪引动宿疾，两方面因素均不能忽视，处方用益气养阴、清热凉血，配以金银花、连翘辛凉解表，并用单方童便藕汁止血，鲜地锦草、白茅根对止血亦有功效，因而取得好的效果。

暴盲（眼底出血）

郑某，男，68 岁。1981 年 5 月初诊。

患者因双眼突然出现红光黑花，视物重影就诊。自述患有血小板减少、冠心病等多种慢性疾病，诱发原因是过劳失眠。患者半天前在校讲课，双眼突然出现红光黑花，继而出现视物重影。经眼底镜检查示眼底出血。除上述症状外，还伴有头晕，目胀，腰酸，舌红，脉数。

辨证：肝肾阴虚，虚火上炎。

治法：养阴止血。

处方：仿六味地黄丸加减。

生地黄 30g，山药 15g，山茱萸 10g，牡丹皮 12g，女贞子 20g，墨旱莲 20g，决明子 20g，槐花 15g，地榆 15g，三七粉 5g（冲服），仙鹤草 20g，大蓟 15g。水煎服，每日 1 剂。

服上方 3 剂，复查血止。在家休养 1 周，共服上方 7 剂，瘀血全部吸收。随访 4 年来，从未复发。

按：本例患者年近古稀，患有多种慢性疾病，且为素体阴虚之体，因过劳诱发眼底出血。辨证为肝肾阴虚，虚火上炎，灼伤络脉，眼底出血，以致暴盲。方用六味地黄丸、二至丸滋补肝肾之阴，决明子清肝明目，槐花、地榆、大蓟、仙鹤草凉血止血，三七化瘀止血，使止血而不留瘀血。诸药合用，滋补肝肾、凉血止血、活血化瘀、清肝明目，收视力恢复正常之效。

［原载于：王光富，郑建本．郑惠伯治疗血证验案．中医杂志，2005，46（3）：178-179．］

【编者语】

7 则医案体现了先生使用消瘀止血、泻火止血、益气止血、凉血止血和养阴止血五法在血证中的应用。

出血在临床多是急症，尤其以呼吸道的咯血和消化道的出血最为多见，处理不好，可危及生命。

急则治其标，止血是第一要务。其中一部分止血是通过固气来实现的，所谓气随血脱，有形之血不能速生，无形之气所当急固。在多个医案中，先生都提及了"人参"的应用。大剂独参汤，补气以摄血。这一点在现在的临床应用中，都是十分有意义的。先生还提起了另一个很有意义的问题：情绪的控制。大多数患者，发生了急性出血，难免惊慌失措，无论从心理角度还是应激反应来讲，都有可能加大风险。医生在临床，绝不是单单遣方用药，医生应当帮助患者避免或减轻紧张焦虑的情绪。

出血不是单单止血就可以了，不要留瘀，虚则要补。

化瘀止血法是中医里面十分有特色的一个治法，都出血了，为何还化瘀？其实不然，瘀血形成之后，堵住了气血循行之道，血不循经，出血不止。通过化瘀，解除了通道上的"阻塞"，血自归经，出血就停了。如何判断瘀血导致出血，在前文中多有详论，此处不再赘述。

因此，先生还强调止血不要留瘀，以防止瘀血又导致新的问题。

有些出血，本质是虚，不把虚补起来，是解决不了根本问题的。

在这部分中，还涉及一些药材的问题。就地取材和鲜药的使用，比如提及的藕汁，先生不止一次使用它来止血。还有关于大黄，因为其强大的治火、消瘀功能，先生在治血中常常应用。先生对大黄很偏好，其理解和应用远远超过了常规的范围。此外，童尿的应用，古典籍中早有记载，研究发现可以从尿液中提取出尿激酶、促红细胞生成素等有用物质。先生当年就是这么使用的，所以记录下来，未做修改。童尿到底有没有止血的功能，有待以后科学去验证。

当今之医学，在处理急性出血上有更多的方法和手段。中医遇到急症敢不敢上，治疗有没有效，在当今是一个严峻的考验。前人在处理这些问题中的思路和经验，可为后学者提供参考。

痿病、骨结核病案

痿病系指肢体弛缓，软弱无力，日久不用，引起肌肉萎缩或瘫痪的一种病证。另有骨结核案录于此，有两个原因：都涉及运动障碍，临床都难以处理。

痿躄

周某，惠伯先生少年同窗。1935 年初诊。

周某青年时求学南京。因患高热，继而瘫痪，经治数月无效，返里求治。患者年将二十，平素体壮，当病归时，形容枯萎，先后判若两人。面色萎黄，形体消瘦，声音嘶哑，人中缩短，两下肢麻木不仁，瘫痪萎缩，体重仅三十余千克，上肢虽能动，但亦屈伸不利，四肢冰凉，二十余日大便不通，舌质淡，中灰黑苔，脉细而缓。

温热毒邪侵犯，高热日久，导致气血两虚。病程日久，肝脾肾脏器亦受损，精血亏损，筋脉失养，以致足痿不用。脾失健运，肾司二便功能失调，大肠失其传导，因而便秘。

辨证：气血两虚，筋脉失养，脾失健运。

治法：急则治标，以通便为主。

处方：拟小承气、附子理中加味。

大黄 6g，枳实 10g，厚朴 10g，炮附子 10g（先煎），党参 15g，白术 15g，干姜 10g，甘草 3g，当归 15g，白芍 12g。3 剂，水煎服，每日 1 剂。

二诊：服药两剂无效，再进第 3 剂仅腹痛而仍不大便。遂邀向蚩苏同学会诊，并求李建之先生及仲宾先生。经会诊，认为寒湿凝滞，三焦气阻，肾中真阳为湿所困，拟方半硫丸。洋硫黄、制半夏作蜜丸，每服 6g，日服 2 次。汤药为养血益气润肠通幽，重剂以投。

处方：当归 30g，肉苁蓉 30g，火麻仁 30g，桃仁 10g，白术 30g，皂荚子（去壳）10 粒。

服 1 剂，下黑粪数枚，再投共下黑粪十余枚，继下黑溏便，便后患者知饥，精神亦有好转。舌中灰黑苔亦减，余症如前。便秘难关已除，法当扶正温阳、除湿活络。

处方：黄芪 30g，苍术 10g，白术 12g，当归 12g，川芎 10g，赤芍 12g，桂枝 10g，炮附子 12g（先煎），千年健 10g，牛膝 10g。水煎服，每日 1 剂。

方中曾加巴戟、狗脊、淫羊藿、鹿角胶、熟地黄等药，医治半个月，效果不明显，而大便仍秘，常二三日不便，服半硫丸后，大便即通。因思患者正气虚，经络为寒湿凝聚，纯扶正温阳，效果不佳，必须温通寒湿为主，拟方麻黄附子细辛汤加扶正之剂。

处方：麻黄 6g，炮附子 15g，细辛 3g，制川乌 10g，白附子 6g，当归 15g，川芎 10g，赤芍 12g，熟地黄 15g，黄芪 30g，白术 15g，鹿角胶 10g（烊化）。水煎服，每日 1 剂。

旬日后患者下肢有感觉，四肢微温，脉缓细亦有改善。守法治疗 1 个月，患者下肢能活动有知觉，但不能起床，蜷曲下肢，效果不明显。因思患者久病，精血损伤，非血肉有情之品不为功。当仿当归生姜羊肉汤法加参、附、芪。

处方生附子（由 30g 逐渐增至 120g），野党参、黄芪（均由 30g 逐渐增至 60g），当归 10g，生姜 30g，橘皮 10g，鲜羊肉两斤。久炖，每日 1 剂，作三餐菜吃。内服药，仍守麻黄附子细辛汤加味，但缓投，两日 1 剂。

经过 1 个月治疗，食欲大增，已能扶杖而行，下肢肌肉逐渐丰满，体重增加，面色红润。上法经 3 个月治疗，诸症痊愈。整个疗程约半年。体重由三十余千克增至六十余千克，患者已返南京复学。

按： 以上是数十年前在奉节县永安镇"泰和祥"时的一则验案。此案属痿病后期，由于脾肾阳虚，寒湿凝阻，故大黄寒下无效，改用半硫丸温阳缓下，加益脾气之白术；滋肾水之肉苁蓉；润肠通幽之当归、桃仁、火麻仁、皂荚子，因而效如桴鼓。

下肢麻痹，改用麻黄、附子、细辛、川乌生效，诸药有温通回阳通络之功，加入扶正益气补血剂中，阳气复、经络通，下肢麻木因而好转。

后期，从《内经》"精不足者，补之以味"之旨。用血肉有情之品，加入参、附、芪益气回阳，从而痿躄得以恢复。

骨结核（胸椎结核）1

杨某，男，30 岁。1957 年初诊。

患者于 1955 年自觉腰背痛，时而缓解，数年前曾因故住石洞年余，按风湿医治，效果不佳。次年日益严重，疼痛加剧，劳动更甚，身体日益消瘦。经地区医院做 X 线片，第 5 胸椎骨质病变，诊断为骨结核，服抗结核药 3 个月不效，且病情日益加重，下肢麻木，腰背痛更剧。采用石膏床治疗不到 1 个月，两下肢麻痹，不能行动，继而排尿困难，必须用导尿管排尿，大便十余日不行，需经灌肠排便。延至 1957 年，患者求治于惠伯先生。刻下患者消瘦，下肢寒冷无知觉，肌肉有萎缩征象，食欲不振，舌质淡，脉细无力。

辨证：寒湿凝滞，气血脾肾虚损。

选用阳和汤、补阳还五汤加减，效果初不明显。遂广泛查阅资料，见《外科证治全生集》有祛风除湿散，专治手足不仁，骨骺麻木，药用制马钱子、附子、穿山甲。同时《中医杂志》报道虎挣散治骨结核，遂将此二方加味用之。

处方一：制马钱子30g，炮附子30g，穿山甲30g（现已不用），蕲蛇40g，虎骨20g（现已不用，以狗骨代），蜈蚣15条。共为末，分为90包。1日3包，早中晚各服1包。

处方二：黄芪30g，当归15g，麻黄6g，鹿角胶10g（烊化），白芥子10g，肉苁蓉30g，淫羊藿15g，桂枝10g，白术15g，炙甘草6g，干姜10g。水煎服，每日1剂。

本方仿阳和汤加当归补血汤，温通经络补气血。重用肉苁蓉，既能补肾，又能润肠通便。白术益脾气，可治脾虚便秘。

上二方药服至半个月，患者自觉有尿意时，能用力排尿，初仅点滴淋沥，后逐渐通畅，大便时亦有感觉。服药至1个月，大小便能自己控制，不用导尿灌肠。

从增加虎挣散半个月后，自觉下肢逐渐有感觉，至1个月即能起立于床旁，沿床边活动。服药2个月，能借助双杖行走。3个月后，只需用单杖稍加助力即可行走。后期内服药还用过补阳还五汤、右归饮等方。半年后痊愈出院。

1958年因过劳，又感腰背痛，下肢微麻木，来信求治。仍用前法，月余治愈。经数年观察，病未复发。

按：骨结核属于中医"流痰""骨疽""骨痨"等范畴。由于气血失调，筋骨不坚，病邪乘虚而入，督脉损伤，引起截瘫，故又以症状命名为"截瘫"。本案属骨痨引起截瘫，采用虎挣散加味治疗。该方以马钱子为主，此药通经络、强筋骨，治风湿痹，古方治瘫痪痿废多用之。西医认为马钱子含马钱子碱，对神经系统作用较强，故对因神经损伤而致截瘫者有一定疗效。

阳和汤是治一切阴疽之主方，能温阳补血、散寒通滞，能化阴凝而布阳和。

用补阳还五汤，意在补气活血化瘀，以恢复气血功能。

后期用温补肾精之右归饮，因肾主骨，骨质损伤者用之，能补肾以恢复骨之功能。

本例久罹痹证，内舍于肾而成骨痨，以致下肢痿躄不行，麻木肉削，二便不知，为临床之疑难重症。病且属难治，并非无法无方。惠伯先生根据中医辨证，确定久病劳损、脾肾双虚为本，风湿阻络为标，采用标本兼顾，汤散并进，收效显著。但虎挣散中马钱子为大毒之品，用量以 0.5～1g 为宜，久服要注意防止中毒。

　　［原载于：董建华．中国现代名中医医案精华（二）．北京：北京出版社，1990：1260-1262.］

骨结核（胸椎结核）2

翟某，女，40 岁。1953 年初诊。

患胸椎结核 3 年，曾用抗结核药、睡石膏床治疗。做 X 线片提示病灶未愈，且向附近椎体发展。患者停用西药及睡石膏床。诊见两下肢痿软无力，麻木，不能久坐久立，喜怒，消瘦，食欲尚可，舌质红，无苔，脉数。肺透视双肺正常。

辨证：阴虚火旺。

治法：滋阴降火。

处方：加味虎挣散。

制马前子30g，炮附子（炒炮）30g，穿山甲30g（现已不用），蕲蛇40g，虎骨20g（现已不用，多以狗骨代），蜈蚣15 条。共为末，分为90 包。1 日 3包，早中晚各服 1 包。

内服汤药方：知母15g，黄柏15g，生地黄15g，山药15g，山茱萸15g，牡丹皮10g，茯苓15g，泽泻12g，女贞子15g，墨旱莲15g，龟甲15g（先煎），鳖甲15g（先煎）。水煎服，每日 1 剂。

嘱患者不必卧床，可以轻微活动。

患者经半年治疗，症状消失，复查病灶已愈。

按：此案患者因结核导致下肢活动明显障碍，伴见阴虚火旺症状，通过西医辨病结合中医辨证，专方专用联合辨证论治，以虎挣散为主方，配合知柏地黄汤加减，滋阴降火、填精补髓，达到治愈骨结核的效果。

骨结核（髋关节结核）

张某，男，22 岁。1956 年初诊。

右髋部时而痛，有跌伤史，半年后痛加剧，右侧髋关节活动受限，肌肉消瘦，稍有跛行，经检查诊断为右髋关节结核。患者逐渐消瘦，不能耐劳，遇寒冷劳动痛加重，面色萎黄，舌质淡。

辨证：寒湿凝滞，气血瘀滞。

治法：散寒补虚行滞。

处方：

加味虎挣散：制马前子 30g，炮附子（炒炮）30g，穿山甲 30g（现已不用），蕲蛇 40g，虎骨 20g（现已不用，多以狗骨代），蜈蚣 15 条。共为末，分为 90 包。1 日 3 包，早中晚各服 1 包。

内服汤药方：黄芪 30g，防己 12g，白术 30g，麻黄 6g，制川乌 10g（先煎），细辛 3g，青藤香 10g，川芎 12g，羌活 12g，牛膝 15g，当归 15g，鸡血藤 20g。水煎服，每日 1 剂。

经上方加减治疗 3 个月，症状基本好转，病灶亦吸收，继续治疗半年痊愈。

按：结核常见潮热盗汗，属于慢性消耗性疾病，常导致患者消瘦，故而辨证多为虚证，虚证要根据具体情况加以区分，不能一概视为阴虚证。本案骨结核呈现一派寒湿凝滞、气血瘀滞之象，仍以虎挣散为主方，配用防己黄芪汤、麻黄附子细辛汤加减，散寒除湿、益气活血而获效。

编者按：以上三例均以加味虎挣散为主，辨证配合汤剂内服。例一寒湿凝滞、气血脾肾亏损，仿阳和汤、当归补血汤加减，温通经络补气血；例二阴虚火旺症状明显，用知柏地黄汤加减，滋阴降火、填精补髓；例三寒湿凝滞、气血瘀滞，用防己黄芪汤、麻黄附子细辛汤加减，散寒除湿、益气活血而获效。这充分体现惠伯先生辨证论治与专方专药相结合的治疗方法。

【编者语】

此部分所选数案，用通俗的话讲，属于疑难杂症。而且中医在其治疗恢复中，发挥了关键作用。

痿躄案体现了先生的温阳下法。惠伯先生常用清下法，以大黄为代表，时用润下法。此处用了温下。四川大学华西医院有一位易姓教授，擅长中西医结合治疗肿瘤，10 余年前，笔者当实习生时，曾随之学习 3 个月，对肿瘤便秘患者，易教授最常用的药物就是硫黄，当时未深思，今整理惠伯先生之周某医案时，不由感叹，英雄所见略同。久病者，多伤阳，阳气是全身的"动力"，此时便秘，他法无效，唯有温阳，硫黄有奇效。

前述硫黄有毒，但医案中涉及的马钱子毒更大。此部分医案中，先生展示了对中药大毒之物的应用。出于多种原因，现在临床上毒性大的药物越来越不敢用了。只要对证、不超量，有是证，则可用是药。西药也有毒副作用，有的还不小，在临床同样可以应用。中药大毒之剂，重点不在于用不用，而应在于如何用。

把上述结核案放在一块，是提示其中可能存在某种规律：加味虎挣散中可能存在能抑制或杀灭结核菌的有效成分。当今结核在全世界范围内的发病并不少，且耐药菌株多，此处若能有突破，将是了不起的成果。

此外，这部分医案还涉及两个理念，会诊理念和药食同用。会诊是临床核心制度之一。西医会诊很常见，中医也要把会诊放在心头，每个人的知识和思维都有局限性，不能故步自封。另外，药食同补，古籍早有所在，临床对慢性病患者，合理用之，自有其效。目前，不少疾病都有相应的饮食要求，若能合理选择食材，对患者是有益处的。

其他病案

惠伯先生一生诊治了许许多多的患者，留下了不少病案，有些不太适合用于纳入前面分类的，选择了部分有启示意义的病案，供大家探讨。

百合病、奔豚气

李某，男，48 岁。1984 年 12 月 14 日初诊。

患者病程约十年，因惊恐得病，神志恍惚不定，情绪波动失常，消化功能失调，曾住精神病院，中西药均无效，患者因治疗无希望，常有弃世之念。经院部介绍来诊。刻下患者愁容满面，消瘦，语无伦次，述每日小腹疼痛，发时肠鸣有声，气上冲胸，上达咽喉，胸中烦闷，严重时频发呕恶，真有发作欲死之情。失眠，每夜只能睡 2 小时，常踱步于室内，严重时夜间奔走于室外。在床上亦常感虚脱，要医务室抢救。心下悸，汗多，时寒热，口苦，舌白薄苔，脉弦数。

病因惊恐，肝郁化火，由冲脉上逆而发为奔豚，因郁结导致心肺阴虚而成百合病（即神经症）。

辨证：肝郁化火，心肺阴虚。

治法：平肝降冲，滋心肺阴。

处方：仿百合知母汤、奔豚汤、柴胡加龙骨牡蛎汤加减。

百合 30g，知母 15g，生地黄 15g，当归 12g，白芍 20g，姜半夏 12g，厚朴 10g，葛根 30g，茯苓 10g，陈皮 10g，柴胡 10g，龙骨 20g，牡蛎 20g。水煎服，每日 1 剂。

拟方后并对患者进行沟通解释，思想疏导，保证预后良好，使患者有痊愈的期望。

二诊：12月17日。患者见面，喜形于色，感谢之词，不绝于口，自述服药后当夜睡眠时间，由2小时增至5小时，奔豚症状好转，精神状态大有好转。

处方：仍用上方，加秫米30g，仿半夏秫米汤加强安眠之效。

三诊：12月24日。病情继向好转，腹部仍肠鸣，但不向上冲，腹部有热感，苔薄腻，脉弦好转。加甘麦大枣汤润燥缓急。

处方：百合30g，知母15g，生地黄15g，龙骨20g，牡蛎20g，柴胡10g，白芍20g，陈皮10g，半夏10g，茯苓10g，枳壳12g，甘草6g，小麦30g，大枣15g。水煎服，每日1剂。

患者经两个月治疗，精神面貌大有好转，开始正常工作，睡眠保持5小时以上。奔豚气基本治愈。

按：百合病、奔豚气为张仲景《金匮要略》所载，属情志为病。七情致病在当今并不少见，症多繁杂，除药物对证治疗外，对患者进行适当的心理疏导以畅情志，也是提高疗效的关键。此案的治疗中也使用了心理暗示。

胆道蛔虫证

李某，男，16岁。1968年11月初诊。

患者发病10余天，发热恶寒，上腹剑突下方剧烈的阵发性绞痛，疼痛发作时，患者手捧上腹，弯背屈膝，辗转不安，四肢欠温，冷汗淋漓，呻吟不止，面色苍白，呕吐，并吐出蛔虫1条，苔薄黄，脉弦数。前医曾用乌梅丸等治疗无效。

辨证：蛔虫窜入胆道，肝胆失疏，气机阻滞，郁而化热。

治法：和解少阳，安蛔定痛，驱除蛔虫，泄热通腑。

处方：大柴胡汤加味。

柴胡15g，白芍30g，枳壳15g，甘草5g，大黄10g，玄明粉10g，川楝子20g，延胡索12g，牵牛子10g，槟榔20g，姜半夏10g，黄连5g，黄芩15g。水煎服，每日1剂。

配合针刺：迎香透四白、合谷、足三里、上中脘。服中药1剂，次日即泻出蛔虫30余条，诸症若失。

按：本案患者为蛔虫进入胆道，致肝胆气机不利。用单纯驱虫方药效果不显著，以大柴胡汤为基础方加减，和解少阳、疏肝利胆、驱蛔泄热，使热邪、蛔虫从下而出，再配合针刺，证得痊愈。

肺痈（肺脓肿）

陈某，女，49岁。1968年8月初诊。

患者发病已半个月，初起畏寒，发热，胸痛，咳吐脓痰。继而咳吐大量脓血痰，腥臭异常，精神不振，全身乏力，食少，午后发热较高，舌质红，苔黄，脉数。

辨证：热毒亢盛，内蒸于肺，肉腐成脓。

治法：清热解毒排脓。

处方：用千金苇茎汤加味。

薏苡仁30g，杏仁10g，桃仁10g，败酱草20g，桔梗10g，金银花20g，连翘20g，甘草5g，冬瓜子20g，鲜芦根100g，鲜白茅根100g，鲜鱼腥草100g。水煎服，每日1剂。

方中鲜芦根、鲜白茅根、鲜鱼腥草由患者自备，煎汤代水煎药。患者服上方3剂，晨起排出大量脓血痰液，发热随之消退。继用上方治疗而愈。

按： 肺脓肿属中医学肺痈范畴，其病机多为热毒郁结于肺，致肺血败肉腐，形成脓疡。若脓痰不能排出，阻塞气道，会明显加重病情。患者表现特点为脓痈已成，以千金苇茎汤为主方加减，清热解毒祛痰、活血消痈排脓。

鱼腥草在巴蜀地区常见，常被作为蔬菜，有很好的清热解毒作用。

此案并未使用抗生素，对现今临床有指导意义。

肠痈（阑尾脓肿）

张某，女，50岁。1968年8月初诊。

患者高热，腹痛已10余日，由家人抬来就诊。右下腹可摸及一包块，便秘，舌苔黄，脉数。

辨证：热毒亢盛，肉腐成脓。

治法：通腑泄热，解毒排脓。

处方：大黄牡丹汤加减。

大黄10g，桃仁10g，牡丹皮15g，柴胡20g，青蒿20g，金银花20g，连翘20g，红藤30g，黄连5g，白芍20g，甘草5g，败酱草20g，重楼12g，鱼腥草20g。水煎服，每日1剂。

服上方3剂，从大便排出大量脓血，包块基本消失，发热退，继用上方治疗而愈。

按： 阑尾脓肿属中医学肠痈范畴，本案患者为热毒壅盛肠道，以致血败肉腐，化脓为痈。方用大黄牡丹汤加减，清热解毒、活血消痈排脓，其中大黄通腑泄热使热毒脓邪从下而出，3剂效显，守方而愈。

中医有脓成决以刀针之说，当今手术是处理阑尾炎的主要方式，保守治疗者可参此案。

失荣

莫某，男，49 岁。1984 年 8 月 20 日初诊。

1983 年冬，患者自觉左颌面部胀痛不适，同时发现左腮深部有核桃大硬块，逐渐增大，曾在我院口腔科及西南医院诊治，均建议手术治疗，因患者不同意手术，返乡要求中医保守治疗。患者面色萎黄，消瘦，左侧颌面部隆起一包块，坚硬如石，凸凹不平，上界已达耳中部，右部已超过颧骨，颌下较右侧大二指，后已达耳后，隆起如拳头，口腔内左侧磨牙处有紫暗色肿瘤约胡豆大。患侧麻木不痛，咀嚼稍感不适，包块表面色泽有部分暗红，扪之灼热，舌质淡，舌边有紫斑，脉弦数。

本患者病属失荣，病因多由忧思恚怒，气郁血滞，与痰火凝结于少阳、阳明之络而成。《疡医心法》谓："失营者……营亏络枯，经道阻滞，如树木之失于荣华，枝枯皮焦故名也。"

辨证：气郁血滞，痰凝火结。

治法：疏肝解郁，活血化痰消坚，清热解毒。

处方：山慈菇 10g，当归 12g，赤芍 15g，半枝莲 24g，白花蛇舌草 24g，重楼 12g，天冬 15g，薏苡仁 24g，天花粉 12g，紫草 10g，夏枯草 15g，天葵子 12g。水煎服，每日 1 剂。

成药以小金丹为主，六神丸、肿节风为辅。

以上方为主，随证加减，活血化瘀曾加莪术、川芎、穿山甲（现已不用）、土鳖虫，化痰加姜半夏，软坚加海藻。

二诊：从 8 月 20 日至 11 月 9 日，经 58 天治疗，患部肤色暗红全消，灼热退，包块渐消，质亦稍软，舌质淡嫩，薄白苔，舌质紫暗逐渐减轻，脉大无力。患者面色萎黄而暗逐渐变黄而有鲜明之色，患者自觉有希望，抑郁之情转为面带微笑。

辨证：热毒已退，瘀亦渐化，但正气亏损，寒凝痰滞血瘀。

治法：温阳补血，散寒通滞，化痰化瘀。

处方：仿阳和汤加味。

当归 15g，鹿角胶 10g（烊化），熟地黄 15g，干姜 6g，麻黄 5g，白芥子 10g，山慈菇 10g，重楼 10g，土鳖虫 3g，莪术 10g，姜半夏 10g，天葵子 15g。水煎服，每日 1 剂。

次方加肉桂 3g，制南星 6g。

成药小金丹为主。

三诊：经过改用阳和汤。患者包块消散很快，1 周后包块明显减，由 11

月 9 日到次年 1 月 9 日，包块消散约 90%。患者口腔内之肿瘤，基本消平，左颧面仅一扁平包块，而且较软，拟再治 2 个月，以善其后。

按： 失荣者，以前多为绝症无治。此案患者因拒绝手术而采用中药保守治疗。其前期以郁、瘀、痰、毒为切入点，软坚散结；后期结合患者病情变化，在软坚散结的基础上加用了散寒温阳，患者包块明显消退。此案散补同用之法对治疗肿瘤有参考意义。

淋证（肾盂肾炎）

李某，女，41 岁。1993 年 5 月初诊。

反复尿频，尿急，尿短涩痛，伴尿黄 1 年，西医诊断肾盂肾炎，治疗效不佳，时常反复。此次因复发 1 周来求中医药治疗。左侧肾区叩击痛。尿常规：蛋白（++），脓细胞（+），白细胞（+++），红细胞少许。脉数，苔黄滑。

辨证：湿热蕴结下焦。

治法：清热利湿通淋。

处方：龙胆 12g，黄芩 12g，柴胡 15g，生地黄 15g，车前草 15g，黄柏 9g，金银花 15g，萹蓄 12g，瞿麦 12g，海金沙 15g，黄连须 9g。3 剂，水煎服，每日 1 剂。同时服穿心莲片，5 片/日，服 3 日。

二诊：尿频尿急尿痛减轻，舌苔微黄。前方略加减。

处方：龙胆 12g，栀子 12g，黄芩 15g，生地黄 15g，海金沙 15g（包煎），知母 15g，萹蓄 12g，瞿麦 12g，车前草 12g。6 剂，水煎服，每日 1 剂。

三诊：症状消失，尿常规（-）。用清心莲子饮加减收功。

处方：黄芪 18g，太子参 15g，麦冬 15g，五味子 15g，柴胡 18g，黄芩 15g，女贞子 16g，墨旱莲 18g，莲子 15g，知母 12g，黄柏 9g。水煎服，每日 1 剂，连续服用 1 个月。

随访 1 年余，症状未再反复。

按： 本例患者病程长，病情反复。本质为本虚标实之证，但急则治其标，先用清热通淋之法，较快见效，症状消失，尿常规阴性。治疗并未停止，而是续用攻补兼施的清心莲子饮治疗，随访较长时间，疗效满意。体现了惠伯先生治疗肾盂肾炎分阶段、整体结合局部的思维。肾盂肾炎分阶段论治，后期在辨证的基础上，扶正除邪，加清利解毒之品，可以提高疗效。

崩漏

韩某，女，43 岁。1999 年 8 月 13 日初诊。

2 年来患者多次出现不规则阴道流血，曾用中、西药物治疗（药物不详），但疗效欠佳。此次阴道出血已 50 天，出血量时多时少，淋漓不净，量多时伴有血块，动则出血加剧，只能平卧休息。面色㿠白，心悸，神疲乏力，头晕，腰膝酸软，舌嫩淡，脉细无力。血红蛋白 80g/L。西医诊断为无排卵型功能失调性子宫出血。中医诊断为崩漏。

辨证：肾气虚，冲任不固，气血两虚。

治法：滋肾阴，温肾阳，调冲任，益气养血。

处方：加味二仙汤。

仙茅 12g，淫羊藿 12g，巴戟天 12g，菟丝子 15g，覆盆子 15g，枸杞子 15g，女贞子 15g，墨旱莲 15g，阿胶 15g（烊化），黄芪 30g，仙鹤草 30g，五味子 10g，当归 10g，炒艾叶 10g。3 剂，水煎服，每日 1 剂。另用定坤丹，每次 1 粒，日 1 次。

二诊：服药后阴道出血大减，效不更方。

三诊：继用上方 3 剂。阴道出血已完全停止，仍以加味二仙汤加减，补脾肾、固冲任。

处方：仙茅、淫羊藿、巴戟天各 12g，覆盆子、枸杞子、菟丝子、女贞子、墨旱莲、党参各 15g，当归、五味子各 10g，黄芪 30g，大枣 20g。3 剂，每日 1 剂，水煎服。病情稳定，面色转红润，但动则心悸，神疲乏力，舌嫩红，脉细。上方加白术 15g，再服 3 剂，并嘱每次月经来潮前后各服此方 5 剂，连用 3 个月经周期，以巩固疗效。

随访 1 年，月经正常。

按：崩漏属妇科常见病，其病机多样，但肾虚为其根本。本案患者病机为冲任不固，气血两虚。惠伯先生选用仙茅、淫羊藿、巴戟天温肾阳，二至丸补肾阴，五子衍宗丸益肾固精，重在补肾调冲任，又辅以党参、黄芪、阿胶、大枣之品益气养血，服用后，崩漏停止。临床上诸多与月经相关的问题，均可用二仙汤随证加减。

热入血室

张某，女，30 岁。1979 年 5 月初诊。

患者经水来潮时外出淋雨后高热恶寒，时谵语，月经停止来潮，少腹疼痛拒按，平时白带多而有腥臭，小便量少，大便不通。

辨证：热邪内陷，与血相搏结而成热入血室。

治法：活血化瘀，通下瘀热。

处方：桃仁承气汤加减。

桃仁 10g，大黄 10g，玄明粉 10g（冲服），桂枝 10g，知母 15g，黄柏

10g，柴胡 15g，黄芩 15g，金银花 15g，连翘 15g，重楼 12g。水煎服，每日 1 剂。

另用安宫牛黄丸 1 粒吞服。

服上方 2 剂，大小便通利，热退神清。

按：热性病过程中，由于适值月经来潮，或将净、已净，血室空虚，每致热邪陷而成热入血室。《伤寒论》第 106 条桃核承气汤证是由瘀血与热互结于下焦而产生的下焦蓄血证，与本案患者热与瘀互结而入血室一致，药证相符。此案体现了惠伯先生对经方的灵活应用。

不孕

魏某，女，30 岁。1983 年 11 月 21 日初诊。

患者结婚 3 年不孕，有痛经史，经来虚烦，肝火旺，舌脉未见明显异常。

辨证：气滞血瘀，肝肾亏虚，冲任失调。

治法：化瘀解郁，补益肝肾。

处方：按经前经后分别处方。

经前方：当归 15g，川芎 10g，白芍 12g，桃仁 10g，红花 10g，香附 10g，五灵脂 10g，益母草 15g，甘草 5g，小麦 30g，大枣 20g，白术 15g，牡丹皮 10g。3 剂，水煎服，每日 1 剂。

经后方：当归 15g，川芎 10g，熟地黄 12g，枸杞子 15g，覆盆子 15g，菟丝子 15g，五味子 10g，小茴香 6g，淫羊藿 15g，仙茅 10g，巴戟天 12g，肉苁蓉 15g，甘草 5g。3～6 剂，水煎服，每日 1 剂。

服用上方 3 个月经周期，患者已受孕，于 1984 年 11 月顺产一女婴。

按：不孕除了先天器质病变外，主要由于肾气虚，冲任不足，气滞血瘀，可导致肝郁，或痰阻等本虚标实之病证。本案有痛经，故经前先以桃红四物汤消瘀活血，排除障碍使经水畅通，甘麦大枣汤以调理情志抑郁，治阴虚之脏躁。经后用补冲任养血之法，阴阳同补，使肾精充足，冲任旺盛，经过 3 个月经治疗，月经按时至，摄精受孕。

恶露不绝

李某，女，壮年。1957 年 6 月初诊。

患者产后恶露不尽已 28 天，恶露时多时少，淋漓不断，子宫部位隆起如拳头大包块，疼痛拒按，夜间疼痛尤剧，寒热往来，舌质暗红，脉弦数，查阅前医处方，亦曾用生化汤、桃红四物汤。

辨证：瘀血阻滞子宫，热入血室。

治法：活血化瘀，通经消痞。

处方：熟大黄、莪术、桃仁、牡丹皮各 10g，赤芍、柴胡、黄芩各 15g，当归、益母草各 20g，川芎、香附各 12g，土鳖虫 6g，甘草 5g。水煎服，每日 1 剂。

另红参 15g 备用。

二诊：服上方 1 剂，恶露增多，疼痛稍减。服至 3 剂，排出大量血块，当时出现汗出心悸，急投备用红参浓汁。第 4 天阴道排出淡血水，小腹包块已消，寒热症状缓解，脉静身凉，急用八珍汤加味。

处方：黄芪 30g，党参、白术、生地黄、丹参、益母草各 15g，当归、炒艾叶各 10g，白芍、茯神各 12g，川芎 6g，炙甘草 5g。水煎服，每日 1 剂。

服上方恶露日渐尽，经 1 周治愈出院。

按： 本例为产后瘀血阻滞胞宫，热入血室，恶露不绝。《医学心悟·恶露不绝》谓："若瘀血停积，阻碍新血，不得归经者……先去其瘀，而后补其新，则血归经矣。"前医辨为瘀血恶露不绝，然药轻不能中的。改用大黄䗪虫丸合血府逐瘀汤加减以破血逐瘀，因出血已月余，恐其厥脱，备以红参，立法处方，考虑周全。药后瘀去癥消，寒热缓解，恶露减少。继以八珍汤加黄芪、丹参、益母草、炒艾叶，益气养血，佐以活血化瘀而收全功。

[原载于：郑建本，王光富. 郑惠伯主任医师治疗妇科病验案 3 则.
新中医，2004，36（10）：12-13.]

血崩

刘某，女，15 岁，学生。1955 年 3 月初诊。

患者 14 岁月经初潮，月经紊乱，常数月不至，或淋漓不止。此次月经已月余不止，倦怠无力，不能起床，动则经水增多，面色萎黄，少气懒言，食欲不振，舌质嫩淡，脉细无力。

辨证：气虚脾弱，冲任不固，不能统摄。

治法：益气止血。

处方：人参 15g 浓煎，徐徐温服。

继用归脾汤加减：黄芪 30g，党参 20g，白术 12g，当归 10g，茯神 10g，酸枣仁 10g，龙眼肉 15g，炙远志 3g，炙甘草 6g，鹿角胶 10g（烊化），炒艾叶 10g。水煎服，每日 1 剂。

二诊：服上方 3 剂，血崩大减，食欲增加，精神亦振，少气懒言均好转。药已中病，仍用上方，另服定坤丹，每次 1 粒，以巩固疗效。

服上方两剂血全止。以后月经前后用脾肾双补、固摄冲任法。

处方：黄芪 15g，党参 12g，白术 12g，当归 10g，龙眼肉 15g，枸杞子

12g，覆盆子 15g，菟丝子 15g，淫羊藿 12g，鹿角胶 10g（烊化），巴戟天 10g，炙甘草 6g。水煎服，每日 1 剂。

月经前后，各服 3 剂。经两个月调理后月经正常。

按：《傅青主女科·调经》谓"经本于肾""经水出诸肾"，说明肾气在月经产生中的主导作用。本例患者为青春期少女，由于肾气未充，气虚脾弱，冲任不固造成崩漏。治以益气补脾、补益肝肾、调摄冲任，非一般止血药所能奏效。先以人参大补元气、益气摄血，继用归脾汤加鹿角胶、炒艾叶益气健脾、补肝肾、益精血、温经止血，3 剂见效。续用上方 2 剂，并配服定坤丹而使血止。定坤丹由人参、鹿茸、藏红花、三七等组成。全方益气补肾、祛瘀止血，治崩漏疗效可靠，惠伯先生治崩漏常用此成药。血止后以归脾汤、五子衍宗丸合方加减，脾肾双补、调摄冲任，以建立青春期正常月经周期，防止崩漏复发。

　　[原载于：郑建本，王光富. 郑惠伯主任医师治疗妇科病验案 3 则.

新中医，2004，36（10）：12-13.]

口疮

吕某，男，64 岁。1991 年 8 月 17 日初诊。

患者口腔黏膜出现数个绿豆大小溃疡 3 天，疼痛。舌红，苔黄，脉细。

辨证：阴虚湿热。

治法：滋阴清热化湿。

处方：甘露饮加减。

天冬 15g，麦冬 15g，生地黄 15g，石斛 15g，枇杷叶 10g，枳壳 10g，黄芩 15g，茵陈 15g，石膏 30g，金银花 15g，连翘 15g，蒲公英 20g，儿茶 5g。水煎服，每日 1 剂。

二诊：8 月 20 日。服上方 3 剂，口疮基本消失，继用上方 2 剂，以巩固疗效。

按：口腔溃疡是临床常见疾病，原因众多，以复发性阿弗他性口炎多见。有多个方剂都名甘露饮，此处所选的甘露饮出自《古今医统大全》卷九十一，主治痘疮、热毒攻牙、口肿。儿茶活血止痛、止血生肌、收湿敛疮，对口腔溃疡有较好效果。

盗汗

何某，男，40 岁。1983 年 8 月 26 日初诊。

患者盗汗明显，动则乏力，偶觉手足心烦热，舌质红，苔薄，脉无明显异常。

辨证：阴虚火旺。

治法：滋阴泻火，固表止汗。

处方：黄芪 15g，生地黄 15g，当归 15g，黄芩 15g，黄柏 15g，龙骨 15g，牡蛎 15g，党参 15g，麦冬 15g，五味子 15g。水煎服，每日 1 剂。

二诊：1983 年 8 月 29 日。服上方 3 剂，盗汗好转，继用上方 3 剂。药后盗汗消失。

按：阳加于阴谓之汗，入睡时卫阳入于五脏而加重内热，故使得阳热偏盛而汗出。《医学正传·汗证》云："盗汗者，寐中而通身如浴，觉来方知，属阴虚，营血所主也。盗汗宜补阴降火。"阴虚火旺是盗汗最为常见的类型，用当归六黄汤、生脉散加龙骨、牡蛎滋阴泻火、固表止汗获效。

声带息肉

陈某，女，35 岁。1991 年 6 月初诊。

患者系教师，近两个月来声音嘶哑，咽喉不利，五官科检查声带有黄豆大息肉，舌红，脉细。

辨证：血瘀痰凝，喉窍失养。

治法：消风散结，活血开窍。

处方：济生乌梅丸加减。

乌梅 15g，僵蚕 10g，牡丹皮 12g，赤芍 15g，金银花 15g，连翘 15g，诃子 10g，蝉蜕 10g，木蝴蝶 10g，生甘草 5g。水煎服，每日 1 剂。

服上方 1 个月，改用丸剂再服 2 个月，声音嘶哑和咽喉不利均恢复正常，五官科复查声带息肉亦消失。

按：此案首先体现了先生的中西医结合的诊断和疗效评判思维，在诊断和复查均通过了五官科的局部检查。济生乌梅丸早先被其他医家用于治疗肠息肉。先生通过以方系病的学术思想，认为凡息肉者，均可以济生乌梅丸为基础结合病位、表现加减。

尿血（膀胱颈增生伴息肉样变）

朱某，女，55 岁。1991 年 12 月 20 日初诊。

患者反复尿血 3 年。1991 年 11 月 25 日四川省人民医院膀胱镜检查诊断为膀胱颈轻度增生伴息肉样变，慢性膀胱炎。舌红，苔薄白，脉细。

辨证：热邪蕴结膀胱，脉络受损，气血凝滞。

治法：清热，凉血，散结，化恶肉。

处方：济生乌梅丸加减。

乌梅 15g，僵蚕 10g，重楼 12g，白花舌蛇草 20g，连翘 15g，丹参 20g，生地黄 15g，牡丹皮 12g，女贞子 20g，墨旱莲 20g，槐花 15g，地榆 15g。水煎服，每日 1 剂。

患者连续服用上方 30 剂。1992 年 7 月 24 日经四川省人民医院膀胱镜检查未发现异常。

按：此案当与声带息肉案互参，此案膀胱镜检提示息肉样变，无论何处的息肉，当有病机相同之处，故仍以乌梅、僵蚕消风散结，病灶在膀胱、表现为血尿，故加二至丸、地榆等滋阴清热、凉血止血。

救误病案

临床救误案六例辨析

以下介绍了暑温夹寒湿郁阻、哮喘邪入营分、阴虚水肿肺气不宣、气阴虚水肿误为风水、水肿虚证误实证、顽固自汗六则典型病例误治与救误过程，并对误治与救误作了理论性研讨，使人从曲折的临床过程中受到有益的启示。

救误案一：暑温夹寒湿郁阻

陈某，男，4 岁。1972 年 7 月 12 日初诊。

患儿发热已 2 天，曾用抗生素及解热药无效，转门诊中医科治疗。患儿头痛发热，上午体温 37.6℃，午后体温逐渐升高，到薄暮体温在 39℃ 左右，脘闷腹胀，不饥不食，心烦口渴，舌质红，无苔，脉数。

辨证：暑温兼湿。

处方：黄连香薷饮加味。

黄连 1.5g，香薷 3g，青蒿 6g，金银花 9g，连翘 9g，佩兰 6g，薄荷 3g，白扁豆 6g，厚朴 3g，滑石 9g，甘草 3g。

二诊：上方服 2 剂，午后体温 39.6℃，夜半温度升至 40℃，手足微抽搐，烦躁口渴，腹胀，大便 3 日不行，舌仍红无津。诊为暑伤阳明，腑气不通，仿银翘白虎加升降散，经腑同治。

处方：金银花 9g，连翘 9g，青蒿 6g，佩兰 6g，石膏 15g，知母 6g，竹叶 3g，蝉蜕 3g，僵蚕 3g，大黄 3g，姜黄 3g。

三诊：上方服 1 剂，午后体温升为 39.8℃，烦躁不安，口渴思热饮，腑气仍不通，腹胀加重，举家惶惶不安，夜间到家求治。细询家长起病原因，得知病前 2 日，曾吃大量油腻之品，同时吃 3 支冰糕（患儿平素喜吃冰糕，每日必吃一二支)。患儿腹胀不坚硬不拒按而喜按，腹内有水鸣音，口虽烦渴，但喜热饮，饮亦不多。惠伯先生恍然大悟，此寒湿油腻，郁阻太阴，遏伏化热，当拟柴胡达原饮加味，温化太阴之寒湿，宣透遏阻之热。

处方：草果3g，槟榔3g，厚朴3g，藿香6g，姜半夏3g，陈皮3g，苍术6g，知母6g，赤芍6g，柴胡6g，石菖蒲3g，黄芩6g。

当夜急煎，频频喂下，体温即提前下降，下半夜烦躁大减，安睡到次日上午，体温接近正常，下午体温减至38℃，腹胀略减，药已中病，再进原方，傍晚大便2次，泻出物为褐黄色臭粪，当夜9时体温降至正常，腹胀大减，知饥。

四诊：体温正常，舌质微红，出现黄白薄苔，胃呆好转，腹胀大减。暑热夹寒湿郁阻之邪，已将祛尽，拟甘露消毒丹加减以除余邪。

处方：白豆蔻3g，藿香6g，茵陈6g，滑石9g，川木通3g，石菖蒲3g，黄芩6g，连翘9g，薏苡仁9g，厚朴花3g，甘草3g。

五诊：服上方2剂，诸症痊愈，精神好转，以健脾扶正，仿香砂六君汤收功。

【析误】

本病属暑温伤阳明，油腻冷饮凝滞太阴，由于暑热症状掩盖太阴寒湿，因而致误。初诊从发热、心烦口渴，舌质红无苔，认为系阳明暑温兼湿之证，而未详询病因，遗漏吃冰糕、油腻而致病之因，同时因舌红无苔，掩盖太阴寒湿，此一误也。

二诊因服药无效，体温继续上升，手足微抽搐，烦渴便秘，诊为阳明经腑合病，用银翘白虎升降诸方，处理似属合拍，但寒湿郁阻之病因不明，故而再误。

三诊从问诊上找出病因，从症状渴思热饮、腹诊腹胀不坚不拒按、不大便等诊断出不是纯阳明实热证，而是兼寒湿凝滞太阴，改用柴胡达原饮加味1剂生效，再剂基本控制症状。腑气不通用大黄不泻，用温燥寒湿之剂反而通下，证明本案为寒湿阻滞，非温燥不能化其阴凝之邪，亦审因论治之收获。

根据临床辨证，达原饮治温疫邪入膜原及太阴寒湿，诊断要点为舌苔多白厚腻。此例则舍舌从因，选用达原饮。由此可知中医辨证应全面思考，灵活掌握选方用药方能取效。

救误案二：哮喘邪入营分

刘某，女，56岁。1971年10月初诊。

患者有哮喘病史20余年，每年秋冬季节病情加重，经检查有肺气肿、肺心病史，本月因感冒哮喘又加重，曾用大青龙汤、射干麻黄汤及西药抗生素均无效。10月中旬，喘加重，气促胸高，张口抬肩，不能平卧，痰色白而胶黏，排痰不畅，胸闷烦躁，呻吟不已，面赤身热，潵潵汗出，舌质红，苔白干，脉细数。

辨证：外邪引动宿痰，壅于气道，郁而化火，肺失肃降。

治法：宣肺清热化痰，益气养阴。

处方：仿麻杏石甘汤加味。

麻黄 6g，杏仁 9g，石膏 30g，知母 15g，黄芩 15g，胆南星 9g，鱼腥草 24g，虎杖 15g，葶苈子 15g，大枣 15g，太子参 15g，麦冬 12g，五味子 9g，甘草 6g。

服上方，病情有增无减，哮喘如前，午后高热 39℃ 以上，心中懊恼，口中喃喃谵语，神志时清时昏，脉大而数，心率 120 次/分，舌质红绛，津液干涸，薄黄苔。

此肺经痰热化火伤津，逆传心包，热毒入营血。拟清营凉血养阴化痰，仿清营汤。

处方：水牛角 30g，生地黄 15g，玄参 15g，麦冬 12g，金银花 15g，连翘 15g，丹参 24g，黄连 6g，鲜竹沥 20ml。

服 1 剂体温减，神志清，哮喘痰鸣之声亦减，药已中病，再进 1 剂。服后诸症大减，哮喘减能平卧，呼吸微促，汗多心悸，脉细数，舌红已有津液。邪去正虚，拟益气养阴法。

处方：红参 9g，麦冬 12g，五味子 9g，生地黄 15g，玄参 15g，玉竹 15g，乌梅 9g，地龙 15g，百合 15g，知母 15g，白芍 15g，甘草 6g。

后用益气滋阴及益气补肺健脾之方，调理月余，基本恢复。

【析误】

哮喘是肺系常见病，有的传变迅速，有的传变缓慢，这就要把握新感六淫之邪的轻与重、患者机体抗病能力的强与弱。

本案所用大青龙汤、射干麻黄汤，虽亦属治哮喘常法，但本案外感引动宿痰，郁而化火，非常法所能控制。后期传变迅速，当时处方用麻杏石甘汤加味，虽是宣肺清热化痰，于理尚属不误，但杯水车薪，不能截断扭转其病势。其对气分邪热壅肺，可能有效，但此病舌绛神昏，邪已入营分，故非仿清营汤法，则无法挽救其逆局。卫气营血辨证，古人本用于治温病，而内科杂病发热，按此规律辨证，亦能取得疗效。

救误案三：阴虚水肿肺气不宣

王某，女，29 岁。1984 年 7 月 16 日初诊。

患者 1984 年 2 月患肾炎，当地治疗无效。外出治疗，发现大量蛋白尿，浮肿，胆固醇增高，血浆蛋白低，诊为肾病型肾炎（现称为肾病综合征，下同），投以大剂量泼尼松症减，但激素无法撤除，已出现库欣综合征。刻下见全身浮肿，面发赤，"满月脸"，五心潮热，舌质红绛无苔，脉细数，咽红，易感冒，小腹胀痛，尿少色黄。尿常规检查：蛋白（++++），红细胞（+），白细胞（+），管型（+）。患者因服大量激素，已出现阴虚阳亢见症，正气日虚，以致无力抵抗外邪。

这是一例肾病顽固蛋白尿消除过程的病案，兹分 3 个阶段叙述。

第一阶段：患者浮肿，"满月脸"，"水牛背"，五心潮热，唇红，舌质红绛无苔，时而衄血，脉细数，并有大量蛋白尿。诊为阴虚阳亢，热入营血。

方 1：清营汤法，以清营凉血滋阴：水牛角 30g，生地黄 15g，玄参 15g，天冬 15g，牡丹皮 15g，白芍 15g，金银花 15g，连翘 15g，槐花 15g，地榆 15g，大蓟 15g，墨旱莲 20g。约服半月，病情较稳定，但尿蛋白波动在（+++～++++）之间，时有感冒。

方 2：知柏地黄汤法，以滋养肝肾为主，兼以清热：知母 12g，黄柏 12g，生地黄 15g，山药 15g，山茱萸 15g，牡丹皮 15g，茯苓 15g，泽泻 10g，女贞子 15g，墨旱莲 15g，白茅根 20g，石韦 15g。服此方，阴虚症状并无大改善，尿蛋白基本如前。

方 3：黄连阿胶汤法加益气滋阴药：黄连 6g，阿胶 10g，生地黄 15g，玄参 15g，麦冬 12g，山药 15g，山茱萸 15g，黄芪 30g，黄精 15g，白术 15g，白茅根 20g。服此方仅 2 剂，全身浮肿加重，尿浑浊。尿常规检查：蛋白（++++），红白细胞、管型均（+）。其他症状亦加重，自觉难受。遂改用第 1 方加蝉蜕、益母草，服 3 剂，病情略有好转。

第二阶段：患者因劳动又加感冒，病情反复，头痛发热，咽喉红肿，全身浮肿，心烦口渴，舌质红绛又加深。尿常规检查：蛋白（+++），红白细胞均（+）。

方 4：麻黄连翘赤小豆汤加味，宣肺疏风清热：麻黄 6g，连翘 15g，金银花 15g，赤小豆 30g，防风 10g，荆芥 10g，柴胡 15g，黄芩 15g，女贞子 15g，墨旱莲 15g，大蓟 15g，白茅根 20g。药后，感冒发热退，余症均减。尿常规检查：蛋白（+++）。

感冒解后，阴虚现象未有大改善，时有气虚症状，拟用益气养阴法。

方 5：玉屏风散、六味地黄汤合方加减：黄精 15g，黄芪 30g，白术 15g，防风 10g，生地黄 15g，山药 15g，山茱萸 15g，牡丹皮 12g，女贞子 15g，墨旱莲 15g，天冬 12g，玉竹 15g，白茅根 20g。服药后病情较稳定。

第三阶段：1985 年 1 月，患者要求工作，因劳动又加感冒，病再大反复，浮肿。尿常规检查：蛋白（+++），红白细胞（+）。心烦失眠，手足心灼热，面发赤，两颧尤甚，舌质红绛。此乃阴虚阳亢，血分有热。

方 6：麻黄连翘赤小豆汤、犀角地黄汤合方加减，宣肺疏风、凉血养阴：麻黄 6g，连翘 15g，赤小豆 30g，水牛角 30g，生地黄 15g，牡丹皮 12g，白芍 15g，金银花 15g，益母草 15g，蝉蜕 10g，大蓟 15g，墨旱莲 15g，槐花 15g，地榆 15g。

上方服 3 剂，病情好转，继服 1 个月后，尿常规检查：蛋白（±），肿消，舌绛退，诸症基本好转。善后用药以益气滋阴、清热解毒、活血化瘀为主。鉴于每次用麻黄连翘赤小豆汤均有效果，故在诸法中均加有宣肺之麻黄连翘赤小豆汤，诸症渐愈，尿蛋白转阴，计治疗全过程约 7 个多月，服药 200 余剂，症状痊愈，休息 5 个月后，已参加工作，观察 1 年未见复发。

【析误】

本案属阴虚水肿，肺气不宣证，西医学属于肾病型肾炎。这是一个比较难治的病，临床所见，大多肺脾气虚、脾肾阳虚及肝肾阴虚。经用大剂量激素后，多出现阴虚阳亢见证，本案即是如此。

本案第一阶段用滋阴清热凉血，大法是无可非议的。但阴虚症状消退缓慢，尿蛋白消退亦不理想。特别用黄连阿胶法加滋阴之品后，突然病情加重。黄连阿胶汤加滋阴之品，惠伯先生曾治肾病多例，均收到满意效果。而此人服后突然病情加剧，是否阿胶过敏，尚待进一步研究。

在第一阶段蛋白尿顽固不减，患者长期感冒，时常鼻塞声重，即证实肺气不宣，风寒外袭。应当在当时即用宣肺发表之麻黄连翘赤小豆汤，或许能早期减少尿蛋白。

在第二阶段，因感冒加重，用麻黄连翘赤小豆汤，不仅治好感冒，而且尿蛋白减少。肺气宣通，通调水道，下输膀胱，水液代谢才正常。水化于气，其标在肺，其本在肾，其制在脾。故用麻黄宣肺，从而改善症状。

患者中药治疗 3 个月内，撤除全部激素，这不能不归于养阴宣肺之功。

在第三阶段，因前用麻黄连翘赤小豆汤尿蛋白得减，于是在辨证论治的基础上，加入此方。果然在短期内取得明显减少尿蛋白的满意效果，而且阴虚症状很快好转。

再者，本病西医学认为是变态反应所致。本案用麻黄连翘赤小豆汤、犀角地黄汤及某些凉血止血药，是否对变态反应的病理变化有所改善，尚待进一步研究。

救误案四：气阴虚水肿误为风水（肾病综合征）

秦某，男，17 岁。1983 年 5 月初诊。

患者半年前多次感冒、发热、扁桃体肿大及眼睑浮肿。尿蛋白（++～+++）。经用抗生素及中药治疗，病时反复，全身浮肿，腹胀，按肾炎收住我院。入院后检查：体温 36.7℃，脉率 84 次/分，血压 130/90mmHg，发育正常，慢性病容，眼睑浮肿，下肢凹陷性水肿，腹部膨隆，移动性浊音（+），扁桃体 I 度肿大。尿常规检查：蛋白（+++），管型（+），红细胞、白细胞少许。胆固醇 760mg%（参考范围 142～230mg%），血浆蛋白 43.3g/L，白蛋白 15g/L，血沉 55mm/h，白细胞 $19×10^9$/L。

西医给激素、抗生素、水解蛋白及降压利尿药，经治 1 周，病情无变化，请中医会诊。患者全身浮肿，舌质红，薄白苔，脉浮而大，诊为风水，

处方：麻黄连翘赤小豆汤加味。

麻黄 5g，连翘 15g，赤小豆 20g，金银花 15g，防风 10g，荆芥 10g，蝉蜕 10g，益母草 20g，石韦 15g，白茅根 15g，桑白皮 15g，冬瓜皮 15g。水煎服，每日 1 剂。

二诊：服上方 3 剂，病情无进退。再按上法加入凉血活血之品，如牡丹皮、大蓟等。

三诊：服 3 剂，尿常规检查：蛋白（++++），肿略有增加。患者唇色欠红润，舌质红，苔薄白，脉大而虚。属气阴两虚，血瘀湿热。

处方：益肾汤化裁。

黄芪 30g，黄精 15g，白术 15g，白茅根 15g，生地黄 15g，牡丹皮 12g，当归 12g，川芎 12g，红花 10g，赤芍 15g，石韦 15g，苦参 10g，青黛 5g，鱼腥草 20g。水煎服，每日 1 剂。

四诊：服上方 3 剂后，白细胞 $7.6×10^9$/L，患者颌下淋巴结肿大，余症如前。

五诊：续服上方 3 剂，淋巴结肿大消失，但患者出现口干、舌质红绛无苔、脉细数等阴虚症状。当拟益气养阴清热活血法。

处方：黄芪 30g，太子参 20g，麦冬 15g，五味子 10g，玄参 15g，生地黄 15g，丹参 15g，牡丹皮 10g，女贞 15g，墨旱莲 15g，白茅根 15g，鱼腥草 15g。水煎服，每日 1 剂。

六诊：上方服 3 剂，尿常规检查：蛋白（+++），余项正常。水肿明显消退，腹水亦减，但舌质红绛。证属肝肾阴虚，肺脾气虚。以益气滋阴为主。

处方：仿黄连阿胶汤、增液汤加黄芪、黄精等。

黄连 3g，阿胶 12g（烊化），生地黄 15g，玄参 15g，麦冬 12g，山茱萸 12g，山药 15g，牡丹皮 10g，黄芪 30g，黄精 15g，白术 15g，白茅根 20g。水煎服，每日 1 剂。

七诊：上方服 3 剂，尿蛋白降为（+），再进 5 剂，胆固醇降为 490mg%，继用上方加大枣 30g，服 10 剂。患者精神大为好转，浮肿、腹水完全消失。尿常规检查：蛋白（+），红细胞、白细胞少许，再进 3 剂，尿蛋白降为微量。

患者出院后，继续用益气养阴、清热解毒、活血化瘀方药以巩固疗效。

处方：黄芪 30g，黄精 20g，白术 15g，生地黄 15g，山药 20g，山茱萸 12g，枸杞子 15g，女贞子 15g，墨旱莲 15g，川芎 15g，红花 10g，牡丹皮 10g，鱼腥草 15g，石韦 12g，白茅根 15g。水煎服，每日 1 剂。

出院两个月后，在门诊检查，各项指标基本正常。次年患者恢复健康，已光荣参军。

【析误】

根据病史分析，患者在半年前，曾出现浮肿、蛋白尿，证明他此次患病，绝非新感，而是半年前即得病，旧病复发，已成慢性，旧病必然引起本虚。此次发病，亦因感六淫之邪，但不是新病，初诊用麻黄连翘赤小豆汤，加清热解毒之品，服 6 剂，不仅浮肿蛋白尿未消，而且增加。此乃虚实未辨，所以致误也。

续用益肾汤法，益气活血、清热解毒。虽未能降低蛋白尿，但白细胞转为正常，肿大颌下淋巴结消散，证明加用益气之效果。用黄芪生脉饮加味，虽未降低蛋白尿，但水肿好转。继用黄连阿胶汤加入大队益气滋阴药，是本病取得蛋白尿消失效果的关键方，益气滋阴药加入血肉有情之品阿胶，加强滋阴之效果，而黄连苦寒清热，以涤荡未尽余火，共服 21 剂而收到满意效果。

救误案五：水肿虚证误实证

秦某，女，5 岁。1984 年 5 月初诊。

患儿住农村，由其父背至门诊治疗。其父云：上月小女感冒发热，全身浮肿，旬日后，病情日趋严重，经用大量抗生素及中药利水消肿药无效。患儿全身浮肿，目肿不能自由开闭、腹水、二阴均肿，肤色鲜明，尿短赤，气喘不能平卧，舌质红，苔黄白相间，脉细数。尿常规检查：蛋白（+++），红细胞、白细胞少许。

因患儿起病急骤，肤色鲜明，尿短赤，诊为阳水。

辨证：肺气不宣，三焦水道失调。

治法：宣肺利尿逐水消肿。

处方：仿麻黄连翘赤小豆汤合五皮饮加味。

麻黄3g，连翘10g，赤小豆15g，陈皮5g，茯苓皮10g，大腹皮10g，冬瓜皮10g，葶苈子5g，牵牛子3g，防己3g，椒目3g，桑白皮6g，芦根10g。水煎服，每日1剂。

二诊：上方服3剂，病情稳定，继用上方加益母草、蝉蜕，再服三剂，肿势有增无减。细询其母，据云：此女两年前曾得肿病，经治愈，但感冒后便眼睑微肿，此次是肿得最重的。全血细胞分析相关指标均降低。细审证候，患儿因喘息水肿，显得烦躁不安，肤色鲜明，因肿势重，故按之不凹陷，纯属假象。患儿两年前曾水肿，证明非新病，乃新感引动旧疾，属慢性肿病。气血两虚，肺脾气虚不能运化，以致三焦失司，水气不化。当拟益气补脾、宣肺温阳化水。

处方：黄芪15g，白术6g，黄精6g，炮附子3g，白芍5g，茯苓10g，陈皮5g，砂仁3g，麻黄3g，桂枝5g，大枣6g，生姜3g。水煎服，每日1剂。

并用营养疗法，以助药力。如鲫鱼250g，加砂仁2g或白胡椒0.5g，蒸食。鲤鱼500g，加茶叶3g蒸食。瘦猪肉煮带皮冬瓜，淡食。每日可选1种。

服上方肿渐消，腹水亦减，喘亦随之减轻。药已中病，仍用此法，乘胜前进。曾用黄芪建中汤、真武汤、六君子汤及砂仁、白豆蔻、黄麻等加减为方，并继用营养食疗。

三诊：患儿中期曾配合西医治疗，当时服中药水肿已减。查胆固醇420mg%（参考范围142～230mg%），拟诊肾病型肾炎，曾用泼尼松、水解蛋白，中西结合治疗1个月，水肿约消60%，但腹水仍有，下肢肿未全消，按之凹陷，肤色反苍白，舌质嫩红，薄白苔，脉细数。证明脾肾气血俱虚，仿金匮肾气丸加益气健脾药，仍配合食物营养疗法。

处方：黄芪15g，黄精6g，白术6g，熟地黄6g，山药6g，山茱萸6g，牡丹皮5g，茯苓10g，泽泻6g，炮附子3g，肉桂2g，车前子5g。水煎服，每日1剂。

经用金匮肾气丸加益气补脾法，经治旬日，腹水及全身肿逐渐消退，该方曾加活血药如丹参、红花、川芎等。约1个月肿全消，尿蛋白（++）逐渐好转为（+），血浆蛋白增至5.2g%，胆固醇亦接近正常，经治3个月，症状基本消失。

【析误】

本证属慢性肾病，两年前曾得肿病，证明非新病，而是慢性肿病因六淫之邪引动旧疾。此次患儿在外院经 1 个月治疗，外邪感染，基本消除，照常例应当肿亦随之消退，外邪解而肿不消，证明非纯外感致肿，而是内虚致肿。

使人致误原因，其父述病因，只讲近因起病 1 个月，以为新病。同时患儿全身肿色泽光亮，按之不凹陷，尿短赤，所谓大虚有盛候，此致误之主因。

通过辅助检查了解相关指标低下，更证实本虚。在扶正药中加入血肉有情之品，因而取得疗效。但脾阳失运之时，吃肉类常导致不消化不吸收，因此每次服量不宜过多，且应加芳香健脾之剂，如砂仁、白豆蔻、白胡椒之类。

后期用金匮肾气丸及健脾活血之剂，扶正固本、调整阴阳、恢复肾功，起到好的疗效。

中期中西结合，用糖皮质激素及蛋白剂，中西医病理观点相同，在用药上相互促进，是取得疗效的又一重要原因。

救误案六：顽固自汗

吴某，女，42 岁。1983 年 2 月 23 日初诊。

患者自汗 3 年余，中西药罔效，专程来治疗。每日黎明即溅溅汗出，头部汗出如珠，胸背略少，四肢无汗，头眩乏力，腰痛，白带多、无臭味，月经不调，舌苔白，脉缓。

辨证：营卫不和，表阳不固。

处方：仿黄芪建中汤合生脉饮法加减。

黄芪 30g，桂枝 10g，白芍 20g，大枣 30g，龙骨 30g，牡蛎 30g，当归 10g，党参 15g，麦冬 15g，五味子 10g。水煎服，每日 1 剂。

二诊：服上方 2 剂，汗出略有好转，其他症状亦感减轻，药已初见成效，再进原方 2 剂。

三诊：服药后，汗出如前，症状亦如初。患者云：每次更医，必生小效，特别是换有名望医生。患者的心理状态，值得注意，为了证实此方效果，稍调整剂量，再进 2 剂。

四诊：据云服药后，毫无效果。遂详询病因，患者 3 年前家境不顺，因而得病，初病失眠，继而月经失调，每当情绪波动时，则病情加重，抑郁不乐，认为无治疗可能。惠伯先生恍然大悟，此七情所伤，肝郁化火而成脏躁，冲任失调，以致月经紊乱带下等症。而自汗之病，亦上述病理变化所形成。汗为心之液，心神失宁，导致心阴损伤，故而汗出。拟方二仙汤、甘麦大枣汤、百合地黄汤，以调冲任治脏躁。

处方：淫羊藿 15g，仙茅 12g，当归 12g，巴戟天 12g，知母 15g，黄柏 10g，甘草 10g，小麦 30g，大枣 30g，百合 20g，生地黄 20g。水煎服，每日 1 剂。

五诊：上方服 2 剂，汗减，心情抑郁感大为减少，守方服 10 剂。中期因白带未大减，方中曾加水陆二仙丹（金樱子 20g，芡实 20g），症状基本控制，头背汗止，仅胸部微似有汗，头眩、腰痛、白带及情志变化均好转，患者喜形于色，求方返家巩固疗效。当嘱患者再服原方，并用心理治疗，嘱患者电话随访，经年余获悉患者已健复。

【析误】

审证求因，在临床上非常重要，特别是慢性病。本案如不审证求因，就不可能了解真正的病因为七情致病，肝郁化火，而致脏躁。《医宗金鉴》释注脏躁谓："脏，心脏也。心静则神藏，若为七情所伤，则心不得静，而神躁扰不宁也。"心神不宁，心阴暗耗，汗为心液，故而汗出。不能因自汗，而属阳虚。张景岳早有明论："自汗盗汗，亦各有阴阳之证，不得谓自汗必属阳虚，盗汗必属阴虚也。"一诊二诊之误，而在于阴阳未辨也。

冲任失调，故见月经紊乱、腰痛、带下病。而冲任又与肝肾密切相关，冲任损伤，必然影响肝肾，间接心脏受损。用二仙汤调理冲任损伤，甘麦大枣汤、百合地黄汤滋阴养心缓肝。冲任固，心脏阴液充足，则神明得以补养安宁，内脏功能相互协调，不止汗而汗自止矣。

［前三案原载于：郑惠伯．临床救误案辨析．中国医药学报，1991（4）：38-40.］

达原柴胡饮救误案三例辨析

达原柴胡饮为惠伯先生临床中常用的经验方之一。本方系在《温疫论》达原饮的基础上，加柴胡而成；功能和解表里、开达膜原、辟秽化浊、清热燥湿；主治因湿热秽浊内蕴膜原，表气不通，里气不和，气机不畅所致的湿遏热伏夹秽浊内阻证，临床运用较广泛。下文仅介绍惠伯先生用达原柴胡饮的救误三案及其辨析。

救误案一：湿疫头痛

贺某，女，32 岁。1991 年 3 月 11 日初诊。

患者感冒头痛已 20 余日，缠绵不愈。阵发头痛，项背强，无汗恶风，低热（37.5～38℃），午后较重，干呕，苔薄腻，脉滑数，二便正常。根据"太阳病，项背强几几，无汗恶风，葛根汤主之"，"太阳与阳明合病，不下利，但呕者，葛根加半夏汤主之"，而诊断为太阳阳明合病，投以葛根加半夏汤，加白芷、川芎、僵蚕等。

二诊：3月13日。服药后自觉头痛稍减，但身热依旧，仍守上法，去生姜、大枣、甘草加入活血药物丹参、桃仁、红花等。

三诊：3月15日。患者头痛加重，自述头痛如斧劈，痛苦万分，头部抵枕上，用两拳击头，头痛阵发，可自行缓解。舌质红苔黄白相间厚腻，大便3日未行。脑电图检查示弥漫性异常。

根据病情演变，现已明朗，病属湿疫头痛。拟达原柴胡饮，加升降散，芳香化浊、苦温燥湿、通降腑气。

处方：柴胡15g，草果10g，槟榔15g，厚朴10g，知母15g，黄芩15g，赤芍15g，蝉蜕10g，僵蚕10g，姜黄10g，葛根30g，大黄10g。水煎服，每日1剂。

四诊：3月18日。服上方3剂后，头痛虽然阵发，但痛势已减大半，项强亦减轻，体温有所下降，仍在37.5℃左右，大便已通，腻苔略转薄，痛苦面容大有好转。药既中病，再进3剂，大黄减量为6g。

五诊：3月22日。头痛基本控制，仍时感胀痛，项强大减，腻苔退大半，然舌中后部腻苔尚存，体温正常。病情虽好转，因湿疫之为患，常留恋难解，且易反复，守原方减其剂量，再进3剂，以根除湿疫之邪。

六诊：3月27日。病已基本治愈，腻苔已退变为白滑，头时眩晕，午后仍感身倦，湿疫虽除，但湿邪未尽，拟甘露消毒丹加减以善其后。

随访数年，头痛愈后未再复发，复查脑电图正常。

【析误】

患者起病感冒，头痛项强，不下利，但呕，似属《伤寒论》的太阳阳明合病之葛根加半夏汤证，但投葛根加半夏汤再加镇痉之品无效，又加活血药物，病情逐渐加重，说明诊断辨证有误，药不对证，非伤寒病证。余师愚在《论疫与伤寒似同而异》中说："疫证初起，有似伤寒太阳阳明证者，然太阳阳明头痛不至如破，而疫则头痛如劈。"20世纪50年代，惠伯先生悬壶夔门"泰和祥"中医药馆，当时疫疠流行，凡头痛如劈，而兼有热疫症状者，用清瘟败毒饮；头痛如劈，兼有湿疫症状者，选用达原柴胡饮，临床多取得满意的效果。

本案患者初诊，无疫证之头痛如劈见症及湿疫之厚腻舌苔，以致误用葛根加半夏汤加味治疗，而使症状加重。当头痛由阵发转为斧劈，舌苔由薄腻变为厚腻，湿疫症状明显时，改用达原柴胡饮加味，立即收到疗效。故当患者病情有所改变时，应细心观察，以求得及时而准确的辨证。

救误案二：湿疫发热

何某，男，40 岁。1991 年 9 月 20 日初诊。

患者发热将近 1 个月，经中西药治疗无效而来我院门诊中医就诊。恶寒发热，时令尚近秋分，而患者身着棉衣，头裹毛巾，上午体温 38℃，下午40℃，耳聋，目赤，头痛，身痛，小便黄，大便结，舌质红，苔黄白腻，脉数。

辨证：外感风寒，内有伏热。

治法：表里双解。

处方：三黄石膏汤、荆防败毒散加减。

黄芩 15g，黄连 5g，大黄 6g，石膏 30g，荆芥 10g，防风 10g，羌活 12g，独活 12g，柴胡 15g，前胡 10g，甘草 5g。2 剂，水煎服，每日 1 剂。

二诊：9 月 23 日。仍发热不退，大便滞而不畅，舌苔白厚腻，脘痞不饥，时有恶心，余症如前。病情有增无减，实为湿疫蕴结膜原，阻遏三焦气机，邪在半表半里而形成上述发热等症状。仿吴又可三消饮法，急投达原柴胡饮加味。

处方：草果 10g，槟榔 15g，厚朴 12g，知母 15g，黄芩 15g，赤芍 15g，柴胡 15g，青蒿 20g，葛根 20g，滑石 20g，甘草 3g，大黄 10g。3 剂，水煎服，每日 1 剂。

三诊：9 月 27 日。服上方 3 剂，濈濈汗出，耳聋豁然开朗，恢复听觉但伴耳鸣，头痛减轻但眩晕。全身骨节仍疼痛，恶寒发热减轻，全天体温不超过 38℃，手足脱皮，大便通畅，苔白腻虽减但中后部仍有腻苔，脉滑数。温疫之邪未尽，仍用上法，减其量，再服 3 剂。

四诊：9 月 30 日。诸症皆减，仍有低热，舌中后部薄腻苔，身着秋装，头巾已取，湿疫之邪消退大半，残余浊湿尚存，当防止余热复燃。拟清热利湿、芳香化浊法。

处方：白豆蔻 5g，藿香 10g，茵陈 15g，滑石 15g，川木通 10g，石菖蒲10g，黄芩 10g，连翘 15g，薄荷 5g，射干 10g，薏苡仁 15g，芦根 15g。3 剂，水煎服，每日 1 剂。

五诊：10 月 4 日。诸症皆愈，全身脱皮，用调理脾胃、健脾除湿法，选参苓白术散加减作善后治疗。

【析误】

患者初诊时恶寒发热，头痛身痛，似外感风寒表证，目赤、小便黄、大便结、舌质红似内有伏热，辨证为表里合邪，但用三黄石膏汤、荆防败毒散表里双解，不仅未能见效，而且病情加重。原因在于诊断辨证中忽视了浊湿为患的耳聋及腻苔症状、体征；且发热近 1 个月的时间，已非一般外感风寒所致。

二诊时，抓住长期发热，日晡益甚，苔白厚腻，脘痞恶心，大便滞而不畅，耳聋等特征，辨证为湿疫发热。湿疫发热，乃浊湿邪伏膜原，邪热浮越于经，而不在经，汗之徒伤表气，热亦不减；邪热在夹脊之前，肠胃之后，而不在里，清之徒伤胃气，更增脘痞。惠伯先生仿吴氏三消饮法，拟方达原柴胡饮加青蒿、葛根、大黄、滑石，以宣透膜原疫邪，仍从表里分解，而重在辟秽化浊、燥湿清热，故能收到救误之功。

救误案三：太阴寒湿腹泻

骆某，男，55 岁。1991 年 12 月 13 日初诊。

患者腹痛腹泻已两个月有余，西医诊断为肠炎，经用多种抗生素无效，而转向中医求治。腹痛腹泻日十余次，里急后重，大便有黏液，大便镜检有红细胞、白细胞，苔白滑，脉弦。

辨证：肝旺脾虚，脾为湿困。

处方：痛泻要方加味。

陈皮、白芍、防风、白术、藿香、厚朴、姜半夏、肉豆蔻、黄连、甘草。3 剂，水煎服，每日 1 剂。

二诊：12 月 16 日。服上方 3 剂，痛稍缓解，泻下次数略有减少，于原方中加葛根、黄芩，再进 3 剂。

三诊：12 月 20 日。服药后病情反而加重，少气乏力，怠惰嗜睡，洒淅恶寒，痛泻如故。

脾胃虚弱，湿困太阴，兼肺卫气虚，拟升阳益胃汤，益气除湿祛风（取风能胜湿之意）。

处方：黄芪、党参、白术、姜半夏、陈皮、茯苓、白芍、防风、柴胡、羌活、砂仁、黄连、甘草。2 剂，水煎服，每日 1 剂。

四诊：12 月 23 日。病情仍无转机，舌苔厚腻，经反复查大便，除红细胞、白细胞外，兼有霉菌。此乃寒湿遏困太阴，霉湿为患，以致脾阳不升，而成太阴寒湿腹泻之证。拟达原柴胡饮加味，每日大蒜 10g 烧至半熟食用。

处方：草果 10g，槟榔 12g，厚朴 12g，知母 12g，黄芩 15g，白芍 15g，柴胡 12g，肉桂 6g，紫苏叶 15g，荜澄茄 10g，干姜 12g，甘草 5g。3 剂，水煎服，每日 1 剂。

取达原柴胡饮加干姜、肉桂，以温太阴独盛之寒，温而止痛泻；苏叶、荜澄茄、大蒜行气温中下二焦，并能抑制霉菌的繁殖，亦止痛泻。

五诊：12月27日。患者就诊时，喜形于色，自述服上方1剂后即见效，3剂后痛泻大减，且精神顿觉兴奋。药已中病，原方再进3剂。

六诊：1992年1月3日。症状完全控制，厚腻苔亦退，查大便已正常，拟温脾益气法，仿理中汤、四神丸、交泰丸合方加减，以巩固疗效。

【析误】

本案前三诊，从辨证角度看，似乎是顺理成章的，但由于寒湿及霉湿困阻太阴之隐匿性，所以走了弯路，延误了治疗。从舌苔厚腻，大便查出霉菌后，才作出寒湿霉湿困阻太阴之辨证，改用温燥寒湿，抑制霉湿，辨证辨病治疗用药后，收到了良好之效果。

惠伯先生还曾运用达原柴胡饮加紫苏叶、荜澄茄，治愈多例小儿霉菌性腹泻。他用紫苏叶、荜澄茄治疗霉菌性腹泻，是受民间制作泡菜经验的启示而得到的灵感。四川人爱吃泡菜，泡菜水生花（即霉菌繁殖）时，置入鲜紫苏叶或荜澄茄，很快白色霉菌消失。生大蒜可防治霉菌，当腹泻久不愈时，大蒜生吃或烧半熟吃，均有止泻的作用。

［原载于：张启文，李致重.杏林真传.北京：华夏出版社，1994：266-268.］

第五篇

诊余漫笔

篇首语

　　惠伯先生习惯笔耕，所著文或发表，或交流，或教学。有的记载跟师点滴，有的论一方或一药，也有论一病的。将其诊余漫笔归于一处，对全面理解"夔门郑氏温病流派"的历史和惠伯先生的经验有帮助。其中个别文章中论述与病案并存，这是当年流行的写法，不少小病案除支撑文中论述外，也反映其学术思想。

先父郑仲宾

　　先父名方，字仲宾，1882年7月1日生，四川成都人。1908年受聘夔州府官立中学任教。1909年与先母高德英（奉节县人）结婚，生有一女二子，女名淑强，我系长子、次子敏侯，均在中医药界服务，孙辈邦本、家本、芳本、建本、祥本，都继承其祖父岐黄业。

　　先父少时曾拜乔茂萱老先生门下（清举人），攻读经史，因聪敏过人，颇受乔师赏识。并受家教"医文同宗"影响，曾拜四川名医郑钦安为师学医三年。

　　戊戌变法实行"新政"，废科举办新学，1898年京师大学堂成立，并在京招生。先父得乔师（当时在北平做官）及堂兄郑言（清进士，亦为京官）的支持和赞助，投考京师大学堂，被录取，公费学习，在京苦读十年。

　　先父接受新学，思想激进，要求革新。清政府的腐败，外强的侵略，更加激发起他的爱国热忱。在校参加"同盟会"，拥护孙中山先生的"驱除鞑虏，恢复中华，建立民国，平均地权"等主张。因积极参加革命活动，曾受校方训斥，在校后期，经师兄规劝，才由明显活动转入隐蔽工作。

　　京师大学堂，首届毕业生多数受命外交官，少数全国高等学校聘任。先父因参加反清政府的革命组织，故不得重用。1908年大学毕业回四川，同时受成都高等学堂和夔州府官立中学聘任。当时祖父在制府任幕僚，获悉逮捕革命派的黑名单中有先父，因此坚决主张先父离蓉到川东夔府任教，不能留在成都供职。

　　夔州府官立中学为官办五年制中学，由奉节、巫溪、巫山、云阳、开县、万县六县联立。先父到该校前，由丰田（日本人）担任英语教习，他初学英语发音不准。后又聘兰尔生夫妇（英国人）任教，他俩初学汉语，教学亦感困难。1909 年先父任英语教习后，很快使学生掌握学习外语要领，进步很快。1910 年学校解聘丰田，而后又解聘兰尔生夫妇。先父除任英语教习外，还兼任数理教习，任教至 1916 年。八年间，培养出大批人才，如奉节的邓希元、朱左文、万县的史伯衡等，均成为当地名流。

先父少时从师名医郑钦安，后在教学之余，又研读医经，尤对温病学造诣最深。先父任教期间，体弱多病，病时均由自己诊治，并在校内为师生治病，每获良效。先父忧国忧民，禀性清高，不与他人同流合污，任教八年后，遂于 1917 年离校，悬壶行医。当时在奉节中正街（现人民路）一家药店坐堂行医，医务甚忙。他曾说："不为良相，愿做良医。"

1919 年，张冲二混成旅一团驻防奉节。第一团团长是刘伯承。当时疫病流行，官兵亦受传染，先父应邀为其官兵治病，疗效颇佳。后被刘团长聘为军医。初属兼职，因部队援鄂，攻打宜昌对岸的安安庙，便随军东下。先父在途中因受暑而高热、腹泻，舟至秭归便上岸住一农家养病，自己处方，服药。二三日病愈。房东之子亦患重病，得知来客是医生，便请诊治，果然短期而愈，患者举家感谢。方圆几十里，皆请诊治，活人甚多。

援鄂胜利，部队就地整修，疫病流行，士兵亦被传染，部队派人请先父回营抢救患者。因患者太多，且煎药不便，先父根据士兵患疟、痢、湿温伤寒等不同传染病，指导配置丸散多种，并煎大锅药，半月后患者大多治愈。受到部队嘉奖。

先父随军二年，后因我母亲患肺痨（肺结核）病危，请长假回家为其诊治，并继续悬壶于夔城。亦值疫证流行，经先父精心诊治的患者，每多短期痊愈。1922 年，奉节县知事送"儒医"匾额一块，表彰先父。

1924 年先父受朱左文（朱原是先父的学生）邀请，于奉城创办"昭文私塾"，并任教。该校开设国文、数学、英语、博物（自然）、医学，名重一时。学生虽只有二十多人，但多学有成就。门人李重人，曾任北京中医学院副教务长，系全国著名中医学家、中医教育家。我一生医学有成就，皆得先父的教育与培养（四川中医管理局推荐我上 1988 年《中国中医年鉴》）。门人朱光璧，读"昭文私塾"后，考入上海同济大学，后赴美留学，攻读经济专业，曾在美某大型企业任总工程师，现退休居加利福尼亚州。先父在"昭文私塾"任教期间，中午放学后，常为人治病，晚间亦常出诊。从教并从医。

1927 年后，先父专门从医。当时社会上层人物，多请先父诊治。但先父亦乐于接待一般平民，常免费为其治病。每年夏秋季节疫病流行时，常到"济贫药局"参加义诊，声誉日隆。

先父对温病学造诣很深，对明清温病学家吴又可、叶天士、薛生白、吴鞠通、王孟英、杨栗山、俞根初，以及当代丁甘仁、何廉臣都极推崇。他面对名目繁多的温病，归纳为温热型与湿热型，执简驭繁，指导临床。他对温病的辨证。尤重视舌诊，著有《诊舌心得》一书，六七万字，惜乎散失。对某些急性热病，不拘泥于"在卫汗之可也，到气才可清气，入营犹可透热转气、入血就恐耗血动血，直须凉血散血"的治则，而主张先安未受邪之地。如当时流行烂喉丹痧（猩红热），他用辛凉透表、气血两清，收到极好效果。他对湿温伤寒，主张早下，拟芳香化浊、苦温燥湿、苦寒泻下法，能解除缠绵之发热，缩短病程。前人认为湿温服柴胡耳聋，然先父认为此非柴胡所致，乃病证自身原因，不用柴胡亦可能出现耳聋，反而用柴胡配黄芩可以和解少阳枢机而解热，促成早日病愈。驻军师部一军需处长，患湿温伤寒，十余日不解，不食不便，腹胀，高热神昏，舌黑起刺，部队军医处长诊断为肠伤寒，无法挽救，遂请先父诊治。先父诊为湿温伤寒，断定病危，病宜早下。此时泻下，有肠穿孔、大出血虚脱之虑。该部孙师长在场说："我是信任你们父子医术的，我部几个重危患者，都是你们医好的，现在请你们大胆医治，死亦无妨。"诊得脉洪数有力，至数整齐，当用清营汤加大黄，另用西洋参、麦冬、五味子（生脉散）煎液备用。当第一剂服完，腹鸣由小增大，翌日再服一剂，午后放出矢气极臭，继大便五六次，粪便量相当多。头部汗出，脉稍静，即服备用的生脉散液，次日比手势要求饮水，发热亦减，经一周治疗，病渐退，调理一个月而愈。他对温病用泻法，不必是阳明腑实证，而意在釜底抽薪、除邪退热。

先父治痢疾初起，有畏寒发热者，常于治痢方中加羌活、防风、柴胡、葛根等，以防止邪陷，逆流挽舟。盖学喻嘉言法，然仍以治痢方为主。

先父治杂病，宗仲景方，兼学金元刘河间、李东垣、朱丹溪、张子和，明清张景岳、陈修园、唐容川、郑钦安等诸家之长。他善治血证，苦寒清热止血，用三黄；消瘀止血，用牡丹皮、郁金、茜草、三七；益气止血，用独参汤；温涩止血，用理中汤（方中用黑姜）；益气温阳止血，用人参、鹿茸。1927年夏，曾治一肖姓妇女之血崩，虽暑令仍身棉衣，气息微弱，六脉沉细，血崩不止，群医束手，先父认为该妇女生育过多，冲任虚损，当益气温阳补冲任，用上等人参一两，浓煎，频服，鹿茸三钱研细，每吞服一钱。服完后，血止。继用参桂鹿茸丸、归脾丸以善其后，一个月左右康复，从此其妇很少患病，至 1978 年因脑出血病故，时年 83 岁。又曾治某富商牙痛证，头部烘热，腰酸背胀，寒温药均失效，先父认为其人是房劳过度，肾阴肾阳虚衰，拟阴阳双补之法，用济生肾气丸三帖而愈。

先父博学才多，除精读《内经》《伤寒论》《金匮要略》《神农本草经》及温病学著作外，对经史子集、哲学、佛学，无所不读，通畅英语，能任数埋教学，对西医基础学亦喜阅读。他读书用功力很深，如读中医著作，反复读后，能找出其中重点，每读一本书，多写有读书心得。他对临床疑难病证，多从瘀血、痰湿、毒三个方面探索，寻求解决办法。

先父著有《枕中宏宝》一卷，手抄本，约十万字，内容记载验案验方。我还回忆起其中一则医话，题为《谈谈半贝散的用法》，他认为半贝散中，半夏应用生半夏，生姜水吞服，可解其毒，治疟疾及一切不明原因的发热。我曾试用，果如其言。先父著作连同他的各类书籍，都毁于 1939 年日军空袭。

先父对一些人废止中医的提法感到极大愤慨，他曾对我们说：中国的文学和医学，在世界上都是优秀的，是中华民族的宝贵财富。他常给我们背诵英文本世界名诗，并与唐宋诗词作比较，从文学、训诂学、音韵学的角度分析，对汉语文学总是赞不绝口。自古医药一家，不可分割。先父为了提高临床效果，于 1934 年集资创建"泰和祥"中医药馆，聘请优秀药剂师，依古炮制中药，并自制二十四制清宁丸、润字丸等，用于临床，效果颇佳。

先父一生爱国。抗日战争爆发后奉节被敌机轰炸，便更恨日本军国主义，对抗日将士的病痛，特别同情。他常到疫区给抗日官兵及灾民诊病。在日军空袭奉节城期间，先父居住安坪乡。1942 年 8 月先父在疫区为救治患者，而染上了疫毒痢。由疫区肩舆抬回时，已高热昏迷不醒，当时我亦出诊在外，延误治疗，以致无法挽救，与世长辞，终年六十岁。

（惠伯先生撰于 1988 年 1 月 30 日）

先父郑仲宾治疗暴崩验案

先父名方，字仲宾，成都人，生于 1882 年，病卒于 1942 年。自幼受业于郑钦安，后毕业于京师大学堂，从医从教三十多年，对血证、温病造诣颇深。传有弟子李重人、向蛰苏、郑惠伯、冉玉璋等。著有《枕中宏宝》一书，尚未付梓，毁于战乱。今选暴崩案一则（亦是随先父诊视目睹案），介绍同仁。

肖某，女，32岁。1927年旧历八月初十上午出诊。患者因阴道出血3天，经当地数医诊治无效，仍阴道出血不止，至病家时，正忙碌操办后事。症见面色如蜡，神疲，目光呆滞，语音低微，虽值酷暑，仍身着棉衣，床上除着棉絮之外还加有棕褥，血液浸透至床下，六脉沉细无力。先父沉思片刻，拟方：人参30g，鹿茸15g。嘱人参浓煎频频服，鹿茸研极细末，每服3g。

患者家属粗通医道，时值酷暑，不敢服甘温之品，故又另邀数医商议，众医均摇头，谓"服此方药，即死无疑"，因而迟迟未服此药。时值午后，患者出血更甚，病情更加危重，故又接先父诊视。先父诊毕叹息道："此病气随血脱，不用此补气塞血之人参，生精养血之鹿茸，命在旦夕，快服药吧！"病家在死马当着活马医的情况下，频频喂浓煎人参汁，并兑服鹿茸。当服药不过两根香的时间，出血逐渐减少，患者慢慢睁开眼睛，要求继续服药。在一剂药服毕后，翌晨阴道出血止。后经先父用参桂鹿茸丸、归脾丸、紫河车以善其后，调治三个多月身体完全康复。至此以后该患者很少患病，直至1978年10月，因脑出血抢救无效病故，终年83岁。

[原载于：郑惠伯，郑家本. 已故名医郑仲宾治疗暴崩验案. 四川中医，1990（1）：42.]

先师李公建之先生验案拾零

舌绛宜温补

朱君，患痢三月有余，诸药无效，日十余次，禁口腹痛，得按，口渴饮热，脉七至而细，舌光绛，屡更医，方皆寒杂投，近复有拟重剂甘寒滋水者，均无寸效。神惫骨枯，奄奄待毙矣，招余治之，余不敢下药，乃转求先师建之公同往诊。师告余曰：久病舌绛而嫩者，应与温补，今脉尺部有神，尚可挽救。方用肉苁蓉八钱，肉桂一钱，炮附子四钱，山茱萸二钱，怀山药四钱，粉丹皮一钱，茯神二钱，泽泻二钱。一剂大减，照原方出入继进而愈。

血虚畏寒

先师常治奇症甚多，余所闻殆什一耳。兹记其治奉节南乡李君一人，患畏寒之疾，无论冬夏，皆着棉皮衣，不能离火，床罩厚而密，稍露旋即呼冷，火炭绕床，人不能近。医以重剂扶阳，姜、桂、附动以数两计，计所服已不下数十斤。盖患此症已三年余矣，服热药太多，致大便坚结不下，甚以为苦，而畏冷如故。先师时在奉节，患者闻名，特延视之。初与重剂八味丸，有小效，继叹曰：此血虚也，拟秦当归一两，建黄芪八钱，茜草根三钱，枸杞子八钱，砂仁四钱。日进两剂，半月而瘥。师治医，往往不循故常，别开蹊径，超以象外，得其环中。常告吾辈曰：久病当求旁通，所谓通权达变，勿拘泥于脉症也。

[郑惠伯为李建之门徒，本文所列两案皆为惠伯先生在奉节时得老师指导之亲历案例，原载于：郑惠伯. 先师李公建之先生验案拾零起华医药杂志，1937（2）.]

慢惊治验

病者：邢某（油商）之子，年二岁，居夔州东门外。

病名：慢惊。

病因：夏令气候炎热，病者体质素弱，感受阴暑，发热，医者投以凉解法，不效，病增呕吐，更医断为伤食，消导之，一剂无进退，再剂遂陡发斯症。

病象：面赤戴阳，发热懊侬，口大渴，饮水即吐，泻如米泔，汗出如雨，肌肉骤然瘦脱，仅存皮骨，目直视，足转筋，两手撮空。

诊断：舌色光而淡红无津，指纹粗而不荣，断为真阳势微，真阴涸竭，所谓中土崩溃，肾失纳藏，命门火衰，五液奔驰，拟养阴回阳固脱法。

处方：仿庄在田加味理中地黄汤加减，命其浓煎一大碗频频服之。制熟地黄八钱，怀山药八钱，酸枣皮八钱，野白术四钱，西洋参四钱（另煎兑服），建黄芪六钱，补骨脂六钱，酸枣仁四钱，枸杞子八钱，蒙肉桂一钱（后下），生龙齿七钱（先煎），黑炮附子六钱，肉豆蔻（去油）二钱，炙甘草二钱，伏龙肝二两（煎汤代水）。

次诊：昨日服药，旋服旋吐，服至大半剂后，吐稍定，夜半渴减，汗止，泻仅三四次，热退强半，烦除，转筋撮空亦愈，唯神倦，面尚浮红，目仍直视，时有冷汗，舌色光绛。今日险候虽除，然正气耗散，阴阳大虚，津血受损，神经失养，是以目仍直视耳，处方如昨，但减其剂。后用阴阳双补、脾肾并固，调理半月而瘥。

说明：此症断症处方并不足奇，可供探讨者，唯用药分量耳。不佞前治同学王克明之子患麻疹，初延儿科专家过投寒凉之剂，遂变慢脾，余以加味理中地黄汤救之，但分量太轻，且附子系用淡附子（药店中之白附子，久经炮制，淡而无味，以之治真阳衰弱，难期有效），肉桂仅用四分，且系煎服，服后尚能吐出冷痰两口，但仍不知加重分两（此证虽属阴阳两虚，然阴阳不固而影响阴虚，是以宜救阳为急。邹澍《本经疏证》附子解条下有云："过汗之咎是以阳引阳，阳亡而阴继之以逆，误下之咎，是以阴伤阳，阳伤而阴复迫阳。"）延绵一日夜，方冥然而逝，自今思之，犹觉心疚。余之所以反复屡屡声述者，欲使同道诸公遇此等大证，不应以轻描淡写之剂而延误病家，蹈吾之覆辙，由此可知治病之难。断证确实，处方不误，药之分两不准，尚不能治病，何况病理不识，处方不当，而欲转危机为坦途，生死人，肉白骨，诚戛戛乎其难也。

［原载于：夔州郑惠伯．慢惊治验．起华医药杂志，1937（3）．］

疫痘汇参

郑崇恺，字惠伯，余同窗友也，幼习医，绍承家学，聪敏朴诚，勤求不倦，曾远道负笈，学习针灸，尚自以为不足，复受业于先君建之公门下，覃思精研，得其真传。今年甫弱冠，其造诣已若是，将来诚未可限量。近顷得来札，知正在度蜜月期内，想一枝画眉之笔，不著博义而著医书，不日定有佳作见惠也，望之，望之！

——重人附白

编者注：重人乃李重人先生，是先生的同窗兼好友。李重人（1909—1969）。四川奉节人。12岁在昭文私塾读书。后随李建之及郑仲宾学医。19岁应诊。1929年随父迁万县行医。1935年开办"起华中医院"，同时创办《起华医药杂志》及《医铎周刊》。后任北京中医学院副教务长等职。

绪论

去冬寒燠失常，气候过燥，非其时而有其气，以致疫痘流行，染斯病者，每致不救。余目击多人，不禁感慨系之。洎兹国医改进之时，凡我医界同人，负有国民卫生重任者，应共同猛省，以求挽救之策。兹就个人一得之愚，并撰述先哲明言，贡献医林，用质通方，尚希明教。

病源

西医学说台尔氏以一称原虫为本病之原因，加诺氏及批里库氏以为杆菌，聚讼纷纭，至今尚无确实之证据。中医则谓先天欲火胎毒蕴藏骨髓深处，至疫毒流行之岁，外因触之而发。王清任则曰痘非胎毒，乃胞胎内血中之浊气，儿在母腹，始因一点真精凝结而成，以后生长，脏腑肢体，全赖母血而成，胞胎内血之浊气，降生后仍藏营血之中，遇天行瘟疫，由口鼻而入气管，由气管而入血管，将血中浊气逐之自肤表而出。依上所论，中西学说甚觉背道而驰，以欲火胞中浊气论，则是内因，以原虫杆菌微生物论，则是外因。中说若是，则西说非，西说若是，则中说便误，总之，真理唯一，断难两存。恽铁樵先生尚和衷论之，实有道理，略谓若纯系内因，何故专在痘毒流行时发现？若纯系外因，而种过牛痘及已出天花者多不复染，岂非人体胎毒经次发泄后已经尽净？虽有外因之病菌，亦不得受其侵略耶！是则毒蕴于内而病菌引于外，其理至为明透。

辨痘疫传变日期及症状

潜伏期：即发热期，约三五日不等。初起全身发热，耳尖中指发冷，耳后起红丝，呵欠喷嚏，眼目倦困，两颧时红，即预知其为痘也。

报痘期：发热经三五日后，即报痘矣。初则头部稀少，渐及胸前背后二足，色泽红润而光。

起胀期：报痘经三日后当逐渐起胀，根窠红绽，顶尖肥满。

灌脓期：起胀经三日后即灌脓矣，根窠红润充满，顶尖呈黄褐色。

结靥期：灌脓经三日后即渐结靥，初从口唇四边，由胸腹收至两腿，然后脚背和额一齐收靥，颜色初由老黄、丽黑而平陷。

辨疫痘形色

痘疮吉凶，全在形色；始出之形，尖圆坚厚；起胀之形，发荣滋长；成浆之形，饱满充足；收靥之形，敛束完固，与水珠光泽老皆为正形。或平或陷，形之变化，若初生之时，隐如蚊蚤之迹，空若蚕种之脱，薄如麸片，密似针头，如热之疿，如寒之粟者，必不能起发而死。黏聚模糊，肌肉虚浮柔软嫩薄，皮肤溃烂者，必不能收靥而死。痘之色，喜鲜明而恶昏暗，喜润泽而恶干枯，喜苍蜡而恶娇嫩。红不欲艳，艳则易破。白不欲灰，灰则难靥。由红而白，白而黄，黄而黑者，此始终次第渐变之正色。若出形而带紫，起发滞而灰白，色之变也。至于根欲其活，窠欲其起，顶欲其固也欲其宽，四者俱顺，痘虽重而无虑。四者俱逆，痘虽轻而必险。然形色为气血之标，气血乃形色之本，气盛则痘窠圆满而周净，气虚则顶陷，气散则窠塌，亦有气虚极而不塌者，乃火载之故。外状虽见圆满，实空壳如水泡。血盛则痘窠光明而红活，血虚则晕淡，血愈则晕结。亦有血虚极，外而犹红者，乃火浮之故。外状虽见圆晕，实枯槁而不润泽。至于形色相兼较，宁可形平塌而红活，不可形光圆而色晦滞。宁可有色无形，不可有形无色。盖形属乎气，气可旺于斯，须色属乎血，补血难图建效也。

辨疫痘部位

痘疮为阳毒，诸阳皆聚于面。吉凶善恶，但以面上部位占之，即可概其余。额属心火，如印堂以上，发际以下，横两日月角位先见点，先作浆，先结靥者，为恶候。盖心为君主，毒发于心，故见其位。君危，则十二官皆危，故凶。左脸属肝木，右脸属肺金。如两脸先见红点磊落者吉，如相聚作块，其肉肿硬者死。盖肝藏魂，肺藏魄，生意将难，故不治。头属肾水，承浆横抵两颐，先见红点，先发先靥者吉。此位虽属肾，然三阴三阳之脉皆聚于此，阴阳和，故可治。鼻属脾土，若准头先出先靥者凶。盖四脏禀命于脾，土败则四脏相随而败，必延绵日久而死。肾之窍在耳，又心开窍于耳，心肾皆少阴君火，又少阳相火之脉行耳之前后，凡在耳轮先见红点者凶。盖君相二火用事，则燔灼之势难以扑灭，唯口唇四周先出先起先靥者吉。因阳明之脉夹口环唇，胃与大肠主之，无物不受故也。

辨疫痘表里寒热虚实

凡痘初起不红绽，发出不快，昏暗陷顶，皆表寒而虚。二便清，身凉手足口气俱冷，不渴少食，唇白涕清，饮食不化，皆里寒而虚。此表里虚寒之证，急宜温脾胃、补气血，当用参芪四物桂附等药，以助灌脓收靥。夫表虚者，以补气为先，而补血次之。里虚者，于补血之中而兼补气，苟能补气，而脾胃自壮，胃气若旺，然后无陷伏之忧。大便秘结，小便赤涩，身热鼻干，气热唇燥，烦渴者，皆里热而实。此表里寒热之证，急宜凉血解毒，当用化毒汤，红花、紫草、黄芩、牡丹皮、辰砂（朱砂）、益元散、蝉蜕、黄连、荆芥之类。如表热者，则宜清凉解表，而分利次之。里热者，则重在解毒，而兼清凉，或在二三日之前，热毒盛者，微下之亦可。盖凉血不至红紫，解毒则免黑陷，故表虚不补则成外剥，里虚不补成内攻。表实过补，则不结靥，里实过补，则发痈毒。所以，痘症变迁无常，若色一转，又当变通，不可拘执。

辨虚痘似寒

气虚痘证，为饮食调理失宜，生冷错杂，致伤脾胃，遂成泄泻，津液下陷，虚火上盛，必发为渴。元气下陷，则虚阳上壅，下气不续必发为喘，皆有实证。但起于泄泻之后，则津液暴亡，火气下陷矣。岂有热渴实喘生于泄泻之后哉。故治渴则用参苓白术散，渴泻不止，可用异功散，喘则用人参定喘汤，或独参杏仁汤。喘渴而泻，则用木香异功散。倘若闷乱腹胀，毒成内攻，眼合自语，已失神志，貌似实证，实是虚候，医家辨认，可不慎欤。

辨实热痘似虚

身发壮热，毛直皮燥，睡卧不宁，唇红睛赤，气粗烦渴，皆实证也，此热盛毒重，壅遏之故。而又见呕吐之证，呕吐似虚也，然未知热毒在内，不得伸越，则上逆攻冲而吐。经云：诸逆攻冲，皆属于火者是也。泄泻似虚也，然因热毒郁甚，烟炙脾胃，不能外达，则毒从下陷，寻窍而泄，所谓热毒下注是也。古云：未出而泻者生，既出而泻者死，概可见矣。治法以升提发散，引毒达表，毒得外解则内泻自止。倘兼伤食而泻者，轻则宣化，重则消导。又有不思食者，方书云：饮食皆属内虚，然不知郁热在内，不得伸达肌表，胃热内闭，不思饮食，必然之势也。若不洞悉其原，误认虚寒而投以温中扶脾、止呕止泻之品，未有不偾事者已。

疫痘四大兼证

（1）**疫痘兼瘄** 痘属肾脏及血络中蕴藏毒邪由最深处发出，故其病重。瘄属肺胃温邪新感，故易透发。时有疫痘兼瘄者，因染痘时，恰遇风毒时气，感受其气，同时而痘瘄并发也。治宜轻清透瘄，瘄透而痘亦随之而出矣。

（2）**疫痘兼斑** 痘点初出，皮肉红肿，片片如锦纹者，此痘内兼斑也，皆由瘟毒入血，血热毒盛，乘其痘毒之热而发为斑。红斑易退，紫斑难消，蓝斑黑斑则不治。就余所验，服药后，其斑渐退，痘粒坚实者吉，否则皮肤斑烂。痘易瘙痒，皮嫩易破者凶，如紫斑成块，其肉浮肿结硬者，又名丹瘤，其血瘀实，其毒最酷。痘未发齐面斑先烂者，症多不治。初起总宜凉血透毒、活血托痘，则不致血郁神昏矣。

（3）**疫痘夹疔** 由瘟毒入血，血热毒盛，气血腐坏而成也。就余经验言之，略有数种，有初出红点渐变黑色，其硬如石者，此肌肉已败，气血中虚不能载毒而出，反致陷伏也；有肌肉微肿状如堆粟，不分颗粒者，此气滞血凝、毒气郁结也；有中心载浆，四畔干陷焦黑者，此气附毒出，血不为使也；有头戴白浆自破溃烂者，此气血不足，皮肤坏败也；有变为水疱，溶溶易破者，此实火并行，气血不能敛束也；有变为血疱，色紫易破者，此血热妄行，不能自附于气也。似此数症，于五六日之间但见一症，多不可治，唯痘疔生发之初终部位亦要辨明。大抵初出者，痘疔多发于头面，中后出者，痘疔多在胸背，势皆最急，末候生于手足骨节间者，其势稍缓。痘疮初起，或发寒热，或发麻木，或呕吐，或烦躁，或头晕眼花，或舌硬口干，或手足青黑，或心腹胀闷，或精神沉困，或言语颠倒，即宜于遍身寻认，有否痘疔；又两颧有黑点，两腋必有疔，准头有黑点，四肢必有疔；一经发现，则痘毒不能宣发，痘疮不能成浆最为痘证之险候。治法以活血解毒、托毒外出，如归宗汤、清毒活血汤之类。外治以银针刺破四围以减毒气，后用四圣膏贴患处。如疗形大而坚实，已成熟者，用拔疗法（即用银刀从痘疗四边剖开，以小钳钳出，其形如疗，有半寸许长），拔出后，外用山慈菇、蜣螂肉各一钱，捣烂涂之。

清毒活血汤：紫草、赤芍、天丁（皂角刺，下同）、金银花、牛蒡子、牡丹皮、藏红花、蒲公英、青连翘、白颈蚯蚓、紫花地丁、鲜菊花根。煎汤代水饮。

归宗汤：锦纹、生地黄、藏红花、紫草、小黄连、生石膏、穿山甲（现已不用）、天丁、牛蒡子、地龙、犀角（现已不用，多以水牛角代）、白茅根、紫花地丁。煎汤代水饮。

四圣膏：真绿豆粉、珍珠粉、罗汉豆、血余炭、冰片和白蜜、葱头。捣匀成膏涂之。

（4）疫痘兼痈　痘发夹疹者毒轻，夹瘢者病重，夹疗痈者尤重，亦由血热疫毒蕴于经络，流于骨节之间，发而成痈，其形多紫黑成块，大如桃子，兼斯症者病多烦躁，痘疫亦难透去。治宜先解血热蕴毒、活血消痈，治法与疽疗略同。

疫痘十险症

（1）疫痘惊搐　经云诸风掉眩，皆属于肝。痘有心火热盛，肺金受克，不能制伏，肝木热则生风，风火相搏，神气不安，故发惊搐。医者常辨痘证惊搐，不可遽投凉心之剂，苟不审而概以凉药治之，则心寒而肌敛，毒气内陷，毒何由而出也。治法当以平肝木、利小便为切要。泻肝则风去，利小便则心热退，风热既定，则痘随出，而惊搐自愈矣。然痘先惊者多吉，何也？痘未出之先热蕴于内，故作惊搐，痘既出则惊止，而内无凝滞故吉。痘出之后，气血虚弱，复感风寒，热毒反滞，又不敢轻易发散清利，故凶。

（2）变黑腰痛　夫变黑与腰痛之症，俱属火盛热极而然，经所谓"亢则害，承乃制"之意也。外火灼于肌肤之间，故其色黑。火热亢极，肾水枯竭，故腰疼痛。独不观腰疼而后出者，其色干枯，非红则黑，是辨黑、腰疼之症，其属火也明矣。治斯症者，必用大剂清凉解毒，于见点之初斟酌下之，亦可使热毒得解，然后调理气血，如此治之，庶可挽回于万一，不然，束手待毙，悔无及矣。

（3）灰白痒塌　痘有灰白痒塌者，乃血气虚弱而变为虚寒也。气虚则为麻为痒为陷，血热则为干为燥为痛。痘色白者，必至于灰而惨白，平伏痒塌，皆气虚而不起胀，血虚而不华色。治法以补中益气，用四物汤补气补血，血活气行，白可变为红矣。

（4）音哑作呛　夫人之气出于肺之气管，为声。然肺为金，又曰金空则鸣。其喉之窍，虚则声出而清。痘疮之窍，气壅血载，热毒上行，热能生痰，有碍气道，其毒不能尽行于肌表，故成音哑。音哑而燥是出肺窍，其初小而不觉，及肌表之痘成浆，内亦成浆，其毒壅盛，则肺窍窄狭，而肺金受火邪之尅，此音之所以不清也。七日以前，痘色红紫而兼此症者，乃火气炎上，热毒壅塞故也。痘色灰白不起而兼此症者，乃气血虚弱，肺胃受伤故也，然此俱是逆症。六日以后，外痘光润而长，而有此症者。三痘，此内痘亦长，使之而然也；外毒结痂，而内症自愈矣，是不必虑。善治者，当观其毒气之痘于咽喉为患之先，而用甘桔汤、解毒汤，或麦冬、杏仁、牛蒡子、玄参、荆芥之类以清气道，不使热毒有犯，则能自免。

（5）寒战咬牙　夫痘症有寒战咬牙者，或谓心火热甚，亢极而战，反兼水化制之，此为病热。或曰俱属于寒，如严冬之气伏阳在内，不胜其寒，手足战栗，而齿自动也，此陈氏以木香异功散取效。非寒而何，偏寒偏热，皆未得其病之旨也。斯症有先后之序，用药有缓急之宜。七日以前寒战者，乃心火亢极上灼肺金，而孔窍闭塞，故寒战也，当以表热治之。七日以前咬牙者，乃阳明经主之。阳明主肌肉，其经走上下齿龈，邪并阳明，故咬牙也，主胃热，宜清之。七日以后寒战者，乃阴盛阳衰，而非寒战也，宜以气虚治之，用参、芪、姜、附回阳之品。七日后咬牙者，亦阳陷阴盛，主血虚宜补之，用参、归、芪、芎之属。是七日之前有此症，属热属实而凶。七日以后有此症，属虚属寒，亦有可治者，再兼痘色则可辨其吉凶矣。

（6）痘疫干枯　夫痘色干红，红后必变紫，紫必变黑，黑必枯，枯必陷，此内热渐变一定之机也，治者当于干红，急宜解散凉血、滋阴增水。顶虽平陷，不可以气虚倒之，而用参芪补剂，补则气盛而血愈干枯矣。丹溪曰疮干者，宜退火，此之谓也。

（7）疫痘陷伏倒靥　疫痘陷伏，形似干枯，而色不同，乃营卫俱虚，故出而复没，其色多晕白微黑，此内虚所致，不能鼓荡外出也，其人必胃呆便泻，倦惰呕吐，四肢微厥，治宜暖胃补血补气，如理中汤、活血散、异功散之类。倒靥之症与陷伏略同，一系内虚不能鼓舞气血，一是风寒之邪外束，其症身痛微厥，恶寒便闭，痘点忽然黑紫，或灰白平塌，为倒靥也。治宜温肌发散，如参苏饮，小柴胡汤加僵虫（僵蚕）、蝉蜕之类。

（8）水疱无浆　疫痘发为水疱者，乃气有余而血不足之症也，若沸釜然，下之火盛，则釜内必为之发疱。亦有脾胃虚弱不能制水，以致水溢于皮肤之间而为水疱，当补脾益血而虚疱自实矣。凡疱之白者，气之虚；白而清水者，气之实；红紫者，气之热，皆当细辨也。

（9）疫痘泄泻　疫痘初起，肺胃有实热泄泻者无咎，盖肺移热于大肠则泻，里气一通，外痘反易透出。若六七日后，忽然泄泻，属于脾肾虚者最防陷伏，急宜升陷温脾、补肾收敛。恽铁樵将泄泻列为三大险症之一，诚经验之谈也。

（10）疫痘牙疳　牙疳者，乃上下牙龈腐烂，其毒最重，其症最危，非若口疮舌珠等症可比。病因胃中实火上冲，治宜大剂清胃凉血，佐以清润苦降大肠。外治有马鸣散及蚊蛤散诸方。

马鸣散：人中白、蚕退纸、生五倍子、明矾。

蚊蛤散：雄黄、枯明矾、蚕退纸、五倍子。

疫痘传变五期内死症辨

孔子曰："未知生，焉知死。"余以为医者，未知死，焉知生。尝考疫痘之死症之多，真有骇人听闻者，然医者以活人为天职，虽属死症，亦当尽力筹策，或者今日视为当死之症，他日医学昌明时，或可救而不死亦意中事也，录后以备我医界同人共同研究焉。

（1）发热期死症　发热一日，遍身只出红点稠密如蚕种，摸过不碍手者死；发热时，腹中大痛，腰如被杖，及至报点干燥而仍痛犹不止者死；发热时头面一片红如涂脂者六日死；发热时用红纸条蘸麻油点照心头，皮肉里有一块或周身皆有块红者，八九日后死。

（2）报点期死症　报点时烦躁不宁，腰腹痛不止，口气大臭，出紫点者死；报点时，痘色白，皮薄而光，根窠全无红色，或根带一线红，三五日即长如绿豆大，此症决不能灌浆，久后成一包清水，擦破即死；不可因其好看而妄与下药，报点全不起顶，如汤疱及灯草烧者，十日后痒塌而死；报点时红斑如锦纹者，六日死；遍身如蛇皮者死；报点时，黑斑如痣状，肌肉成黑者，即时而死。

（3）起胀期死症　起胀时遍身痘顶皆下陷，其中有眼如针孔者、紫黑者，死；起胀时痘之根脚全然不起，其头面皮肉红肿如瓜之状者死；起胀时腰腹时痛时止，遍身紫点如蚊蜜（蜂）所咬，全不起者死；起胀时气促神昏，痘伏陷不起，不食腹胀者死；起胀时遍身黑陷，闷乱不宁，神昏气陷者死。

（4）灌浆期死症　灌浆时纯是清水，皮白而薄，与水疱相似，三日后，遍身抓破而死；灌浆时吐利不止，或二便下血，痘烂无脓者死；灌浆时便闭声哑，腹中胀满，肌肉黑者死。

（5）结靥期死症 结靥时，遍身臭烂不可近，目中无神者死。

结论

痘疫虽属险症，设能洞悉其因，投方入彀，亦不难化危谷为坦途，措常病于裕如也。康健孩童染正规之天花，可不服药而愈，痘科书名之曰状元痘。所药者，因体内一旦失其平衡，扶偏救弊耳。是以治病，无定方定法，古人所言者，无非立为规矩，使后人有所依据。尝见痘症，在发热期内，世人多喜用芪归补气温血之品，血虚体弱之小孩用之以助其透出故善。设投于气血方盛之健孩，未有不蒙头盖面及喘急肺炎者。盖痘本胎毒，解毒凉透之不暇，反投以温补之品，焉得不助其炎毒而攻之肌腠乎？喘急肺炎者盖腠理为补药所固闭，肌肤不能排泄炭气，内攻呼吸器遂致肺受炎陷，焉得而不肺炎喘急？愚者不察，以为芪归系疫痘特效药何不思之甚也。万某余邻居也，年七十余得子，忽染天花，人以其先天弱也，不辨症状，动手即大剂温补，遂致蒙头盖面，医生曰"非佳兆也"。谁知此种乃伊药所造，医不归咎于药而归咎于病，见其干枯，则曰此气虚陷伏也，补托恐其不及，遂致不十日失声气喘而亡，病家尚执迷为未服鹿茸峻补也，医者亦自诩其学识高深，能断人生死。噫！若是者，欲求国医之改进，曾忧忧乎其难也。余所主者，非不欲人用温补，盖欲求为医者当深明病原，见病治病，不拘一格，则善矣。能明其因，则不致小病造重，重病致死，是知其死病，皆由不死病驱入。设能在未驱入死症前而使不驱入死境，若非洞悉病原又焉得而能为之……

［原载于：夔州郑惠伯．疫痘汇参．起华医药杂志，1937（1-5）.］

编者注： 此文所论之痘疫者，应当主要指"天花"。现在天花已被人类成功消灭，是医学历史上浓墨重彩的一笔。惠伯先生所做之汇参，对中医临床思维的建立和训练，仍有指导意义，故仍保留于此。

痨病灸

总论

肺痨之病，吾国向无专书，命名亦各殊。稽考往古，内经有劳伤虚不足之论，金匮名为虚劳，苏游论名为传尸，巢氏病源始称肺痨骨蒸，千金方论五劳七伤六极。考其证治，亦即近世盛称肺结核病也。肺结核病，蔓延最广，查全世界死亡统计表，因此而死者，为数最巨，而国人之死是病者，尤较各国为多，殊足令人骇异。西医对于斯病之治疗，不外营养疗法、空气疗法、日光疗法、安静疗法，以及化学疗法，故皆言之成理。考其实际，一二期之肺痨，抑或有愈者，至于末期，只有坐以待毙。中医对于斯病之治疗，门径较多，然亦不外消瘀杀虫、固肾强心、润肺涤痰、化核行气，以及补阴扶阳颇有效果。然末期肺痨，亦无若（任）何把握。然则末期肺痨，中西医人岂非眼见患者死亡而不急谋一策，以求挽救耶？不佞研究针灸有年，对于肺痨治以灸术，每建奇功。爰就个人经验公诸社会，以与我同道诸君共同探讨云尔。

灸法可治肺痨之原理

针灸治病，古者多参以阴阳五行之玄说附会，以致学者非之。然其治疗，每建奇功，自必有合乎科学原理者，特古人不能道其所以然耳。兹将灸法治痨，合乎科学之原理特录于后，以公同道之研究。日本医学博士原志兔太郎谓施灸后能使白细胞数量增加，白细胞之噬菌作用增进，至一定时间后，淋巴细胞亦能增加。淋巴细胞增加，对于结核治疗上有伟大之力，早为医界所公认。西洋学者或以药剂注入以鼓起淋巴细胞，而期达到结核治愈之目的。灸法之能杀菌消核，乃因其能增加白细胞及淋巴细胞也。肺病之难治，乃因病菌之不易歼灭及结核之难以消散，故灸术之治斯病乃对症下药。当代陈无咎先生对于痨病颇有发明，其习痨汤及存神命补汤乃治痨之效方。渠谓若服存神命补汤仍不见愈，则非灼灸不可。盖结核内之微生物犹重茧之蚕蛾，非用灼灸引药入核菌必不死。又谓轻痨一灸，重痨二次，最重三次，应手而愈，亦可想见痨病用灸之神奇矣。

灸之手术及取穴法

先备独蒜数枚，切成薄片，陈艾绒少许，搓成小粒约小桐子大，将穴道（位）取妥后，用墨点记，然后将蒜片放于应灸穴上，小艾粒置于蒜片之上，一粒名一壮，每穴灸四五壮，灸至病者觉微痛为止，灸后皮肤多起小疱，然不足为患。灸之过轻，则无效力。兹将应灸各穴及取穴法列后。

取患门穴法

主治少年阴阳俱虚，面黄体瘦，咳嗽遗精，潮热盗汗，心胸背引痛，五劳七伤等证无不效。先用细绳一条，以患者男左女右脚板，从足大踇趾头齐量起，向后随脚板当心贴肉直上至膝弯大横纹中截断，次令患者解发匀分两边，平身正立，取前绳从鼻端齐引绳向上，循头缝下脑后，贴肉随脊骨直下，至绳尽处，以墨点记，别（另）用稻草，按于口上两头至吻，却（即）钩起稻草中心至鼻端根如人字样齐，两吻截断，将此稻草展直于先点墨处，取中横量，无令高下，于草两头尽处，以墨记之，即是此穴。

取四花穴法

治病同患门，令患者平身正立，取细绳绕项，向前双垂至鸠尾穴，即截断，却翻绳向后至绳尽处，以墨点记，别（另）取稻草，令患者合口勿动，横量齐两吻切断，以如此长裁纸四方，当中剪小孔，前绳背后止处，即将小孔纸当中安停，纸之四角即灸穴，灸后宜灸足三里。（注：鸠尾，在胸骨剑状突起端）

取膏肓穴法

此穴主阳气亏弱，诸虚痼冷，梦遗，上气咳逆，噎膈，尤治痰饮诸疾。令患者两手交在两膊上则背骨自开，其穴立见，以手揣摸，第四椎骨下（所谓四椎骨下，即七椎骨下，因取穴须除三椎）两旁各开三寸，四肋三间之中，按之酸楚是穴。灸时手搭两膊上，不可放下，灸后觉气壅盛，可灸气海及足三里，泻下实火，灸后令人阳盛，最宜加意保养，不可纵欲。（注：气海在脐下寸半；足三里在膝眼下三寸二箸间）

取腰眼穴法

此穴一名遇仙穴，又名鬼眼穴，治痨瘵已深之难治者。取此穴时，令病者解去上衣，于腰间两旁微陷处，谓之腰眼穴，直身平立，用笔点记，然后上床合面而卧，以多灸至十壮为妙。古人有灸后吐出或及泻下痨虫之说。

结论

理论不如实践，研究不如体验，深望医家患者，遇斯病者，勿容待至明日，其奋起于今夜，开始实行此痨病灸，共同挽救我四万万同胞，受此疾苦者，得登健康之堡域，享延年之幸福，是吾之大愿也。不佞更有极简易极神效外治之秘方与灸术同时并进，则效力更相得益彰。方用桃仁、雄精、辰砂、三七各五分，麝香二分，调鳝鱼血，然后用拇指细审脊骨伤疼处，则以前药搽上（凡患痨病者，脊骨必有一椎觉伤痛）颇有神效。盖鳝鱼血可杀痨虫，桃仁能杀小虫，早为近代人所公认，且三七合桃仁功能消瘀，辰砂、雄精亦可杀菌，借寸香之香而窜者，引入核心，故能每奏奇功。

以上所论，皆余之经验谈，不佞不生不欲作欺人之语，我所知者，亦不欲自秘，但愿同道诸公，勿以所知之效方作传家之至宝，不妨公开大众，共同探讨，使我四千年绝学得以昌明，此则不佞之厚望于同道诸公者也。是篇之作，盖抛砖引玉之意云尔。

[原载于：夔州郑惠伯. 痨病灸. 起华医药杂志，1937（3）.]

血小板减少症中医在临床上分型治疗之我见

血小板减少症，在中医学中是难以找到的一个病，有的出现紫斑血疹及衄血的，中医划入"衄血""阳毒""癍""痧"等类。衄血包括"鼻衄""齿衄""耳衄"，以及皮肤出血的"肌衄"，九窍一齐出血叫作"大衄"等，这都是从出血部位而命名。所谓阳毒，仲景金匮记载阳毒之为病，面赤斑斑如锦纹（大概是温病发癍）。

至于妇女的血崩（因血小板减少），以及脾肾阳虚、气不摄血的这类病，中医多归类于虚劳门。又如肝脾肿大的癥瘕积聚，也有血小板减少的，因此中医治此病，莫有定方定法的，是根据不同的症状类型，而分别决定理法方药，以下四型的分类法，是根据我几年来，临床上初步观察总结分出的类型，是否有当，尚希同道指正。

一、辨证论治

1. 脾不统血，气血两亏之血小板减少症　脾主统血，运行上下，充养周身，为后天之本，五脏皆受气于脾，劳伤思虑多伤脾，以致不能摄血，健忘怔忡，惊悸盗汗，妇女多崩漏，余曾治二例，均是妇女崩漏，血小板减少，处以加味归脾汤，皆收到效果，病例列后。

病例1：患者张某，原人民银行职员，现任教师，月经过多，每月淋漓，曾流产一次，血小板减少为七万余，中医断为脾不统血，冲任不固，自服加味归脾汤五十余剂后，不特月经病治愈，并受妊足月生产，血小板亦增为十六万余，至今三年多，血小板亦未减少，前病亦未复发。

病例2：患者先某，人民银行职员，每月月经淋漓，极度贫血，心悸头眩，经化验血小板只有六万余，服加味归脾汤三月，血小板增为十二万余，前症亦愈。

加味归脾汤

党参八钱（编者注：一钱等于3g，下同），白术四钱，黄芪六钱，当归四钱，炙甘草三钱，茯神三钱，蜜远志二钱，酸枣仁三钱，木香一钱，龙眼肉四钱，女贞子四钱，墨旱莲五钱，枸杞子四钱，五味子三钱。出血多加艾叶、阿胶各四钱。

辅方：人参养荣丸、龟鹿二仙胶丸、紫河车片。

归脾汤之方义，乃养心血、益脾气，以气统血之总方。脾主生血统血，《内经》云"中焦受气取汁变化而赤是为血"，脾气旺盛，自能统血摄血，加女贞子、墨旱莲、枸杞子、五味子、艾叶、阿胶养阴止血，疗效更为增强。

2. 阴虚阳盛，血热妄行血小板减少之紫癜 《内经》云"阳胜则阴病"，大凡阴虚阳盛，或邪热入营，以致血热妄行，每每出现鼻衄齿衄、全身紫斑、舌绛脉数等症，兹举病案列后。

患者陈某，女，17岁，住简易病床，于本月忽然鼻衄，牙舌出血，全身起红斑，大便带血，舌红头眩，血小板计数22000/mm^3，经服加味犀角地黄汤10剂诸症若失，血小板增至90000/mm^3。

加味犀角地黄汤

水牛角八钱（代犀角效果很好），生地黄六钱，牡丹皮三钱，赤芍六钱，阿胶三钱，艾叶三钱，马勃三钱，鳖甲一两，玄参八钱，女贞子三钱，墨旱莲三钱，太子参四钱。

辅方：奉贤丸止血用，每服一钱，一日2～3次。

犀角地黄汤，凉血止血；阿胶、艾叶、女贞子、墨旱莲、玄参滋阴养血止血；太子参补气以摄血，因气为血帅也；马勃有止血效用，鳖甲有育阴软坚，治脾脏肿大之效。

3. 脾肾阳虚气不摄血血小板减少症 脾肾阳虚，多发现于血小板减少之晚期患者，先后天的阳气虚衰，气不摄血，命门火衰，脾阳不化，表现为倦怠无神、食少便溏、身肿气喘、脉细舌淡等症。如门诊治一患者汪某即此类型，见症肝脾肿大（合并癥瘕），全身浮肿，食少便溏，舌嫩脉细，动则气喘，面色㿠白，下肢紫斑时出时没，血小板七万余，有心脏病史，现正治疗中。又我院住院部内科，最近治一再生性障碍贫血，患者蓝某，用脾肾双补法，服中药八个月（与此相似），恢复健康出院。

脾肾双补法

黄芪六钱，党参六钱，苍术四钱，当归四钱，炮附子四钱，干姜三钱，砂仁二钱，鹿角胶三钱（烊化），巴戟天四钱，补骨脂四钱，艾叶四钱，牡蛎四钱，龙骨四钱。

辅方：参桂鹿茸丸、金匮肾气丸、龟鹿二仙胶丸、鹿茸粉。

此型根据中医理论，属于虚劳的范畴，治疗原则，虚则补之，劳者温之，血脱者益其气，故此方以补中气扶脾阳、温肾阳为主，兼用固脱止血之剂，使阳气不飞越，则阴血自潜藏。

4. 癥瘕积聚血郁气滞之血小板减少症 这类癥瘕积聚，多是两胁下痞块，属于肝脾肿大、血瘀气滞的关系，五八年曾治一门诊患者陶某，女，脾脏肿大约有饭碗大，牙龈，月经淋漓，血小板减少七万余，服鳖甲煎丸为主，兼以疏肝活血，一年余后，龈血止，月经亦正常，脾肿大明显缩小，血小板亦至十万以上，最近半年未服药，根据访问，未发现出血及其他症状。

主药：鳖甲煎丸，每日服一钱，分二次服。

疏肝活血法

丹参五钱，茜草四钱，当归三钱，赤芍五钱，郁金三钱，鳖甲五钱，红花二钱，青皮二钱，竹柴胡三钱，牡蛎五钱，桂枝二钱，牡丹皮三钱。

辅方：三七、白药精、血竭、琥珀等份，每服四分，一日二次。

此型治则，是根据唐容川治血证消瘀之理论，瘀血不去，新血不生，关于分型治法，详见表5-1。

而三七、白药精等药，有止血消瘀之功，如全身症状属以上三型，则应合并其他方法论治。

表 5-1　血小板减少症分型辨证论治表

病型	辨证论治					
	证候	舌苔	脉象	治则	主要方药	辅助方药
脾不统血，气血两亏	劳伤心脾，健忘怔忡，惊悸盗汗，夜不熟寐，嗜卧少食，面色萎黄，妇女月经不调或崩漏，齿龈鼻衄，下肢或全身出现血疹或紫斑，血小板减少	舌质淡白，微薄白苔	脉浮大而虚，或沉细而弱	补血益气，安神止血	加味归脾汤：党参、白术、黄芪、当归、炙甘草、茯神、远志、酸枣仁、木香、龙眼肉、女贞子、墨旱莲、枸杞子、五味子。大出血加阿胶、艾叶	人参养荣丸、龟鹿二仙胶丸、紫河车片
阴虚阳盛，血热妄行	吐血衄血，便血溺血，神烦不安，口唇干燥，紫斑血疹，出血部位不一，血小板减少	舌质红绛干	脉洪大或细数	清血滋阴，益气止血	加味犀角地黄汤：水牛角（代犀角）、生地黄、白芍、牡丹皮、鳖甲、玄参、女贞子、旱莲、艾叶、阿胶、马勃、太子参	奉贤丸

续表

病型	辨证论治					
	证候	舌苔	脉象	治则	主要方药	辅助方药
脾肾阳虚，气不摄血	倦怠无神，食少便溏，全身浮肿，劲则气喘，面色㿠白，尿频或失禁，衄血或紫斑，或血疹，血小板减少	舌质微淡	脉浮大而虚，或沉细而弱	温补脾肾，益气固脱止血	脾肾双补法：黄芪、党参、苍术、当归、炮附子、干姜、砂仁、鹿角胶、巴戟天、补骨脂、艾叶、牡蛎、龙骨	参桂鹿茸丸、金匮肾气丸、龟鹿二仙胶丸、鹿茸粉、紫河车片
癥瘕积聚，血瘀气滞	脾脏肿大，两胁胀满，情志抑郁，寒热往来，妇女经闭或不调，衄血紫斑出现不一，血小板减少	舌质不荣润，或现青紫色	脉弦或迟涩	消瘀活血，疏肝活血，止血	鳖甲煎丸，疏肝活血法：丹参、茜草、当归、赤芍、郁金、鳖甲、红花、青皮、竹柴胡、牡蛎、桂枝、牡丹皮	三七、白药精、血竭、琥珀

二、体会

1. 中医治疗原则：主要应根据辨证论治，如果单独去探索特效药，则恐要走许多弯路，本文按型治疗七例，用不同的方法，治愈五例，二例好转，证明走这个方面是正确的，特别在止血功效上，曾用不同的方药，而效果显著。

2. 关于血小板减少症，中医理论认为其多属于虚劳范畴，在补气血药方中，尤注重补气，所谓气为血帅，血脱者益其气。

3. 西医学对血小板减少紫癜，采用脾摘除术，可以恢复健康，鳖甲煎丸治脾脏肿大，已有一千多年历史。福州市人民医院用升麻鳖甲汤治紫斑症，他们认为与肝脾脏有很大关系，许多血小板减少患者脾肿大。现在只知道脾脏虽非紫斑病发病机制主要因素，但却也有很大关系。鳖甲煎丸，是否作用于脾脏，或另有作用，尚有待于我们研究。

4. 西医学对血小板减少认为其与骨髓有关，而中医治此类脾肾虚损的人，往往用填精补髓之剂，如鹿茸、紫河车、龟鹿二仙胶丸之类，往往收到效果，《内经》有"肾之合骨也""肾生骨髓，肾不生则髓不满"等语，这些理论，大大可以提供我们治则上的参考资料。

［原载于：郑惠伯．血小板减少症中医在临床上分型治疗之我见．江苏中医，1960，12：4-6.］

湿热痹与寒湿痹的辨证论治

一、概说

痹者，闭也，是阻塞不通的意思。痹证是外邪侵袭，痹阻于络脉，引起肌肉关节疼痛、肿大、重着的一类疾患。

痹证在《内经》里论述很多，根据其发病原因及见症，分行痹、痛痹、着痹。除此三痹外，《内经》又提到痹热："其热者，阳气多，阴气少，病气胜，阳遭阴，故为痹热。"此种痹证，后世称为热痹，与风寒湿三痹同为本病的大纲。兹分湿热痹与寒湿痹辨证论治。

二、湿热痹

湿热痹又称"热痹"或"白虎历节风"等，和西医学所说的"急性风湿热"近似，与 A 族溶血性链球菌的感染有密切的关系。多发于儿童，其病历颇长，损害可累及全身，最主要的则见于心脏。

诸家学说：湿热痹的临床症状，以发热、游走性关节疼痛和心脏的损害、短气脚肿等为主症。在祖国典籍记载很多，兹举各家学说如后。

《金匮要略》云："病者一身尽疼，发热，日晡所剧者，此名风湿。此病伤于汗出当风，或久伤取冷所致也。"此说明症状病原及诱发原因。又："风湿相搏，骨节疼烦掣痛，不得屈伸，近之则痛剧，汗出短气，小便不利，恶风不欲去衣或身微肿。"又："身体尪羸，脚肿如脱。"巢氏《诸病源候论》云："历节风之状，短气自汗出，历节疼痛，不可忍，屈伸不得是也。"以上所说短气、身微肿、自汗、小便不利，关节痛不可忍，已将风湿的心脏损害，及关节痛症状，描绘殆尽。

清代的温病学家，又分湿热痹同寒湿痹。吴鞠通论湿热痹："湿聚热蒸，蕴于经络，寒战热炽，骨骱烦疼，舌色灰滞，面目痿黄，病名湿痹……《经》谓风寒湿三者合而为痹，《金匮》谓经热则痹……痹之因于寒者固多，痹之兼乎热者，亦复不少。"在寒战热炽中，已将湿热痹起病症状突出起来。叶天士在痹门中更有阐明，分出湿热、寒湿、阴虚、阳损。湿热以治温病之法治之，寒湿用温阳散寒、昆虫搜络之法；阴虚阳损从虚劳门中求治。其辨证清晰，故治法不拘一格，在辨证立法上均开辟了广阔的道路。

1. 病因　经络蓄热，风寒外束。《金匮翼》说："热痹者，闭热于内也……脏腑经络，先有蓄热，而复遇风寒湿气客之，热为寒郁，气不得通，久之寒亦化热，则瘰痹熻然而闷也。"说明热痹是由于热蕴于内，再感外邪，壅阻络脉所致。一般多突然发作，故病势较急。风寒湿邪郁而化热：风寒湿蕴于肌肤脉络之间，日久寒渐化热，湿郁化火，发生热痹。

2. 症状　病起急骤，寒热如疟，关节游走性红肿热痛，拒按或附近关节起红斑，或皮下发生结节，短气，自汗，畏风不欲去衣，发热，日晡热甚，小便短赤，烦闷不安，或壮热口渴，呼吸迫促，面色灰暗或萎黄，舌苔黄，湿热入营则舌质绛，或神志不清，脉弦数。

3. 治则　热痹既然由风湿热致病，在治则上不外疏风活络、清热解毒、宣化湿热三大原则。

4. 分型论治　但热痹多风湿热三气杂感，而其中必有一气偏胜，故在治则上也根据其偏胜，而处以不同的方药。

（1）热胜型　发热稽留，红肿痛热，脉数舌红（血沉骤快，白细胞增高）。

处方：加味葛根芩连汤。清热解毒为君，佐以疏风化湿。

金银花五钱，连翘六钱，葛根四钱，黄芩五钱，黄连二钱，白茅根六钱，知母五钱，黄柏四钱，苍术三钱，玄参六钱。

（2）湿胜型　湿聚热蒸，蕴于经络，寒战热炽，骨骱烦疼，重着肿痛，舌灰滞，面目萎黄。

处方：宣痹汤（吴鞠通方）宣化湿气为君，佐以清热。

防己四钱，杏仁三钱，滑石四钱，连翘六线，栀子四钱，木瓜四钱，薏苡仁五钱，蚕沙五钱，姜黄四钱，桐皮四钱，赤小豆四钱。

（3）风胜型　关节游走疼痛，痛无定所为主症。

处方：加减桂枝芍药知母汤。疏风活络为主，佐以清热化湿。

桂枝三钱，赤芍五钱，知母五钱，麻黄三钱，连翘八钱，苍术四钱，防己四钱，防风四钱。

（4）风湿热杂感型　风湿热症状互见、伤阴。

处方：重庆第二中医院方。

当归四钱，白芍八钱，荆芥二钱，防风三钱，防己四钱，苍术五钱，黄柏五钱，牛膝四钱，乳香三钱，鳖甲八钱，石斛一两，白茅根一两，玄参八钱。

备用药见下。

热胜备用药：气分热，桂枝白虎汤；入营血，千金犀角汤、清营汤、安宫牛黄丸、紫雪丹；湿热入络，地龙、苦参均可选用。

湿胜备用药：萆薢、苍术、老鹳草、豨莶草、桑寄生。

风胜备用药：羌活、独活、秦艽、桑枝、海风藤。

活血通络药：桃仁、红花、鸡血藤胶、大活络丹、小活络丹。

5. 病案举例　曹某，男，7岁。门诊号，72976，去年曾患风湿病，忽于三月中旬复发，项背强痛，四肢关节红肿游走痛，不能行动，夜痛尤甚，不能入睡，食欲不振，面色灰暗，呼吸迫促，脉数而弦（124次/分），心脏有杂音，舌绛。化验白细胞数 $17.05×10^9/L$。中性粒细胞百分比84%，淋巴细胞百分比16%，体温39℃，平时均停于38℃左右，午后体温较高，白天四肢微冷。

辨证：湿热蕴于经络，入营伤阴而成热痹。

处方：仿吴鞠通用宣痹汤加金银花、连翘、苍术、黄柏、牛膝、赤芍。

服二帖后热减，脉仍弦数，关节红肿，痛不减，四肢厥冷。证明湿热过甚，热深厥深。用第一法加牡丹皮、苦参，苦寒清热凉血、疏风化湿，服四帖诸症已减，但四肢痛及项背强痛不松，证明热减，风湿犹存，用桂枝白虎汤加葛根、秦艽、防风、防己、姜黄、海桐皮、连翘。服三帖痛止脉平，体温正常。汗多气短倦怠，病邪已去，正气已衰，用扶正强心、除湿通络。药用黄芪、白术、明党参、玉竹、当归、白芍、薏苡仁、木瓜、秦艽、老鹳草。因目赤未退，证明血热伤阴，加入决明子、牡丹皮、茜草、生地黄、玄参、红花、菊花出入为方，约十六日痊愈。

三、寒湿痹

1. 病因　《内经》说"风寒湿三气杂至合而为痹"，明确指出了痹证的成因。但寒湿痹的因素有以下两点。

（1）由湿热痹因迁延久不愈，转成慢性，而成寒湿痹，亦即西医所称慢性风湿病。

（2）直接触冒风寒，或受潮湿，留于经络，由于人体营卫气虚，卫外之阳不固，以致缓慢的发生痹病。

2. 治则　以祛风寒为主，但日久气血虚弱，肾阳虚衰，则宜治本，大补气血扶阳。若病久疼痛不愈，关节畸形，必有痰浊瘀血，阻于络道，以致经隧不通，则应化痰祛瘀、搜剔络道。

3. 处方举例　风胜用防风汤，寒胜用乌头汤，湿胜用薏苡仁汤，日久气血虚弱用黄芪桂枝五物汤、三痹汤。单味药：补气如党参、黄芪、白术；补血如当归、川芎；扶阳如肉桂、附子、鹿茸；祛寒如麻黄、桂枝、川乌；除湿如薏苡仁、萆薢、老鹳草、苍术、防己；祛风如防风、羌活、独活；活血通络如桃仁、红花、鸡血藤、乳香、没药；化痰如天南星、白芥子、半夏。搜络强筋壮骨如下二法。

（1）寒湿入络型　风寒湿入络，久年不愈，周身痹痛。

叶天士方：蜣螂虫一两，全蝎一两，地龙一两，穿山甲一两（现已不用），蜂房二两，乳香二两，麝香一钱，金钱白花蛇一两，蕲蛇一两。

各药制末，以无灰酒煮黑大豆汁泛丸。

（2）寒湿入骨型　王洪绪祛风逐湿散加味方：治手足麻木不仁，骨骼疼痛或肢体畸形。

制马钱子二两，穿山甲二两（现已不用），炮附子二两，蕲蛇二两，苍术四两，土鳖一两，虎骨二两（现已不用，多以狗骨代），龟甲胶一两。（此方马钱子一定要制好）为末蜜丸，每服一钱到二钱，一日三次。

寒湿痹到晚期，深入筋骨，关节疼痛，麻木或肢体畸形，上二方皆是古人名方，第二方是我在临床上经验加味，经治一骨结核患者杨某，瘫痪二年，肢体痿废，用此方治愈，以后凡风湿骨质病变及骨结核均有效果。最近治一病例，胡某，脊柱、腰及髋骨疼，腰背畸形，患者痛不能立，卧不能转侧。住院诊为类风湿关节炎，经用此方，兼服扶正祛风除湿，治疗半年。基本治愈，患者自动要求参加工作。上二方今后当进一步行临床观察和研究。

又案：周某，在南京患急性风湿热，住院治疗，迁延半年不愈，已瘫痪失知觉，面色萎黄，头发脱落，形瘦骨立，舌色灰腻，一月未大便，不饥不食。脉迟而细，此乃寒湿困顿脾肾阳气，深入经络脏腑，气血两虚，但当前湿不宣化，腑气不通，当急则治标，用大黄、附子、细辛、厚朴、枳实、当归为温下之法，另用半硫丸，服后次日下黑色粪几十粒，泻后知饥，舌腻渐退，改用扶正温阳燥湿之法，如党参、黄芪、苍术、白术、当归、川芎、桂枝、姜、附子、羌活、独活、川乌之类，重剂以投，另用生附子二至四两，当归一两，黄芪二两，炖羊肉二斤，每日作菜吃，三个月余，共吃生附子四十余斤，诸病皆除，半年后回南京住学校。此案系余三十年前（指1935年），"泰和祥"初开业时治一同乡病案，印象极深，从此病案可以看出湿热痹与寒湿痹用药之悬殊。

四、体会

湿热痹与寒湿痹，虽同为痹证，但治法悬殊。湿热痹治则，当于温病门中求之，特别在初起急性期中，更不能轻投温燥及扶正之法。叶天士治热痹，有用犀、羚清心包肝胆湿热，有用黄连、地龙、连翘清温热，有用养阴清热，如生地黄、玄参、枸杞子、何首乌、石斛之属，晚期则用附子、肉桂、鹿茸，扶肾阳之剂，给我们治则上开辟了广阔的道路。我们在临床上常治湿热伤阴入营，午后潮热，脉数舌绛（化验白细胞增高，血沉骤快），对此湿热过胜而伤阴的，常采用金银花、连翘、玄参、牡丹皮、知母、黄柏及葛根芩连汤，重剂以投，每每取得热退痛止脉平之效。因此治此病，当分两个阶段，治急性湿热期，当于温病门中求治。至于慢性风湿痹，则当标本同治，与补正扶阳、燥湿祛风逐寒等法，病型各别，不可误投。

西医学认为风湿病病原菌为 A 族链球菌，分心脏型、风湿型、神经型，常可并发心内膜炎、心肌炎，温病学说逆传心包，叶法之用犀、羚，至于清营汤、安宫牛黄丸、紫雪丹护心解毒清热，为治此病必备之法，亦与西医学相吻合。

常见有些同道治湿热痹，投以治寒湿之剂，特别在急性期伴有心脏病的患者，每每延误病程，持续发热，造成心脏病不良后果，我治十余例，其中有几例开始心脏有杂音，结果病状治愈，心脏并无变化，附案曹孩最为典型。我的体会，如果早期用清热解毒除湿法，不致湿热有损害心脏，是否可以减少心脏病后遗症的危险尚待进一步观察和研究。

湿热痹合并心脏疾患，常伴有肢冷脉伏，面青色暗，因邪入营血，虽有发热，最易误为少阴虚寒之症，实际上是火极似水，真热假寒，如不详辨，投以温补，火上加油，则有生命之危。

［原载于：郑惠伯．湿热痹与寒湿痹的辨证论治．江苏中医，1962，4：19-21.］

《内经》治水三法的临床运用

《内经》是中医学中一部最重要的经典文献，它在朴素的唯物辩证法思想指导下，阐述中医基础理论，指导临床实践，奠定了中医学的基础。尽管历代医家对中医学有所发展，形成各派学说，以至目前中西医结合在疗效上取得新的成就，但是这些学说或成果的出现，都是渊源于《内经》。我们学习中医学时，不能放弃基本理论，不得有弃医存药思想。所以要特别重视对《内经》的学习和研究，现在将《内经》治水肿三法："开鬼门""洁净府""去菀陈莝"用于临床上的点滴收获，初步总结于下，供同志们参考。

《素问·汤液醪醴论》确立治疗水肿的基本原则，即"开鬼门"（发汗）、"洁净府"（利尿）、"去菀陈莝"（逐水）。仲景深得其旨，在《金匮要略·水气病脉证并治》中说："师曰：诸有水者，腰以下肿，当利小便；腰以上肿当发汗乃愈。"又说："病水腹大，小便不利，其脉沉绝者，有水，可下之。"所谓沉绝（即伏脉）而属于实证的宜攻下，这对《内经》治水原则更具体化了。

《内经》治水三个原则，在临床上不能截然分开，但它每法均有所偏重，兹分论于后。

一、"开鬼门"

"鬼门"，即汗毛孔，"开鬼门"就是发汗。肺气通于皮毛，它与皮毛是密切相关。又肺朝百脉，主一身之气，且有通调水道，下输膀胱作用，因此，肺气充沛，能把脾气上散之水精分布全身，下注膀胱，这是肺的生理功能。当风寒外袭，首先犯肺，肺气闭塞，肃降失常，不能通调水道，影响了水液的交流代谢，使之潴留，发生水肿，这个过程，恰好说明"肺为水之上源"。因此凡是外感六淫所致之"风水""皮水"引起全身肿或上半身肿者，"开鬼门"就是治疗的主要方法。舍此法而代之以他法，在临床中观察，其效果皆不能与汗法相比。试举"风水"论之，"风水"的临床表现接近于肾小球肾炎急性期，在此期多选用麻黄连翘赤小豆汤或越婢汤。因为两方均有麻黄，麻黄有三大作用，宣肺定喘、发汗、利尿，故治"风水"麻黄是首选药，其他辛凉解表的金银花、薄荷、荆芥；辛温如桂枝、紫苏叶、防风，取作辅佐。风热选麻黄连翘赤小豆汤或越婢汤；风寒选用麻黄汤。参见本书医案实录之"风水（急性肾炎）"案。

至于皮水，《金匮要略·水气病脉证并治》又云："皮水，其脉亦浮，外证胕肿，按之没指，不恶风，其腹如鼓，当发其汗。""皮水"接近于慢性肾炎，因外感六淫引起复发。多兼脾虚湿盛，化热的仍用麻黄连翘赤小豆汤、越婢汤加减，湿盛的用麻黄汤、五皮饮、防己黄芪汤加减。参见本书医案实录之"皮水（肾病）"案。

关于急慢性肾炎用"开鬼门"法的几点临床经验。

1. 凡因外感引起上呼吸道症状，肺气不宣者，用解表宣肺药后，不仅上呼吸道症状明显控制，而且全身水肿亦明显好转，足见六淫之邪，首先犯肺，肺气不宣因而导致全身水道失调。《金匮发微》的作者曹颖甫尝记治贾性小儿，手足并肿，腹大如鼓，用麻黄五钱、熟附子五钱、细辛三钱，小便微通而胀如故；其门人陈道南用麻黄六钱，原方中加杏仁、桔梗，一夕而小便大行，明旦肿已全消，周身微汗而愈矣，可见开肺疏表，肺气肃降，水道自然畅通。

2. 对肾炎蛋白尿的消失，宣肺发表也起一定作用。余曾治牟某，患急性肾炎，用麻黄连翘赤小豆汤后，肿很快消失，即转入健脾化湿法。尿蛋白久不消失，观其咽部仍潮红，改用麻黄连翘赤小豆汤加味，三天后复诊，尿蛋白由（++）变为少许。足证"肺为水之上源"，肺气不宣，肾病亦无法改善。

3. 肾炎病血压高，也可用麻黄。有人认为麻黄有升压作用，肾炎高血压，不敢用麻黄，根据临床实践，用麻黄连翘赤小豆汤、越婢汤，不仅不升压，而且肿消后，血压亦随之而降，这不是少数病例，而是大多数病例均如此，不胜枚举。

二、"洁净府"

"洁净府"的法则，是治腰以下水肿者，实质上也就是因势利导的方法。临床多用于治疗心脏病及慢性肾炎。此法常与汗法联合使用，因为有许多当利小便的证候中，须先行发汗而后小便始通。因为肺主一身之气，又是"水之上源"，假使肺气不宣，则肾气不降，所以有屡进利尿药而小便终不通利者。又有当用汗法的证候，必须兼利小便而后始愈。原因是单纯发汗，表气虽疏而在里的水气未能尽去，故又须兼利小便以排泄未尽之水。同时"洁净府"还应分别病情的寒热虚实，例如脾虚水湿内停之尿闭，用健脾化气利水之五苓散；阴虚内热之尿闭，用滋阴清热利水之猪苓汤；湿热下注之尿闭，用清热泻火利尿之八正散。这些利尿方剂，根据临床观察，各具特点，五苓散强心利尿消肿，加人参名春泽汤，益气之功更强；猪苓汤用于阴虚（血浆蛋白低下）水肿尿不通者；八正散清热利尿通淋，且可降低血压。

三、"去菀陈莝"

"去菀陈莝"就是排除郁积的腐浊。《素问·汤液醪醴论》指出水肿病的致病原因为"五脏阳以竭"。治疗原则为"去菀陈莝"。这说明水肿是由于阳气衰竭而造成的，在理论上，阳化气而行津液，阳气衰不能化气，故津液潴留而为水肿。在治疗上必须是排泄郁积的腐浊，以恢复其正常功能，这就是"去菀陈莝"的原理。

根据《内经》这一原理，在临床上用于：

1. 肾功能衰竭引起的癃闭（尿毒症），近两年来治好 7 例尿毒症，其中 4 例重症，皆神志昏迷或半昏迷，呕吐，非蛋白氮有高达200mg%（既往使用的检验项目，参考范围为20～35mg%全血，意义大致同于现在的尿素氮）以上，肌酐12mg%（参考范围0.6～1.6mg%），经用温下（温脾汤）或凉下（大黄、六月雪、白花蛇舌草）皆转危为安。此病属本虚标实。这种本虚即《内经》说的"五脏阳以竭"，而在治标上，必须"去菀陈莝"排除体内的腐浊，才能恢复正常功能，参见本书医案实录之"湿热癃闭（肾结核、尿毒症）"案。

2. "出血热"少尿期之癃闭，用桃仁承气汤攻下，大便通畅后，尿亦随之而通，全国有同类的报道（故不详举病案），皆是根据"去菀陈莝"之法，排除体浊毒，而达到正常功能恢复。

3. 肝硬化腹水、慢性肾炎腹水，身体壮实的用己椒苈黄丸，全国有报道，我们也有治验病案。只要了解病的标本，掌握病机，运用"去菀陈莝"法，是会取得良好效果的。

以上谈了《内经》水肿治则——"开鬼门""洁净府""去菀陈莝"的临床运用，并非今日临床治疗水肿就此三法，证之临床尚有实脾土、温肾阳、清热解毒及活血化瘀等法则，这是历代医家及今日中西医结合继承和发扬中医学遗产的必然结果。关于全面论述水肿病的内容，那不属于本文的范围，而要另立题目讨论了。

[此文系惠伯先生讲稿整理而成]

釜底抽薪救癃闭

釜底抽薪法，主要用于阳明腑实证。对于温病气血两燔、热入营血者，亦可在清气凉血的基础上配用此法。釜底抽薪，不仅能清除肠内积热宿滞，而且能涤荡血分热毒从大小便排出，既能挫其热势消除致病之因，又能泻下通便治其主要症状。故临床上对许多热毒危险重症，多采用此法。笔者在抢救热毒癃闭时采用此法，收到可喜的疗效。

1977 年，我曾会诊过一患者，全身晦滞暗黄，手抓血痕遍及胸腹，干哕之声达于室外，口中尿臭散发床周。患者表情淡漠，神昏不语，烦躁不安，满床滚动，大便不通，小溲癃闭（每日尿量约 100mL），四肢浮肿，胸腹胀满，伴有腹水，舌苔黄厚腻，脉细数。17 年前患者曾患肾炎，经治疗出院后一直未复发。此时住院已 6 日，病情逐渐恶化。尿常规检查：蛋白（+++），红细胞（+++），白细胞（+），脓细胞少许，管型（+）。血生化检查：非蛋白氮 170mg%（既往使用的检验项目，参考范围为 20～35mg% 全血，意义大致同于现在的尿素氮）。初步诊断：慢性肾炎急性发作，肾结核，尿毒症。经进行抗感染及支持疗法、纠正酸中毒、维持水电解质平衡、促进蛋白合成等治疗 6 天，病情不减，患者肾功能严重损害，病危。

余思患者患肾病多年，脾肾必亏，而当前湿热阻滞三焦，火腑不通，阳明腑实胃气上逆、湿浊泛滥蒙闭心包。此病本虚标实，急则治标，法当釜底抽薪、通泄胃腑、兼利膀胱、清热解毒、凉血止血。投以大黄 30g（后煎），白花蛇舌草、六月雪各 60g。浓煎，频服。大黄苦寒泄热毒、破积滞、化瘀；白花蛇舌草和六月雪有清热解毒利尿之功，重剂以投，取其力专。

患者初服一二汤匙即呕吐，其妻耐心喂药。至半夜，患者呕吐渐停，服完，患者安静。翌晨，其腹中辘辘有声，少顷暴注而下黑黄色粪尿半痰盂，臭气盈室。病者漐漐汗出，昏昏酣睡约四小时。自大便通后，患者尿量增多，烦躁渐减，改用苦降泻下凉血止血法。

处方：黄连 6g，陈皮 10g，半夏 10g，厚朴 10g，大黄 10g，牡丹皮 10g，槐花 15g，地榆 15g，白茅根 30g，鱼腥草 20g，白花蛇舌草 15g，六月雪 20g，益母草 20g，虎杖 10g。水煎服，每日 1 剂。

经治 10 天，患者尿量增加，大便每日三四次，神志已清，精神食欲大有好转，呕吐基本得到控制，四肢浮肿及腹水消退，非蛋白氮降至 126mg%，继用益气活血止血法。

处方：黄芪 20g，白茅根 20g，白术 10g，薏苡仁 15g，虎杖 10g，槐花 15g，地榆 15g，牡丹皮 10g，茜草 10g，益母草 20g，六月雪 15g，白花蛇舌草 15g，蒲公英 15g。水煎服，每日 1 剂。

患者服上方一周，一日尿量增至 2000mL 以上，食欲增加，改用益气补肾止血法，六味地黄汤加黄芪、菟丝子、枸杞子、金樱子、槐花、地榆、女贞子、墨旱莲等善后调治而愈。

[原载于：詹文涛．长江医话．北京：北京科学技术出版社，1989：301-303.]

尿路结石证治

尿路结石临床辨证治疗应注意虚实两纲。实证属膀胱湿热毒火，虽症状急重，但治疗较易。虚证属肾亏膀胱气化不利，寒湿凝滞，较为难治。曾治一中年女子，肾盂及输尿管结石，浮肿腰痛，舌淡，脉虚，动则气喘，常卧床。法当补肾益气、温阳化水，以济生肾气丸、防己黄芪汤加巴戟天、小茴香、荜澄茄、胡桃、鸡内金、四川大金钱草之类，并劝患者经常多饮浓茶，适当运动，经半年治疗，症状逐渐控制，结石阴影消失而病愈。

尿路结石出现绞痛，甚者休克。我的经验是用四妙勇安汤加味（当归、玄参、白芍、金银花、丹参各30g，甘草10g）常取得显效。如傅某输尿管结石绞痛，冷汗淋漓，服四妙勇安汤加味一剂即缓解，3剂痛止。继用八正散加四川大金钱草，并令服大量浓茶及登梯运动，5剂即排出黄豆大结石二粒。

笔者曾治气滞血瘀、下焦湿热女患者，肾盂及输尿管有结石数粒，采用昆海排石汤（昆布、海藻、红花、桃仁、柴胡、白芍、枳实、海金沙、冬葵子、大黄、滑石、鸡内金、琥珀），重用昆布、海藻各20g，并加四川大金钱草及服浓茶，加强活动，服10余剂后排出泥砂样结石，提示此方有溶石功效。

[原载于：马骥，徐福松，张学能等.尿路结石证治.中医杂志，1987，6：13-18.]

辨小儿急惊分表里　识六淫积滞定治法

张平同志：

你好！来信要我谈谈小儿急惊风的辨证治疗。现结合自己对本病的临床体会，简复如下。

急惊风是儿科常见急症，来势凶猛，变化迅速。以高热、四肢抽搐或意识不清为主要特征。临床上很多疾病，如各种温病、温疫、疫毒痢、食积化热等，在病变过程中均可因高热而出现抽搐或昏迷。因此，急惊风仅是一个证候，它是以证候命名的。小儿各种发热性疾病，在病变过程中随着热势的增高，出现以抽搐、神昏为主要临床表现的，可考虑诊断为急惊风。

引起急惊风的病因有感受外邪、饮食内伤等。小儿纯阳之体，外感六淫之邪或食滞内阻等，均易从热化，热盛可生痰生风（热邪炼液为痰、热盛引动肝风），痰盛可发惊（痰热闭阻心窍）。因此，前代医家把急惊风归纳为痰（痰多气促）、热（高热口渴）、惊（神志不清、昏睡惊叫）、风（手足抽搐、角弓反张）四证。这四证往往同时出现，只是轻重不同罢了。

根据病因，可把急惊风分为外感和内伤。

外感惊风以感受温热之邪为多见，可按温病卫气营血辨证治疗。

冬春感受风热病邪，出现发热、头痛、咳嗽、流涕、烦躁、神昏、惊厥、舌苔薄黄、脉浮数等症的，为卫气同病，热盛引动肝风。治当疏风清热、开窍息风。我常用银翘散合升降散加减，药用金银花、连翘、薄荷、荆芥、牛蒡子、菊花、芦根、蝉蜕、僵蚕、姜黄、大黄、葛根。

升降散是杨栗山《伤寒温疫条辨》用治温疫、表里三焦大热，其症不可名状者的名方。方中僵蚕、蝉蜕辛凉透邪，姜黄、大黄攻下逐秽，合之能辛凉宣泄、升清降浊，有双解表里的作用。杨栗山说："其名曰升降散，盖取僵蚕蝉蜕升阳中之清阳，姜黄大黄降阴中之浊阴，一升一降，内外通和，而杂气之流毒顿消矣。此方可与河间双解散并驾齐驱，名升降亦双解之义。"我在临床上治疗外感温病高热，常常配用升降散，而无论阳明腑实证具备与否，常可使里通表和以达到良好的退热效果。蒲辅周老中医说"温疫之升降散，犹如四时温病之银翘散"，确为经验之谈。据报道，僵蚕、蝉蜕二药，对流感高热具有良好的退热作用。且僵蚕、蝉蜕还有祛风解痉作用，对于急惊风既可解热，又可止痉，可谓一箭双雕。

葛根这味药，据现代药理分析，能缓解肌肉痉挛，并有较强的解热作用。《金匮要略》治疗痉病以葛根为主药，很有道理。我在临床上常常使用葛根退热解痉，效果亦是满意的。

夏秋感受暑热病邪，出现发热、头痛、呕恶、项强、惊厥、舌苔薄腻而黄、脉滑数等，为卫气同病，热盛动风，治当祛暑清热、开窍镇惊。可用新加香薷加减，药用香薷、金银花、连翘、鲜荷叶、黄连、大青叶、青蒿、僵蚕、石菖蒲、天竺黄、羚羊角等，同时送服紫雪丹。

如属阳明气分邪热亢盛，因高热引动肝风，可用银翘白虎汤加减，送服安宫牛黄丸或紫雪丹。近年来许多杂志上都有报道，以银翘白虎汤加减治疗流行性乙型脑炎高热抽搐获得很好疗效。

曾记在万县陈家坝时，救治一个农村三岁小孩，当时正值八月炎夏季节，患儿高热烦躁、抽风、舌质红、口渴，断为暑温动风，处方用黄连香薷饮合白虎汤加青蒿等药。但因家居农村，一时无法购药，即嘱患儿家长挖地龙十余条，洗净，加入白糖二两，一刻钟后，地龙逐渐化成水，兑入开水冷服。服后不到一小时，抽风逐渐缓解，午后继进中药，三天即热退病愈。通过此例证实，鲜地龙解痉作用的确较好。后来我对各种热性病引起的抽搐，都配合鲜地龙汁内服，每收效验。热盛动风心烦不安者，地龙汁内加入冰片少许（一粒粟米大小），效果更好。

另外，夏秋季节，如雨水过多，亦可感湿热病邪，湿热可酿痰蒙闭心包，引动肝风，出现身热不退、朝轻暮重、神志昏蒙、时而谵语抽搐、舌苔黄腻、脉濡数或滑数等症。治当清热利湿、豁痰开窍，可用菖蒲郁金汤，送服至宝丹或苏合香丸。这一型可参考湿温门。

如病情进一步发展，不论感受风热病邪或暑热病邪，以及湿热病邪从燥化，出现高热、烦躁、口渴、神昏、谵语、惊厥、舌质红绛苔黄糙等气血两燔症状者，当清热解毒、凉血息风，可用余师愚清瘟败毒饮，并配安宫牛黄丸或紫雪丹。

我院传染科对于流行性乙型脑炎、流行性脑脊髓膜炎辨证属温热者，入院即用清瘟败毒饮（制成合剂备用）。

如热陷心营，出现高热、神昏、四肢抽搐、舌质红绛等症者，当清心开窍、凉血育阴息风。可用清营汤加减，送服安宫牛黄丸或紫雪丹。

曾治吴某，两岁半，患时疫丹痧，高热神昏、抽风、舌质绛、手足甲床处红肿、皮疹，西医诊为川崎病，经用西药，退热不满意。一周后，改用中药，投清营汤加青蒿、羚羊角、抗热牛黄散，一日抽风止，二日热尽退，继用清热养阴生津，病愈出院。

张平同志，以上谈的是外感惊风。至于饮食内伤所致惊风，原因有二：一为饮食不节，进食过多，食积化热，引动肝风；一为饮食不洁，湿热疫毒之邪，由口入腹，郁结胃肠，化热化火，热入心包引动肝风。

食积化热引动肝风，农村特别多见。回忆 60 年代，我常到农村巡回医疗，当小麦或苞谷成熟时，食积化热惊风，常可见到。此证发病前常见纳呆、呕吐、腹痛、便闭，继而发热神呆，迅速出现昏迷痉厥、喉中痰鸣、腹部胀满、呼吸气粗、舌苔黄厚而腻，我常用大柴胡汤治疗。这是因为大柴胡汤中柴胡、黄芩可和解退热，枳实、大黄可泻下积滞热邪。如以牵牛子、大黄为主，配入其他方剂之中（如蒿芩清胆汤），仿古人牛黄夺命散，对食积兼痰水者，也有较好疗效。早前我治小儿乳积化热抽风，常用保赤散。此方主药是巴豆、朱砂，巴豆泻下去积，朱砂能镇心安神，服后迅速泻下食积，吐出痰涎，抽搐很快停止。

湿热疫毒，阻滞肠道，引起抽风，常有高热、谵妄、呕吐、腹痛、大便腥臭或夹脓血。反复惊厥、舌质红苔黄腻，属于疫毒痢，我常用黄连解毒汤、白头翁汤合方加减化裁。药用白头翁、秦皮、黄连、黄芩、大黄、地锦草、凤尾草、马齿苋，配合安宫牛黄丸或紫雪丹。我长孙郑某，两岁时，夏令突然高热惊厥，神昏，继而排出少量脓血便，经用上方治愈。

张平同志，急惊风发作时，情况紧急，可配合针刺疗法。一般来说，惊厥，取穴人中、合谷、内关、太冲、涌泉、百会、印堂；牙关紧闭，取穴下关、颊车；高热，取穴曲池、大椎、十宣放血。一次选用2～3个穴位即可。有报道针刺百会、四神聪头针或醒脑静穴位注射曲池、阳陵泉等，均能使抽搐在较短时间内停止。

张平同志，你来信后面要我解答你在临床遇到的几个问题。你说羚羊角价值昂贵，效果并不明显。我的看法是，羚羊角退热解痉效果是可靠的，特别是近年来，我在本院儿科临床治疗中观察，认为是经得起重复验证的。关键问题是在煎法与服法。记得从前我用羚羊角，锉成末兑药服，结果大便还有羚羊角末。看来用这个方法，羚羊角末没有较好地被机体消化吸收。后来将药锉成末，用文火煎1～2刻钟，即成乳白汁，一岁以内服一克，煎汁20mL，分两次单独冷服，药效似佳可以一试。且单独少量冷服，不易引起呕吐，避免药物浪费。

你问止痉散，是蜈蚣、全蝎组成，两药均有小毒，会不会有副作用？服多少才有效？止痉散用量是一岁小儿，每次服0.3～0.5g，开水泡后服。止痉效果好，未发现副作用。但有一次用于一月婴儿顽固抽风，用其他中西药均无效，后来服止痉散约0.3g，服后发生窒息现象，面青、呼吸微，仍抽风，经半天抢救，窒息好了，抽风也从此痊愈了。这是否为止痉散小毒引起副作用？但只有一个例子，也不能说明问题。如果说婴幼儿有副作用，我治小儿七天风（新生儿破伤风），也用过止痉散，并无毒副作用。回忆当时是用煎法（全蝎一只、蜈蚣半条），是否经过高温毒副作用减少了？特提出来，供你研究时参考。

你问化热痰有哪些药应首选。我在以前化热痰喜用猴枣散、牛胆黄、三蛇胆陈皮末，目前均不易购到，现在常用人工牛黄、天竺黄、竹沥都有效。痰是由邪热炼液而成，凡是清热解毒清泻的药，解除了热毒，不治痰痰也会好的。

张平同志：以上只是对小儿急惊风辨证治疗及有关问题，作了一些简单的答复，除此之外，还有慢惊风，以及惊风后遗症，请参阅有关书籍，这里就不多说了。

祝你学习进步！

四川省万县地区医院　郑惠伯　王光富

［原载于：万承荣，马有度，支同寿，等．自学中医阶梯（二）．四川：
重庆出版社，1986：241-246.］

水疝（睾丸鞘膜积液）

水疝乃七疝之一，属西医学睾丸鞘膜积液，在综合性医院里，患者多在外科治疗，但有一部分不愿手术的，由中医治疗，疗效尚称满意。

回忆 1958～1963 年，曾治水疝 11 例，均是成年人，除 1 例转外科手术，余均治愈，治疗时间，最快 1 周，最慢 1 个月。近年（1982～1984）因带习门人，治疗 1 例 1 岁小孩，笔者开了两张药方，仅服药 6 剂，病即痊愈。当时引起学生极大兴趣。后来他根据两个药方，或守方，或略加减，又治疗 4 例小孩水疝，治疗时间约两周，最多十剂药。

治疗成人水疝原则，以益气调气、活血化瘀、温阳化水、软坚散结为法。方剂仿济生橘核丸、五苓散、防己黄芪汤，下元虚寒者，兼服金匮肾气丸。

加减法：活血加三棱、莪术、当归、川芎，寒湿化热选加知母、黄柏、龙胆以寒热并用，疏肝散寒加柴胡、小茴香、吴茱萸、乌药、荜澄茄等。

薛某，男，20 岁，农民。1961 年患水疝，经外科诊断，睾丸鞘膜积液，建议手术治疗，患者不愿手术转中医科治疗。

患者面黄消瘦，营养不良，阴囊睾丸肿大，下肢浮肿，少腹隐痛，舌质淡，脉沉细。此为气血两虚，寒水不化，以致气滞血瘀。拟用益气温阳化水。方用仿济生橘核丸加减，药用：黄芪、党参、白术、当归、橘核、荔核、小茴香、肉桂、茯苓、泽泻、猪苓、枳实、大枣。兼服金匮肾气丸。

服上方 6 剂，下肢水肿，大有好转，阴囊水肿渐消，睾丸鞘膜积液未消，扪之坚硬。药用：黄芪、防己、苍术、橘核、荔枝核、小茴香、茯苓、泽泻、肉桂、当归、乌药、海藻、槟榔。

患者经过旬日治疗，阴囊水肿全消，睾丸鞘膜仍水肿，后于方中曾加活血化瘀之剂，如川芎、桃仁、莪术，经 1 个月治疗，水疝全消，患者自带金匮肾气丸回乡，巩固疗效。

陈某，1 岁。万县二中李老师之孙。旬日来，夜间啼哭，睾丸肿大，西医诊断为睾丸鞘膜积液，建议手术治疗。家长因孙子年幼，改服中药。笔者见其发育正常，全身无其他病变，仅有水疝。水疝多由寒湿侵犯厥阴，以致厥阴肝经气血不调，气滞血瘀所引起，治拟理气活血、逐水软坚，仿橘核丸加减。患者因居农村，当处二方备用。

一方：橘核10g，荔枝核10g，川楝子6g，白术4g，厚朴5g，延胡索5g，槟榔10g，川芎4g，泽泻10g，肉桂4g，海藻10g，桃仁5g。

二方：荔枝核6g，昆布6g，橘核6g，肉桂3g，泽泻10g，厚朴4g，枳实6g，莪术3g，海藻6g，茯苓10g，苍术4g，小茴香3g。

事后会见李老师，满面笑容，感谢为她孙子治好病。据云：两个药方，每方服3剂，病即霍然而愈。

[此文根据惠伯先生笔记整理而成]

升降散的临床运用体会

升降散，是清代杨栗山所著《伤寒温疫条辨》治疗温疫的主方。杨氏认为，温疫系杂气由口鼻进入三焦，怫郁内炽所致。症见"表里三焦大热，其证不可名状"，治当辛凉透邪、清热解毒、攻下逐秽，升降散主之。

升降散由白僵蚕、全蝉蜕、广姜黄、川大黄四味药组成。温疫发病主要是怫热自内达外。故用僵蚕、蝉蜕辛凉透邪，使邪热外泄。另外，温疫火毒甚，传变极速，一日可数变。因此，在辛凉宣透的基础上，常配以苦寒清热或泻下之品，这是温疫的治疗特点。故用姜黄，大黄攻下逐秽。四味合用能辛凉宣泄、升清降浊，有双解表里的作用。杨栗山说："其名曰升降散，盖取僵蚕、蝉蜕升阳中之清阳，姜黄、大黄降阴中之浊阴，一升一降，内外通和，而杂气之流毒顿消矣……可与河间双解散并驾齐驱耳，名曰升降，亦双解之别名也"。

我惯用升降散加减治疗温热性质的外感热病（包括急性传染病或急性感染性疾病），以及过敏性皮肤病等。临床证实有效。

下面就临床运用和体会分别作一简述。

一、临床运用

1. 发热　凡属温热性质的温病，如风温、春温、暑温、温疫、温毒等，辨证属邪在卫气阶段，以发热为主要表现者，可用本方加减治疗。

（1）卫气同病　症见发热，微恶寒，口渴，大便不通，或大便不畅，舌质红，苔薄黄，脉浮数等。方用升降散合银翘散加减。

病例1：屈某，女，3岁。1971年4月10日初诊。

患者发热5天，曾先后服银翘散、银翘白虎汤。初服体温略降，继而发热加重。来我处就诊。症见发热，体温40℃，无汗，烦躁，时惊惕，咽红，口渴，尿短赤，大便结，腹微胀，舌红，苔黄白相间，脉数。

辨证风温邪入气分，而卫分之邪未尽。

治法：辛凉清气，佐以通腑泄热。

处方：僵蚕6g，蝉蜕6g，郁金3g，大黄5g，金银花10g，连翘10g，薄荷6g，荆芥6g，牛蒡子6g，芦根10g。水煎服，1剂，次晨即热退，后对证调理痊愈。

（2）邪入气分　症见壮热，烦渴，苔黄，脉数等阳明气分热邪亢盛者，升降散合银翘白虎汤加减；如症见寒热往来，口苦，大便不畅，腹胀，苔黄，脉弦数等少阳阳明合邪者，升降散加柴胡、黄芩、青蒿、大青叶。

病例2：向某，男，7岁。1984年8月2日初诊。

发热两天，体温40℃，烦渴，大便不畅，舌红，苔黄，脉数。

辨证：暑温邪入阳明，里热亢盛。

治法：清气泄热通腑。

处方：僵蚕10g，蝉蜕10g，大黄5g，金银花10g，连翘10g，石膏30g，青蒿6g，香薷6g。服上方1剂热退，继用清热生津之品善后。

病例3：冉某，男，3岁。1977年8月2日初诊。

发热已10天，其母述患儿体温37.5～38.5℃，某医院门诊曾用青霉素、链霉素等治疗仍不退热。血常规：白细胞 $11.2×10^9/L$，中性粒细胞百分比48%，淋巴细胞百分比46%，嗜酸性粒细胞百分比6%。症见寒热往来，咳嗽，神萎，嗜睡，口干，尿黄，大便不通，舌苔黄，脉数。

辨证：邪入少阳兼阳明腑气不通。

治法：和解少阳，兼以通腑泄热。

处方：僵蚕6g，蝉蜕3g，大黄3g，黄连3g，青蒿9g，柴胡9g，黄芩9g，金银花9g，竹叶9g，石膏30g，大青叶9g，野菊花9g。

服上方2剂，体温逐渐降至正常。原方去石膏、黄连，再服2剂，诸症痊愈。

2. 肺炎　肺炎辨证属温邪犯肺，肺热喘咳者。症见发热，咳嗽，气喘，鼻扇，舌质红，苔黄，脉数。方用升降散合麻杏甘石汤加重楼、射干、金银花、连翘。

病例 4：黄某，男，1 岁。1980 年 1 月 25 日初诊。

发热、咳喘 3 天入院。入院经查体、检查血常规及胸部 X 线片等后临床诊断为腺病毒肺炎。入院后曾内服肺炎合剂（本院院内制剂），肌内注射青霉素等，病情无明显好转。1 月 25 日邀余诊治。症见高热，咳嗽，气喘，鼻翼扇动，精神萎靡，不思饮食，小便黄少，唇红，舌质红，苔少，脉数。

辨证：风温犯肺，肺气上逆，兼热入营分。

治法：清热宣肺平喘，兼以凉营透热。

处方：僵蚕 6g，蝉蜕 6g，莪术 3g，大黄 3g，麻黄 3g，杏仁 5g，石膏 30g，甘草 3g，水牛角 15g（先煎），牡丹皮 10g，生地黄 10g，赤芍 10g，金银花 10g，连翘 10g。

服上方 2 剂后，体温降至 36.9℃，精神好转，食量增加，咳喘减轻。继用上方加减，于 1 月 30 日痊愈出院。

3. 风疹块　风疹块偏于风热者，症见皮疹色红，舌质红，苔薄黄，脉浮数，治以升降散加麻黄、连翘、赤小豆、荆芥、防风。

风疹块偏于血热者，症见皮疹红赤，舌红绛，脉数，治以升降散合犀角地黄汤加苦参、槐花、地榆。

病例 5：郑某，男，2 岁半。1971 年 3 月 10 日初诊。

今日突发高热，体温 40℃，全身出现大小形状不一的风团，色红赤，口渴，烦躁，小便短赤，大便结，舌质红绛，苔黄。追述病史，患儿于 5 天前不慎被锈铁钉刺破头皮，曾注射过破伤风抗毒素，因皮试过敏，而采用脱敏法注射。

辨证：血热亢盛，热毒从肌肤外发。

治法：疏风清热，凉血解毒。

处方：僵蚕 6g，蝉蜕 6g，郁金 3g，大黄 5g，水牛角 15g（先煎），生地黄 10g，牡丹皮 6g，赤芍 6g，金银花 10g，连翘 10g，玄参 10g，黄连 2g，石膏 30g。服上方 1 剂，下臭秽大便三次，体温降至 37.8℃，烦躁消失，皮疹逐渐消散，仅胸部还有少量皮疹。上方减黄连、石膏，再进 2 剂，诸证若失。

病例 6：刘某，女，50 岁。1983 年 4 月 19 日初诊。

近 10 年来，每逢感冒，或接触花粉、闻到生漆味等，全身即发风疹块，每次发病，均需 1～2 个月方能治愈。6 日前，因闻到生漆味，又发风疹块，瘙痒不已，体温 38℃，大便结，小便灼热，舌红，苔少，脉数。

辨证：风热邪毒郁于肌肤。

治法：疏风清热解毒。

处方：僵蚕 10g，蝉蜕 10g，姜黄 10g，大黄 5g，麻黄 5g，连翘 15g，金银花 15g，赤小豆 20g，荆芥 10g，防风 10g，苦参 12g，滑石 20g。服上方 3 剂，风疹块基本消失，仅面部时而发痒。继用上方 3 剂以善后。

4. 急性感染性多发性神经炎　本病属于中医学痿病范畴。辨证属于温邪侵袭肺胃，脉络闭阻者，可用本方加减治疗。

病例 7：李某，男，28 岁。1983 年 3 月 8 日初诊。

四肢无力 5 天，近两天无力加重，于 1983 年 2 月 17 日入院。查体：四肢肌力 Ⅳ 级，腱反射消失，病理反射未引出。脑脊液检查：潘氏试验（+），白细胞计数 2 个/m³，蛋白质 100 毫克%，氯化物 620 毫克%，糖 75 毫克%。临床诊断：急性感染性多发性神经炎。入院后病情进一步加重，出现唇歪，声嘶，四肢肌力 Ⅲ 级。曾用地塞米松、三磷酸腺苷、辅酶 A、B 族维生素等治疗。二十余天来，病情无明显好转。3 月 8 日请中医诊治，症见四肢瘫痪，面部麻木，口歪，声嘶，大便数日未解，苔黄，脉数。

辨证：温邪侵袭肺胃，脉络闭阻，腑气不通。

治法：祛风清热，活血通络，佐以通腑。

处方：僵蚕、蝉蜕、姜黄、大黄、牡丹皮、荆芥、防风各 10g，金银花、连翘、板蓝根各 15g，葛根 20g，鸡血藤、海风藤各 12g，全蝎 3g。水煎服，每日 1 剂。患者服药后大便通，全身溅然汗出，顿觉身体清爽，3 剂后即能由家属扶着站立片刻。继用上方加减，后曾用补阳还五汤益气活血，经中西医结合治疗，月余痊愈出院。

二、体会

1. 笔者在几十年的临床工作中体会到，对于温热性质的外感热病（邪在卫气阶段），如采用外疏通、内畅达的治疗方法，使邪热内外分消，发热往往很快下降。具有辛凉透邪、清热解毒、攻下逐秽作用的升降散甚为合拍。在具体运用时，应根据病情，灵活变通。表证重者，偏重辛凉，升降散合银翘散；热毒重者，偏重苦寒，黄芩、知母、板蓝根、重楼等可随证选入；腑气不通为主者，偏重泻下，可重用大黄，或加入芒硝。

2. 如无姜黄，可用郁金或莪术代。对于大黄的运用，不一定要痞、满、燥、实四证俱备，只要见到大便不通，或大便不畅，即可使用。对于体虚之人，可用虎杖代大黄。

［原载于《万县中医药》（内部刊物）1984 年 4 期］

四妙勇安汤

此方载《验方新编》，为治脱疽验方。笔者于偶然中发现了它对冠心病的疗效。1965年，笔者到万县白土区巡回医疗，地处高山，正值风雪交加的严冬，途中突然冠心病旧疾复发，心绞痛，冷汗淋漓，将要虚脱，以硝酸甘油片含化，半小时后逐渐好转。但到白土区后，胸闷，短气，心前区时而绞痛，终日惶惶然，不知所措。经用硝酸甘油片、双嘧达莫等及中药瓜蒌薤白枳实汤加活血化瘀药，初服有效，久服仍无起色，时将1个月，心情更加紧张。偶阅《中医杂志》，报道四妙勇安汤治疗脱疽，因思脱疽系气滞血瘀，经络阻塞，不通则痛，而冠心病因寒冷诱发，使血管痉挛，致心供血不足，发生疼痛，其病理亦属痛则不通。既然四妙勇安汤用于脱疽有效，若用于冠心病，亦或有效。由于这个思路，当即大胆试用四妙勇安汤（当归、玄参、金银花、甘草各30g），服后约半小时，顿觉胸中豁然开朗，胸闷、短气、疼痛消失。高兴之余，立即背上出诊箱，缓行十余里，不觉疲倦。从此症状缓解，每日服四妙勇安汤，在高山区工作约4个月，每日步行约十公里，再未发病。

通过这个尝试，证实了我的设想，此方可以扩张血管，缓解血管痉挛。脱疽的血管闭塞痉挛得以缓解，冠心病的血管不通痉挛也可以缓解。但是冠心病病因复杂，所以之后临床应用就不是人人有效，但总的来说，大多数是取得效果的。

1976年，我院以八个病床，专收冠心患者用中药治疗，当时拟一专方名"舒心合剂"观察疗效。药物以四妙勇安汤为主，借以扩张血管，加入毛冬青、太阳草（据报道这两味药用于治脱疽及冠心病均有扩张血管之功效），再加黄芪生脉补气，冠心二号活血化瘀。以此方为主，结合辨证论治，有的专用四妙勇安汤，在病房观察二十八例，症状均缓解出院，部分患者心电图趋向正常。举两例以证之。

冠心病心律失常

李某，女，65岁。

患冠心病十余年，近年又患高血压、糖尿病、肺结核。近日突感胸闷短气心悸，脉结代，口腔溃疡，舌质光绛无苔。

辨证：气阴两虚。

处方：四妙勇安汤加味。

当归 20g，玄参 20g，金银花 20g，甘草 10g，太子参 20g，麦冬 15g，五味 15g，玉竹 20g，太阳草 20g。

服上方 6 剂，代脉好转，由三至一止，变为二十四至一止，继用上方。三诊脉已不间歇，但口渴眩晕，上方加花粉、石斛、天冬。经过三诊，心律基本正常，观察一年半，病情无反复。

风心病房颤

程某，女，40 岁。

患风心病已 25 年。经常房颤，服抗心律失常西药后房颤暂好转，但因久服而发生烦躁失眠，停药后又房颤，遂改服中药。诊见胸闷，气喘，房颤，不能平卧。

处方用四妙勇安汤合黄芪生脉散加天冬、玉竹。服药后自觉症状好转，但胸闷嗳气，前方去天冬加枳实、佛手。共进 6 帖，胸闷嗳气消失，房颤止，心律齐，舌质淡。用四妙勇安汤合黄芪生脉散加天冬、玉竹、枸杞子。已停服抗心律失常西药十余天，症状稳定。以后除感冒过劳，病有反复外，中药基本可以控制。

笔者又曾以此方为主，加丹参、郁金、板蓝根、重楼治疗病毒性心肌炎，本方加甘麦（麦冬）大枣汤、百合知母汤治疗自主神经紊乱而致心律失常均取得疗效。

［原载于：马有度.《中医精华浅说》样稿选登（一）. 山东中医杂志，1986，1：53-55.］

达原饮加减妙用

达原饮为明代医家吴又可《温疫论》名方，由槟榔二钱、厚朴一钱、草果仁五分、知母一钱、芍药一钱、黄芩一钱、甘草五分组成。原方中用量较轻，临床运用本方时可根据病情适当增加药量，一般槟榔、黄芩各用 15g，甘草用 5g，余药各用 10g 左右。方中槟榔、厚朴、草果三药气味辛烈，直达膜原，能破结、燥湿、辟秽、逐邪外出；然因厚朴、草果性偏温燥，湿遏热伏化燥后亦易损阴，所以要用知母、赤芍、黄芩养阴清热。本方辟秽化浊、清热祛湿，为历代治疗湿热疫或疟疾邪伏膜原之常用方剂。《时病论》之雷氏宣透膜原法，《通俗伤寒论》之柴胡达原饮等，皆由本方脱胎而来。

达原饮主要用于湿热秽浊邪伏膜原证。症见寒热似疟，甚或憎寒壮热，胸痞呕恶，苔白厚腻如积粉，舌红或舌质正常等。笔者认为，苔白厚腻如积粉乃为使用达原饮的关键，且能反映湿遏热伏夹秽浊内阻之本质。笔者常于方中加入柴胡15g，名为"达原柴胡饮"，即取小柴胡汤中柴、芩同用和解退热之意，以增强疗效。每日1剂，水煎服，儿童用量酌减。无论中西医的病名如何，只要临床表现与达原饮的辨证要点相符合，即可选用本方加减治疗。

　　流感，加升降散（僵蚕、蝉蜕、姜黄各10g，大黄5g）、板蓝根15g；病毒性肺炎，合麻杏石甘汤（杏仁10g，石膏20g，麻黄、甘草各5g）加僵蚕10g，重楼12g；结核性胸膜炎，加白芥子10g，百部、夏枯草、青蒿各15g；传染性单核细胞增多症，加板蓝根15g，重楼12g，僵蚕10g，连翘20g；胆囊炎、胆石症，加大黄、虎杖、半夏各10g，郁金12g，金钱草30g，茵陈蒿20g；湿温伤寒，加黄连5g，大黄10g；急性肾盂肾炎，加龙胆10g，而方中柴胡、黄芩各20g；阿米巴痢疾，加白头翁20g，常山10g，冷服，另用鸦胆子仁，每次10粒，装入胶囊中吞服，日2次。真菌性腹泻，加紫苏15g，荜澄茄10g。

　　[原载于：马有度.方药妙用.北京：人民卫生出版社，2003：123-124.]

麻黄的妙用

　　麻黄的三大功用：发汗、平喘、利水，在临床上疗效是可靠的。据笔者的临床经验，麻黄的功用远远不止上述三种，其用途甚广。麻黄除用于治风寒表证、外感喘咳、风水浮肿等证之外，对重症肌无力、颜面神经麻痹、多发性神经根炎后遗症、遗尿及子宫脱垂等病，也都有很好的疗效。笔者并非单用麻黄治之，而是在辨证立法基础上，于方中加入麻黄，即见奇效。

　　重症肌无力，属于中医学痿病范围。1959年曾治一例。患者系女教师，30岁，其咀嚼肌、吞咽肌、眼肌都麻痹，每日饭前必须注射新斯的明，才能咀嚼吞咽。中药曾用温阳补脾肾之类，如黄芪、炮附子、党参、白术、仙茅、淫羊藿、当归、川芎及人参再造丸，疗效不明显。后于方中加入麻黄，剂量由6g增加至15g，患者病情大有好转，最后不用新斯的明，亦能自己进食。

　　颜面神经麻痹，中医谓风中经络，多以牵正散为主，辅以针灸治疗，有一定疗效，但收效缓慢。曾治何某，已用牵正散加味及针灸治疗一周无效。便在原方（白附子、全蝎、僵蚕、蝉蜕、防风、荆芥、当归、川芎、桂枝、白芍、白芷）中加入麻黄、葛根，服3剂患者颜面即牵正。以后，凡遇此病，开始就加用麻黄，疗效明显提高。

　　笔者治疗多发性神经根炎后遗症，将麻黄加入补阳还五汤中，经对多例的临床应用，均获较好的疗效。

　　遗尿，是小儿常见病，多因肾气不足，膀胱虚寒。常用方如缩泉丸、桑螵蛸散，有一定效果，但很难速效，如加入麻黄，收效即快。

　　用麻黄治子宫脱垂的来历，乃四川忠县黄天星医师用加味乌头汤治风湿痹，于无意中治愈老年妇女多年不愈的子宫脱垂（Ⅲ度下垂），后在我区推广，曾治愈近百例Ⅱ～Ⅲ度子宫下垂。其方中有麻黄24g，笔者曾将麻黄减量，则效果缓慢；若去麻黄，则基本无效。其方如下：黄芪24g，麻黄24g，二乌（制川乌、制草乌）共15g，川芎12g，白芍12g，黄芩12g，生地黄15g，蜂蜜60g，甘草6g。

　　麻黄的以上妙用，古今已有所论，非笔者独创。至于麻黄的广泛运用，尚有不少新的苗头，如用于心率过缓、抗过敏、脑血栓等。麻黄的临床应用，还有一些奥妙，非笔者管窥所能见其全貌也。

　　　　　　［原载于：詹文涛. 长江医话. 北京：北京科学技术出版社，1989：
　　　　　　　　　　　　　　　　　　　　　　　　　　　　　849-850.］

第六篇

薪火传承

篇首语

若无代代相传，谈何流派。郑公惠伯指导或带教的后学者很多，他们继承发展了其学术思想及经验，有不少人已颇有建树，名动一方。郑家本先生为此书特撰文《跟师心得 悟出真谛》一文，里面提及先生教育后学者，可对先生的教育理念窥得一斑。

择后学者论著集一章，略证"夔门郑氏温病流派"代代相传。

七十春秋证岐黄愿　一腔心血系农工情

郑建本　王光富

郑惠伯（1914—2003），重庆市奉节县人，祖籍四川成都。历任农工民主党四川省万县市临时领导小组主任委员，筹委会主任委员，第一届委员会主任委员，第二、三届委员会顾问。首批全国老中医药专家学术经验继承工作指导老师、主任中医师，享受国务院政府特殊津贴待遇。曾任四川省中医学会理事、《四川中医》编委。

郑惠伯先生出生于中医世家。其父仲宾，少时从师郑钦安学医，后毕业于京师大学堂（北京大学前身），医文并茂，为川东儒医。先生自幼随父学文同时习医，同窗有李重人、向蛰苏等，后求学于重庆针灸医院，通过函授求学于承淡安前辈，并受业于李重人之父李建之前辈。18岁时，悬壶夔门，于慈善机构"济贫药局"义诊3年。21岁时，参与创建"泰和祥"中医药馆并设医于此。同年李重人在万县创建《起华医药杂志》，聘先生为编委。抗日战争期间，避难安坪行医。1951年成立卫生工作者协会，任会长。1955年任奉节县城关镇一、二联合诊所所长。1956年，奉调万县专区医院（重庆大学附属三峡医院前身），参与组建中医科，建立和完善了综合性医院中医工作体系，为医院中医工作奠定了坚实基础。

先生青年时代，正值温病流行，精研温病，化繁就简，在温病分温热、湿热理念下，以方系病、以法创方，救治了大量温病患者。在万县专区医院工作时，通过夜大系统学习西医3年，衷中参西，深研内科急重症的中医治疗。在20世纪60～70年代用中药成功救治了当时治疗十分困难的急性肾功能衰竭患者多例；80 年代成功抢救数例重症肝炎患者，据此撰写"解毒化瘀治疗急黄验案"论文，参加了 1981 年在上海召开的全国中医内科急症学术讨论会，引起广泛关注。先生积极开展科研工作，带领团队与儿科合作，中西医结合治疗小儿肺炎 465 例，取得了确切疗效，弥补了西药过敏及病毒性肺炎效果欠佳的不足。该成果获 1978 年万县市科学大会科研成果奖，并据此临床研究为依据，创立院内制剂"肺炎合剂"，用于治疗成人及小儿急性支气管炎、肺炎等。自 1978～2005 年供院内门诊和病房使用，常供不应求，深受广大中西同仁和社会群众的信赖和欢迎。收到明显的社会效益和经济效益。

先生除长期亲临一线临床工作外，时时不忘发展中医，培养中医后来人，后学者有于闹市阡陌默默耕耘奉献者，也有全国知名的杏林圣手。

先生治学严谨，笔耕不辍，在国家及省级杂志发表论文 20 余篇，参加《中国现代名中医医案精华》等 6 部专著编写，深获同道赞赏。创制了一系列经验方，如"加味四妙勇安汤""达原柴胡饮""理脾止泻汤""加味二仙汤""郑氏虎挣散"等，均载入中医古籍出版社出版的《名医名方录》，几十年来，不断为临床实践所验证。

先生的医学成就得到了社会高度认可，不但成为首批全国老中医药专家学术经验继承工作指导老师，亦于 1993 年获得了国务院政府特殊津贴待遇。

渝东群山，峡江碧水，几多患者，佼佼后学，见证了先生 70 余载岐黄岁月。先生后来加入以医药卫生界高中级知识分子为主的农工民主党，与他的医学经历、感悟及影响力是分不开的。

1984 年 12 月，农工民主党四川省委副秘书长兼组织处长周上明同志、宣传干部李仁锦同志前来万县，由万县地委统战部陈孝章科长陪同，发起了农工民主党在万县的"萌芽"工作。郑惠伯先生有感农工民主党之光荣传统并推崇其党章之理念，遂申请加入农工民主党，荣获批准。因先生在医学界之影响及组织能力，被推为农工民主党四川省万县市临时领导小组主任委员，与潘辉宇、章桂英、魏光莹等同志开始了在万县发展农工的"星星之火"。随着一批批德才兼备、年富力强、作风正派的同志入党，组织不断发展，筹建市委提上了议事日程，先生任筹委会主任委员。在组织发展中，本着"既要坚持以中上层为主，又要不囿于技术职称；既要坚持以医药卫生界为主，又要不局限于医卫界"的方针。在农工民主党四川省委和中共万县市市委的领导下，筹委会团队奔走协调，多方筹措，顺利完成了相关筹备工作。

1986 年 12 月 5 日，中国农工民主党四川省万县市委员会成立大会在市政协礼堂隆重召开，先生主持了会议，并在不记名投票中以 72 岁高龄，当选为第一届委员会主任委员。

　　先生充分利用农工民主党这一平台，团结党内同志，积极参政议政。多次参加经济建设、城市规划、社会发展、三胞工作等会议及活动，提出的许多建议都被采纳，并发表了《民主党派在四化建设中的地位和作用》等演说。

　　除参政议政外，先生还充分发挥农工民主党的医学、教育人才优势。多次举行义诊。还领导组织了"前进学校""万县市医卫咨询服务部"，直接为广大人民群众提供服务，扩大了农工民主党在群众中的影响。并开设培训班，包括短期培训班和长期教学班，内容涵盖文学、英语、法律、书画等多个领域。先生还带头亲力亲为，在市中医院举办专题讲座，现存其手写讲稿，字字见真心。

　　无论是作为普通党员，还是作为农工民主党在万县的领导人，先生始终对农工民主党保持着浓浓的热爱，并以农工民主党的先贤为自己的榜样。1991 年，作词《浪淘沙》纪念邓演达烈士殉难 60 周年：

　　豺狼满人寰，遍地狼烟，列强铁蹄血斑斑，先烈抗争创新党，义讨凶顽。

　　追随孙逸仙，为民请愿，苏京邓宋发宣言，邓公牺牲浩然气，永存人间。

　　先生因医学与党结缘，古稀之年，却以而立豪情，为农工民主党在万州的成立、发展，注入了一腔心血。

　　时至今日，万州两大医学相关单位：重庆三峡医药高等专科学校与三峡中心医院，加入农工民主党者甚众，其他单位亦有才俊不断加入，并在各个岗位上体现出了影响力，星星之火，终成燎原之势，先生若知，当感心血有托，足慰平生。

［原载于：《万州农工》2015 年创刊号第 1 期］

郑惠伯主任医师的治学之道

郑邦本　王光富

　　郑惠伯主任医师长期坚持在医教研第一线，治学勤奋、严谨、求实、创新。现简要介绍如下：

一、广博专精、并行不悖

　　先生认为读书广博，其目的是学习多学科知识，为治学打下坚实基础。读书专精，由博返约，可以得到学问的精华。因此，他强调治学必须广博专精、并行不悖。

他青少年时代，在其父仲宾先生的指导下，大量涉猎目录学，如《四库全书总目提要》《书目答问》《医学读书志》《中国医学大成总目提要》及《四部总录·医药编》等。先生从自身的经验体会到，读书广博，应从目录学入门，从而知道各书的大概内容，再根据自己研究需要，穷及医源，精勤不倦，广博涉猎，以全面、系统地掌握本专业知识，熟悉和了解与专业相关的多学科知识，避免以管窥天，克服孤陋寡闻，在治学中得出科学的结论。如他指出《素问·汤液醪醴论》中的"中古之世，道德稍衰……"中的"道德"一词，不能按"道德风尚"解释。这里的"道德"是指《老子》中的"是以万物莫不尊道而贵德"，具体说来是指维护健康的生活规律和养生方法。"稍"，在《内经》时代不是"稍微"而是"逐渐"的意思。《史记·魏公子列传》有"其后秦稍蚕食魏"，是说秦国逐渐地侵占魏国。

先生说读书专精，由博返约，贵在求甚解。他通读过《素问》《灵枢》《难经》《神农本草经》《本草纲目》，尤以研读伤寒、金匮、温病著作用力最深。阅读伤寒金匮古今几十家注本，精读吴又可、叶天士、薛生白、吴鞠通、王孟英、雷少逸、杨栗山、俞根初等医家的温病学著作。他于临床辨治温病急症而著称，是有其坚实的理论基础的。如对下法的研究就很有心得，从《内经》"其下者引而竭之，中满者泻之于内"，到张仲景制定的31个泻下方剂，以及刘河间、张子和、吴又可、吴鞠通等有关下法的论述和方药，均作过潜心探讨。他善用下法，提出"祛邪救正，必须先发制病防其传变"的论点，不仅在外感温热病中常用下法，而且在危重急症中，亦常配有下法。小儿肺炎、亚急性黄色肝萎缩、尿毒症、脑出血等，辨证加用下法后，能转危为安，能提高和巩固疗效。

二、在实践中继承、在实践中创新

先生常说名医不是单纯靠读书能造就出来的，而是在理论指导下的临床实践中成长起来的。因此，他又强调治学必须脚踏实地，勤于临床。在实践中继承，在实践中创新。

先生18岁即参加奉节"济贫药局"的义诊，当时疫病流行，就诊者多系贫病交加的农民。"济贫药局"免费治疗，每日门庭若市。他一开始独立临床，即能接触大量危重急症，在其父的指导下，运用温病学派的理法方药，救治了不少重病患者，积累了治疗急症的宝贵经验。现在，在中医治疗危重急症阵地越来越缩小的情况下，先生仍能坚持在病房开展中医中药治疗小儿肺炎、亚急性黄色肝萎缩、尿毒症等急症临床研究，并取得较大的成绩。这都是他 61 年如一日，坚持到临床第一线，在实践中继承和创新中医学术经验的结果。先生治疗温病，源于卫气营血辨证，但不拘泥四个层次。认为温病发展迅速，常有燎原之势，邪毒引起高热，灼伤津液，若不及时祛除邪毒，即不能救阴救正。所以，病在卫分，即用气分药，先发制病，防止传变。对于伏气温病，更主张先安未受邪之地，如治疗重症肝炎，病在气营，即用清热凉血、活血化瘀、通里攻下、开窍醒脑法，取得较满意效果。

先生在长期的临床实践中，总结出了以方系病（证）的经验，如《验方新编》的四妙勇安汤，是治疗血栓闭塞性脉管炎的验方，他推而广之治疗冠心病心绞痛、肾结石绞痛、肝区血瘀绞痛，均有良效。

先生在继承本草学的基础上，在实践中借助现代药理学知识，又推广了药物的临床运用。如治尿毒症，热入营血，用清营凉血通下之法，可于短期内缓解症状，证实泻下药大黄对降低非蛋白氮及肌酐有显效。又如，他根据麻黄有兴奋中枢神经，有使子宫功能亢进的药理作用，而扩大运用范围。他在《麻黄的妙用》一文里介绍了重症肌无力、面神经麻痹、多发性神经根炎、遗尿、子宫脱垂等病配用麻黄而获良效的经验。

三、吸取失败教训、总结救误经验

先生说一个高明的医生一定要善于总结自己成功的经验和失败的教训。经验虽重要，但教训更深刻。二者都是非常有用的宝贵的知识。因此，他还强调，治学必须勤于总结。总结救误经验，吸取失败教训。

他在长期的临床实践中，特别重视对危重急症的无效病例和死亡病例的总结，吸取失败教训，不断地寻求相应急救措施，以丰富中医急症治疗学内容。如小儿肺炎多死于呼吸衰竭、心力衰竭，而总结出益气宣肺强心之法，结合西药抢救；亚急性黄色肝萎缩多死于肝昏迷（先见黄疸急剧上升、腹水），而采用通里攻下、活血化瘀、清热解毒、醒脑之法，大剂以投，在患者未恶化之前先发制病；尿毒症多死于肾功能衰竭，小便不通，用攻下之法，大便通后则小便自然通利，对呕吐不能服药病例，则用直肠透析等，都取得较满意疗效。先生倡导医生应当认真吸取失败教训，探求无效或死亡原因，要掌握病情恶化或死亡时的临床表现，要敢于承担治疗和抢救危重急症的任务，以继承和发扬中医治疗急症的优势。

先生总结临床经验教训时，强调对误治与救误作理论性的研讨。如他的"救误案二：哮喘邪入营分"。刘某，女，56 岁。有肺气肿、肺心病史，因感冒哮喘加重，曾用大青龙汤、射干麻黄汤及西药抗生素治疗皆无效。就诊时症见气促胸高，张口抬肩，不能平卧，痰色白而胶黏，排痰不畅，胸闷烦躁，呻吟不已，面赤身热，溅溅汗出，舌质红，苔白干，脉细数。此为外邪引动宿痰，壅于气道，郁而化火，肺失肃降所致。拟宣肺清热化痰、益气养阴之法。仿麻杏石甘汤加味治疗，病情有增无减，且午后高热，心中懊恼，谵语，神志时清时昏，舌质红绛，津液干涸，苔薄黄，脉大而数，心率 120 次/分。病至此已属肺经痰热化火伤津，逆传心包，热毒入营血。再拟清营凉血、养阴化痰法。仿清营汤用犀角（现已不用，多以水牛角代）、生地黄、玄参、麦冬、金银花、连翘、丹参、鲜竹沥、黄连。1 剂后，体温减，神志清，哮喘痰鸣之声亦减；续进 1 剂，诸症大减。后用益气滋阴及益气补肺健脾法调理收功。本案外感引动宿痰，郁而化火，非大青龙汤、射干麻黄汤所能及；后期传变迅速，用麻杏石甘汤加味，宣肺清热化痰，已是杯水车薪，不能截断扭转病势；邪已入营，非清营汤法，则无法挽救其逆局。通过此案救误辨析，可见先生于内科杂病发热，按卫气营血辨证，亦能取得疗效。

［原载于：郑邦本，王光富．郑惠伯主任医师的治学之道．四川中医，1992，8：16-17.］

从师心得　悟彻真谛

郑家本

我师郑惠伯（笔者伯父、恩师）主任中医师，从医 70 余年，医德高尚，医技精湛，学验俱佳，著作颇丰，系首批全国老中医药专家学术经验继承工作指导老师，1993 年获国务院有突出贡献专家"政府特殊津贴"证书及待遇。

从师心得

我 12 岁时（1953）初入医门，继承家学，伯父就教我背诵《医学三字经》《药性赋》《汤头歌诀》《濒湖脉学》等中医入门"四小经典"，继而教我读《黄帝内经》《伤寒论》《金匮要略》《温病条辨》等经典著作，还指定学一些西医基础教材。他告诫我说"读书宁涩勿滑，熟读更须善悟"，此读书方法，获益颇大。

我十四岁正式跟伯父学习医，随其临床学习诊治疾病方法，当见到众多患者，经伯父精心辨证论治而康复后，由要我学中医，成为我要学中医。

因此，年幼的我对中医药产生越来越强烈的学习愿望，故下定决心，继承家学，立志终身努力学好中医、献身中医药事业！

伯父常对我说："授之以鱼，不如授之以渔。"他对我的学习方法特别关注，要我从开始学医，就中医、西医兼学，除读中医必读书籍外，西医的必读书籍同时读，并力求最终达到"贯通中西"。还要求我临床时，运用中、西双重诊断疾病方法，但只用中医药辨证论治。他要求对每位患者，尽量诊断出属西医的什么"病"，这既能掌握病情及转归、风险与预后，亦能在与西医交流时有共同语言，还有利于选择应用针对西医"病"的有效药品，如青蒿素治疟疾、救心丸治疗心绞痛……

我按恩师的指定的学习方法，通过 10 余年的苦读与临床磨砺，在 70 年代初，曾用 3 年多时间将西医内、妇、儿科常见的百余种"病"，认真研读，再将我师及自己的临床经验，一一对应，使每种西医的"病"，既有西医的诊断标准，又有中医辨证论治，特别有伯父的经验，此方法将伯父的宝贵临床经验较完整继承下来，整理成册，呈恩师审阅批改。事后又经我近 20 多年临床运用，继续长期观察，伯父的宝贵临床经验，疗效确实甚佳，并不断吸收新成果，加之自己的一些创新，因而，不断提高了我"辨证论治"水平，此经验与成果，先后载入"科学技术文献出版社"出版的《基层医生手册》（1993 年出版，全书 410 万字，郑家本撰 25 万字）、《中西医诊疗方法丛书·传染病分册》（1995 年出版，郑家本任编委，全书 27 万字，郑家本撰 7 万字）专著之中，受到编审好评和读者的欢迎。伯父教我的这种学习方法，对我习医、业医，帮助极大，受益颇深。因此，我尊师教诲，至今仍保持这种学习方法。

我深深感悟到"赐人之法，不能赐人以巧"。传道、授业是师之责、教之法，良法启智。我已将此学习方法与体会，传与后学者，只有如此，才能青出于蓝而胜于蓝。这就是我的从师心得与体会。

1993 年 10 月当我们叔侄三人（郑惠伯、郑邦本、郑家本）同时获得"国务院政府津贴"后，伯父赐我"书山有路勤为径，艺海无涯苦作舟"一幅横幅墨宝。我臆断伯父其用意是告诫我不要骄傲自满，借用"艺海无涯"警示不能停滞不前，借用"苦作舟"鼓励我要尽心尽力，刻苦勤奋，继续前进，为中医药事业奋斗终身！

悟彻真谛

恩师经历数十年临床磨砺，创立"川东夔门郑氏温病流派"（详见《川派中医药源流与发展》一书），郑氏的温病辨证及治法，不仅诊治多种急性感染性疾病，而且对临床其他学科如内科杂病、外科、妇科、儿科和皮肤科等有关病证的诊断、治疗，亦有极大的指导意义，特别是对急危重症具有实用价值。

我深得恩师的真传，故较全面继承恩师创立的"川东夔门郑氏温病流派"的学术思想及宝贵的临床经验，并运用郑氏温病流派之经验，指导临床各科诊疗，已取得显著成效。从以下各科临床验案，可见运用恩师创立的"川东夔门郑氏温病流派"诊治方法，其临床疗效十分满意。例如：

急危重症验案

恩师诊治温病经验：治疗瘟疫和伏气温病时，主张先发制病，以安未受邪之地，从而才能有效地防止病情传变；瘟疫瘟毒发病，不外毒、热、瘀、滞四字，把病邪尽快控制在卫气营血的浅层阶段，先发制病，祛邪以救正，防止其内传，是提高温病、急危重症疗效的关键。

（1）子痫案　陈某，女，25 岁，农民。1968 年 8 月 9 日初诊。

妊娠 8 个月余，发热 2 天，体温 38.8℃。刻诊：今突发四肢抽搐约 1 小时，神志不清，面目红赤，烦躁不安，便秘，尿黄，舌红，苔薄黄，脉弦数。

辨病：热极生风之子痫。

辨证：温病邪热内炽，引动肝风。

治法：清热凉肝，息风止痉，安胎保产。

处方：选羚角钩藤汤加减。

羚羊角 1g（先煎），钩藤 30g，白菊花 10g，桑叶 10g，生地黄 15g，竹茹 10g，白芍 30g，甘草 3g，酒大黄 5g。2 剂，鲜荷叶煮水煎药，昼夜频频服。当服药两小时左右时，排出臭便甚多，热退，抽搐止，神志清醒，情绪安定。

二诊：次日热退身凉，疲乏，纳差，舌红，脉细数。以滋阴凉血、清热安胎为法，拟保阴煎加减，调治半月余。

随访：当年 9 月顺产一男婴，母子健康，其子现已业医。

（2）疔疮走黄案　王某，男，21 岁，农民。1965 年 8 月 25 日初诊。

患者恣食膏粱厚味、辛辣之物，患下肢疔疮，红肿痛热，经某医诊治数日，因误用雄黄、艾灸，而高热谵语。刻诊：昨日突发寒战高热，体温 41.5℃，谵妄呓语，头痛如劈，烦躁口渴，便秘尿赤，疔疮顶部色黑，周围皮肤色暗红，肿势遍及整个下肢，脉洪数，舌红绛，苔黄厚。此乃疔毒走散，毒入营血，内攻脏腑。

辨病：疔疮走黄（脓毒败血症）。

辨证：温病，热（毒）入营血。

治法：清营凉血，泻火解毒法。

处方：犀角地黄汤、五味消毒饮加减。

犀角1g（先煎兑服，现用水牛角代），生地黄20g，重楼15g，生石膏50g，生大黄10g，连翘30g，金银花30g，蒲公英30g，紫花地丁30g，甘草5g。2剂。水煎服，昼夜分6次服，紫雪丹（1.5g）2支，分二次吞服。疗疮局部外敷紫金锭（又名玉枢丹）。

二诊：8月26日。服药3小时后，排大便数次、量多、秽臭难闻，寒战止，高热渐退，体温38.5℃，语言清晰，头痛缓解，烦渴减轻，疗疮顶部色转红，肿势渐消，脉数，舌红，苔黄。效不更法，宗前方，生大黄改酒大黄6g，去生石膏，再服5剂，每日1剂。外用虎杖、重楼等份，研细末，调蛋清外敷疮面。

三诊：8月31日。身热已退至37.5℃，疗疮已溃，脓液甚多，疮周皮肤已转红色，下肢肿消，脉滑，舌红，苔薄黄。热毒渐消，营血热除，改升麻汤（《证治准绳》方）合四妙勇安汤加减。

处方：升麻10g，连翘15g，水牛角30g，射干10g，酒大黄3g，金银花15g，玄参15g，当归10g，甘草5g。7剂，水煎服，每日1剂。疗疮溃烂处用虎杖纱条引流，未溃处用虎杖、重楼粉，调蛋清外敷。

四诊：9月7日。疗疮脓尽，脉舌正常，疮面改用生肌散，以善其后。

旬日随访：恢复健康，疗疮痊愈。

妇科验案

青春期宫血案 张某，女，18岁，学生。2008年8月7日初诊。

患者素体阳盛，不规则子宫出血2年，经某医学院诊断为青春期功能失调性子宫出血。末次月经7月23日，昨日突然阴道大量出血，色深红，质稠，至今仍出血甚多。面红口渴，便秘，尿赤，脉洪数，舌红，苔黄滑。

辨病：崩中。

辨证：温病热入营血。

治法：凉血散血法。

处方：犀角地黄汤加减。

水牛角30g，生地黄30g，玄参20g，地骨皮15g，地榆炭15g，知母15g，黄柏10g，虎杖15g，白茅根30g，牡丹皮10g，栀子10g，酒大黄5g，甘草3g。3剂。水煎服，每日1剂。

二诊：8月10日。阴道出血止，余症好转，拟四妙勇安汤、知柏地黄汤加减，调治月余。

随访3年，月经正常。

儿科验案

手足口病案　黎某，女，3岁。2010年8月16日初诊。

患儿发热3天，体温39℃，诊断为手足口病。经抗生素常规治疗3天效不佳，转诊求治。刻下发热39.3℃，咽红，扁桃肿大，口腔多个疱疹，手足及臀、腰部可见较多疱疹，伴有瘙痒，大便不畅，舌红，苔薄黄，脉数。

辨病：时疫。

辨证：风毒侵袭，热郁三焦。

治法：辛凉宣透，升清降浊。

处方：升降散加味。

僵蚕15g，蝉蜕10g，姜黄5g，大黄3g，青蒿10g，黄芩10g，连翘10g，竹叶10g，虎杖10g，甘草3g。2剂，水煎服，每日1剂。

二诊：8日18日。热退至37.4℃，口腔溃疡好转，皮疹渐消退，大便已通，舌红，苔薄黄，脉数。效不更方，去青蒿、虎杖，加玄参、麦冬各10g。再进3剂。随访3年，愈后未复发。

手足口病是一种常见的肠道病毒引起的急性发疹性传染病。由于小儿为稚阴稚阳之体，感受疫毒病邪之后，传变迅速，防止邪气由气分传入营血，若按温病常规治法，往往延误时机，既加重病情又延误病程，应先发制病，以安未受邪之地，才能有效地防止病情传变。

皮肤科验案

过敏性紫癜案　黄某，男，18岁，学生。2010年7月1日初诊。

素喜辛辣食物，3天前学友聚会，过食海鲜，酩酊大醉，发热2天，突发皮肤瘀斑1天，某院诊断为过敏性紫癜，因家长不愿用激素治疗，转中医诊治。刻下发热38.6℃，腰以下紫癜，颜色鲜红，压之不退色，状如米粒大小，皮疹广泛。咽痛，关节酸楚，大便秘结，小便短赤，舌红绛，苔黄，脉数。

辨病：斑毒。

辨证：血热妄行伤络，温病热入营血。

治法：清热凉血，化瘀消斑。

处方：犀角地黄汤合四妙勇安汤加减。

水牛角30g，生地黄20g，赤芍30g，牡丹皮10g，金银花15g，玄参15g，紫草20g，葛花15g，桑枝30g，虎杖20g，酒大黄5g，甘草3g。4剂，水煎服，每日2剂，昼夜分6次服。

二诊：7月3日。发热已退至37.1℃，紫癜减少，咽痛、关节酸楚减轻，大便已3次，秽臭难闻，小便由赤转黄，舌红，苔薄黄，脉数。效不更法，上方酒大黄改为 3g，5 剂，每日 1 剂。

三诊：7 月 8 日。热退，紫癜全消，疲乏，纳差，舌红，苔薄黄，脉数。继拟生脉散合四妙勇安汤，以善其后，嘱其少食辛辣及海鲜之物。

随访 3 年，紫癜未复发。

外科验案

带状疱疹案　李某，男，45 岁，企业家。2010 年 7 月 4 日初诊。

患者体丰肥胖，嗜喜肥甘、辛辣、烟酒，加之连续熬夜多日，5 天前胁肋下出现成串水疱、灼热疼痛难忍，住某医院，诊断：带状疱疹。治疗效果欠佳。刻下近 2 天寒热往来，午后发热尤甚，体温 38.8℃，胁痛难忍，夜寐难眠，身倦乏力，口苦心烦，二便不畅，舌紫红，苔白滑腻厚如积粉，脉弦数。

辨病：缠腰火丹（带状疱疹）。

辨证：属温病，湿热阻遏膜原之病机。乃脾胃损伤，脾虚湿困，郁久湿热内蕴，邪入膜原。

治法：辟秽化浊，开达膜原，解毒止痛。

处方：达原饮加减。

槟榔 15g，草果仁 10g，厚朴 15g，赤芍 60g，黄芩 15g，知母 10g，柴胡 15g，虎杖 20g，重楼 20g，夏枯草 15g，薏苡仁 30g，酒大黄 6g，枳实 15g，甘草 3g。3 剂，水煎服，每日 1 剂。疮面用紫金锭、虎杖粉，调醋外敷。

二诊：7 月 7 日。寒热往来、午后发热好转，体温降至 37.8℃，疱疹已溃，疼痛大减，夜能入眠，二便通畅，脉数，舌紫红，苔白垢腻。仿上方，赤芍改 30g，酒大黄改为 3g，7 剂，每日 1 剂，疱疹处用虎杖、重楼细末，调醋外敷。

旬日随访，缠腰火丹痊愈。

我根据恩师的教诲并经多年临床体会发现临床各科多种疾病虽非温病病因所致，但其病机与温病病机相同，病机同治亦同，故按温病之病机论治，定事半功倍，这就是我的悟彻之真谛。

继承郑氏经验　创新发扬光大

我学习运用恩师以方辨证，以法创方的学术思想，取得一些成果。如"四妙勇安汤双向调治月经病"，发表在《中华名医文库》；如《中西医结合治疗胆道蛔虫病 61 例的临床体会》治疗胆道蛔虫病，61 例患者痊愈，治愈时间最短者 1 天，最长者 11 天，平均 3.5 天，发表在《中级医刊》；又如《自拟昆海排石汤治疗尿路结石 30 例》，27 例排出结石，临床症状消失，发表在《陕西中医杂志》；再如用活络效灵丹加味专方治疗心绞痛、三叉神经痛、痛经等多种痛证，收到显著效果，发表在《实用中医药杂志》等。这些经验都是继承恩师郑氏世代家学的基础上所取得的。

我在继承恩师经验的基础上，有所发扬，近十年来在中医妇科上有长足进展，如自拟"三甲昆海消瘤汤"治疗子宫肌瘤、附件囊肿，疗效甚佳，其经验发表在《世界中医药》上。又如自创"滋水清火止崩汤"，用该方治疗功能性子宫出血 568 例，痊愈率 91.54%，总有效率 94.71%，撰写《虚火崩漏初探》一文，发表在《中日青年中医学术论文选》一书。又如，治疗妇科的月经不调、闭经、痛经、白带异常、炎症、黄褐斑、更年期综合征、女性疲劳综合征、功能性子宫出血、子宫肌瘤、卵巢囊肿、乳腺增生、不孕、妊娠及产后病等病证，疗效甚佳。特别用纯中药美容效果极佳。

2000 年夏天，当我临床 35 年并取得点成绩时，86 岁高龄的伯父欣然亲笔赐我条幅一幅：其文"夔门郑氏 岐黄世家 代有传人 家本特嘉 继承创新 博采精华 衷中参西 精益求精 救死扶伤 不求名利 献身杏林 德艺双馨"，当我手捧墨宝时，热泪满眶。这是伯父对我的嘉许，更是对我的鞭策。我将伯父所赐条幅上的四十八字，做为终身奋斗目标。我定要更加努力学习，并决心将伯父、恩师的品德学识，精湛医技，继承发扬，传与我们子女及其后代，让其郑氏中医药之术，生根开花，结出硕果，更加发扬光大，以此，缅怀伯父，感念恩师。

为感谢伯父、恩师的教育培养之恩情，特撰此文，以此纪念郑惠伯老先生诞生 100 周年。

[此文为家本先生甲午年（2014）寒露作于蓉城]

郑氏五代名医治崩杂谈

郑祥本

曾祖（义）郑寿全字钦安（1824—1911），成都名医，清末著名伤寒学家，温补专家，享"火神"之盛誉，著《医理真传》《医法圆通》等专著传世；祖父郑方字仲宾（1882—1942），幼随其父辈行医，后毕业于京师大学堂（现北大），精通医典，擅长温病，曾任刘伯承部军医，著《枕中宏宝》办"昭文私塾"，培养出李重人、郑惠伯、向蛰苏等全国著名中医专家；伯父郑惠伯（1913—2003），为重庆市三峡中心医院主任医师、全国首批 500 名中医高徒导师；家兄郑邦本为重庆市三峡中心医院主任医师，熟读医籍，精于临床；家兄郑家本，为重庆市名中医、四川省中医研究院主任医师，善治各科疑难病证，犹精于妇科急症；堂妹郑健本（郑惠伯之女）为重庆大学附属三峡医院副主任医师，侄女郑丽（郑家本之女）为四川省中医研究院医师，笔者为副主任医师。

郑氏五代对中医急症均有深入研究，对妇科崩漏治疗心得甚丰，兹介绍如下。

郑钦安论崩证

按崩证一条，有阴虚者，有阳虚者。

阳虚者何？或素秉不足，饮食不健。或经血不足，过服清凉。或偶感风寒，过于宣散。或纵欲过度，元气剥削。如此之人，定见起居动静、言语、脉息、面色，一切无神。元气大虚，不能统摄，阴血暴下，故成血崩。实乃脱绝之证，非大甘大温不可挽救，如大剂回阳饮，甘草干姜汤之类。切切不可妄以凉血、止血之品施之。

因阴虚者何？夫阴之虚，由于火之旺，或愤怒而肝火频生，或焦思而心火顿起，或过饮醇醪，而胃火日炽。如此之人，精神饮食，动静起居，一切有余，缘以火邪助之也。火动于中，血海沸腾，伤于阳络，则妄行于上。伤于阴络，则妄行于下。卒然暴注，若决江河。急宜凉血清热以止之，如十灰散、凉血汤之类。切切不可妄用辛温，要知此刻邪火动极，俟火一去，即宜甘温甘凉，以守之复之，又不可固执。须知道血下既多，元气既损，转瞬亦是寒，不可不细心体会。

郑仲宾治暴崩案

肖某，女，32 岁。1927 年夏，因阴道出血 3 天，医治无效，病已垂危，其家人正忙碌为其操办后事。症见面色如蜡，目光呆滞，虽值酷暑，却衣着棉衣，衣铺厚褥，气息微弱，六脉沉细无力，血流床下：此乃生育过多，冲任虚损，急当益气温阳补冲任。用上等人参一两，浓煎频服，鹿茸五钱研细，每服一钱：祖父再三告诫患者家属，"赶快服药，晚则晚矣！"一剂药毕，血止人醒。后用参桂鹿茸丸、归脾丸 3 个月康复。

郑惠伯治崩漏

郑惠伯老先生以上海曙光医院二仙汤与五子衍宗丸化裁而成加味三仙汤，主要用于崩漏（功能性子宫出血）。药用仙茅 12g，淫羊藿 15g，当归 10g，知母 10g，巴戟天 12g。黄柏 6g，枸杞子 15g，五味子 10g，菟丝子 15g，覆盆子 20g。功效为滋肾阴、补肾阳、调冲任。加减运用：血虚加阿胶、艾叶；血热加地榆、槐花、仙鹤草；血瘀加田七、丹参、益母草；血脱加人参、龙骨、山茱萸；脾虚加黄芪、党参、白术；冲任虚加鹿角胶、龟甲胶；肾阳虚加鹿茸、炮附子；肾阴虚去知母、黄柏，加女贞子、墨旱莲。另可用定坤丹作为辅助治疗，以补冲任化瘀血，每次 1 丸，每日 1 次，连服 3～5 天。

郑老先生认为肾虚是崩漏致病之本，用加味二仙汤补肾治本作为基础方，根据不同兼证加减，这种以补肾为主兼顾他证的治疗方法，亦即"塞流"与"澄源"相结合，标本兼顾：在崩漏血止后继续服用加味二仙汤调理月经，一般在月经前后各服 3～5 剂，以巩固疗效，达到"复旧"之目的。

郑邦本治崩漏

吾之长兄郑邦本治疗崩漏（功能性子宫出血），常从中气下陷脾不统血入手，用补中益气汤去陈皮，当归制成当归炭 10g，加枸杞子 10g，覆盆子 10g，五味子 10g，山药 20g，乌贼骨 15g 为基本方随证加减。兼肾阳虚者，加仙茅10g，淫羊藿 10g，巴戟天 10g；兼肾阴虚者加女贞子 15g，墨旱莲 15g，鳖甲胶 10g（烊化）、龟甲胶 10g（烊化）；兼肾阴阳两虚者加鹿角胶 15g（烊化），龟甲胶 15g（烊化）；兼血热者，加地榆 10g，槐花 10g，仙鹤草 20g；兼血瘀者加三七粉 5g（冲服），益母草 12g；血脱者，加重红参用量，山茱萸 30g，龙骨 30g；属缺铁性贫血者，加阿胶 15g（烊化）、龙眼肉 10g，大枣 10g；属血小板减少者，加大枣 30g，血余炭 10g。

郑家本治崩漏

吾兄郑家本认为崩漏多阴虚火旺所致，"肾阴虚损，则水不涵木，以致肝阴不足，肝阳偏亢，致使肝失藏血之职；或肾阴虚损，水不济火，心火亢盛，以致血热妄行，均可扰动冲任，致冲任不固，而成虚火崩漏"。虚火型崩漏，临床多见阴道流血如注，或经血淋漓不尽，色泽鲜红，阴道有灼热感，头晕或痛，心烦易怒，咽喉干燥或口苦，手足心热，两颧发赤，舌红绛，少苔，脉细数。家本自拟滋水清火止崩汤，药用：生地黄 20g，山茱萸 10g，山药15g，女贞子 10g，墨旱莲 15g，牡丹皮 10g，黄柏 10g，知母 10g，白芍 15g，地锦草 15g，茜草 10g。本方用生地黄、山茱萸、山药、女贞子、墨旱莲滋补肾阴，达"壮水之主"，牡丹皮、黄柏、知母清泻虚火而保真阴，配白芍养血敛阴，地锦草、茜草寓止血于活血之中。全方滋水而不腻，清火而不伤阴，敛血而不留瘀。

郑丽治疗失调性子宫出血

笔者之侄女郑丽，四川省中医研究院医师，1985～2000 年运用自拟益气养阴功血汤，治疗功能失调性子宫出血 102 例，效果满意。①临床资料：年龄最小 12 岁，最大 53 岁；青春期（18 岁以下）20 例，育龄期（19～45 岁）

50 例，更年期（45 岁以上）32 例。病程式最短 12 天，最长 4 年。阴道出血 12 天以内者 30 例，12～24 天 40 例，25 天以上 32 例。临床症状除表现月经紊乱、周期延期、经血量多外，多伴有不同程度头晕心悸、腰酸肢软、倦怠乏力、纳呆、脉细弱等症。②治疗方法：用益气养阴功血汤（黄芪、太子参、山药、仙鹤草、煅龙骨、煅牡蛎各 30g，炒白术、麦冬、女贞子、墨旱莲、乌贼骨、贯众炭、茜草各 15g，荆芥炭 12g，五味子 6g）血热者加生地黄 30g，牡丹皮 12g，肝郁者加柴胡、香附各 12g；血瘀者加失笑散 20g。水煎服，每日 1 剂。血止后，青春期患者改服六味地黄丸，育龄期改服归脾丸，更年期改服逍遥丸以巩固疗效。③治疗结果：痊愈（症状消失，出血 7 天内停止）85 例，占 83.3%；显效（症状基本消失，出血在 8～10 天停止）12 例，占 11.77%；有效（症状减轻，出血在 11～15 天）5 例，占 4.9%；无效（出血和症状无变化）未见。

小结

笔者之曾祖郑钦安论崩漏，法补气塞血；伯父郑惠伯治崩漏强调调节冲任、滋补肾精；长兄郑邦本，治崩漏以补中气为要，脾气旺则崩漏止；仲兄郑家本治崩漏立足"虚火"创"滋水清火止崩汤"，补元阴而去相火；侄女郑丽治崩漏气阴双补、补塞兼顾。

纵观郑氏家族五代治疗崩漏的经验，均以治虚入手，"塞流""澄源""复旧"结合，补为其本，法则有变。充分体现了中医辨证论治之精髓和世代相传之特点。

［原载于：郑祥本. 郑氏名医治崩杂谈. 实用中医杂志，2008，24（12）：821-822.］

运用郑惠伯经验方治疗复杂感染两例与反思

郑建本　蒋飞　王光富

郑惠伯先生作为夔门郑氏温病的开创者，在治疗温病领域积累了丰富的经验，特别是对复杂危重疾病的治疗，疗效显著。他倡导以方系病、以法创方，对特定疾病运用特定方剂颇有心得。笔者运用先生治疗温病的理念指导治疗诸多感染性疾病，收效甚佳，现择其中复杂感染两案，以示其意。

病案 1：肺炎

付某，女，84 岁。2018 年 3 月 12 日初诊。

患者因咳嗽咳痰 1 月于 2018 年 3 月 7 日入住重庆三峡中心医院老年病科。既往有腔隙性脑梗死、脑梗死后遗症、高血压病、慢性心衰、骨质疏松、低蛋白血症、膀胱过度活动症等多种疾病，长期卧床，反复住院，时常出现感染，经常反复使用多种抗生素。入院查体：体温 37.2℃，口唇发绀，右下肺湿啰音。辅查血常规白细胞计数 13.5×10^9/L，中性粒细胞百分比 86.3%。降钙素原 0.14ng/mL，血沉 60mm/h。入院西医主要诊断考虑肺部感染，入院后发热、咳嗽等症状逐渐加重，选用阿米卡星抗感染，效果不明显，双肺散在干、湿啰音，血常规白细胞计数及中性粒细胞百分比进一步升高，白细胞计数 15.9×10^9/L，中性粒细胞百分比 89.2%。经感染科会诊等多方斟酌后拟加用亚胺培兰西司他丁或替加环素，临床状况不容乐观，病情危重。经上级医师建议，3 月 12 日请郑建本副主任医师前往会诊，共同处理。会诊见精神萎靡，声音低微，咳嗽、咳黄痰，痰声辘辘，全身乏力明显，稍微肢体活动则喘息加重，卧床不能起身，消瘦，腹胀，纳差，舌质紫暗，舌红无苔，脉细弦。

辨证：痰热壅肺，气阴两虚。

治法：清热化痰，益气养阴。

处方：肺炎合剂加减。

麻黄 6g，杏仁 10g，石膏 30g，大青叶 15g，柴胡 15g，黄芩 15g，鱼腥草 20g，青蒿 15g，贯众 15g，重楼 12g，地龙 10g，僵蚕 10g，蝉蜕 10g，川贝母 10g，北沙参 20g，甘草 6g，红曲 1 袋，丹参 30g，黄芪 30g，枳壳 12g，桔梗 10g。7 剂，水煎服，每日 3 次，每次 150mL。

3 月 15 日，服药 3 剂，接到管床医生欣喜告知，患者咳嗽咳痰等情况有明显减轻，未加用亚胺培兰西司他丁或替加环素，阿米卡星仍续用。3 月 17 日追踪痰培养、痰查真菌、血培养均阴性。血常规白细胞计数 10.6×10^9/L，中性粒细胞百分比 88.4%。

二诊：3 月 19 日。咳嗽大减，喘息减轻，腹胀减轻，肺部少许湿啰音，基本守原方跟进。

患者肺部感染症状逐渐改善，阿米卡星使用 10 日停用，也未再加用其他抗生素，继续服用上方。4 月 17 日复查血常规：白细胞计数 11×10^9/L，中性粒细胞百分比 76.1%。以上方加减出入，坚持服用 2 个月余，咳嗽、咳痰基本消失。

按：此案情会诊主要因为肺部感染控制不佳。高龄患者，基础疾病众多，临床千头万绪，究其主要矛盾，乃虚实夹杂、本虚标实之证。虽患者高龄、久病、消瘦、乏力，当此之际，标实症状突出，仍以祛邪为要，兼顾正虚，否则邪实不解，病情无法控制。标实为痰热壅肺，以"肺炎合剂"加川贝母、枳壳、桔梗，宣肺平喘、清热化痰；本虚为气阴两虚，重用黄芪、北沙参益气养阴。3 剂而初见效，7 剂病情明显改善。更为重要的是解决了临床抗生素选择的困窘局面，痰培养未发现细菌，对于长期反复使用抗生素的患者来讲，痰培养阴性十分常见，并不影响其肺部感染的诊断。患者仅用了 10 天阿米卡星，没联用抗生素也没用更为高级的抗生素，在当今抗生素广泛使用，细菌耐药的背景下，此案的治疗策略十分值得借鉴。

病案 2：慢性尿路感染

谭某，女，76 岁。2017 年 7 月 14 日初诊。

患者因纳差、乏力 2 天，寒战、发热 10 余小时于 2017 年 4 月 9 日就诊于重庆三峡中心医院急诊科。初步诊断脓毒血症，肾周感染，肾结石，肾功能不全。予抗感染等治疗，相对稳定后转入泌尿外科行左输尿管双 J 管植入术，于 4 月 30 日出院。出院诊断：急性肾衰竭，脓毒血症，左肾周感染，左肾多发结石，右肾盂输尿管重复畸形。嘱患者半个月后返院手术治疗其左肾多发结石。

5 月 19 日，患者再次就诊于泌尿外科，5 月 23 日在全麻下行左侧输尿管软镜钬激光碎石+左输尿管双 J 管植入术。手术持续约 2 小时，因结石过大等因素未完全处理（后检查提示为感染性结石），于 5 月 26 日出院并嘱其半个月后再回科行第 2 次输尿管软镜钬激光碎石术。

6 月 12 日，患者按约再次就诊于泌尿外科，因尿培养为肺炎克雷伯菌肺炎亚种，ESBL（+），多重耐药，先后予头孢他啶、莫西沙星、头孢哌酮钠舒巴坦钠抗感染，多次复查尿培养，均为肺炎克雷伯菌肺炎亚种，多重广泛耐药。白细胞尿。因此暂停手术，计划待患者感染控制后再手术，患者遂于 6 月 27 日出院，出院诊断：左肾结石。左输尿管双 J 管植入术后，尿路感染。

患者前往重庆求医，无特殊处理，建议服用中药，使用丙种球蛋白、胸腺五肽。

7 月 14 日，复查尿培养，细菌如前，对药敏试验中所有药物耐药。前往郑建本处求医。

诊见：神情焦虑，神疲乏力，明显尿频、尿急，无明显尿痛，舌淡，苔腻微黄，脉滑，重按无力。

辨证：气阴两虚，湿热下注。

治法：益气养阴，清热利湿，化石通淋。

处方：清心莲子饮加减。

太子参15g，麦冬15g，五味子10g，北柴胡12g，黄芩15g，黄芪30g，女贞子15g，墨旱莲15g，车前子10g（包煎），萹蓄15g，瞿麦15g，滑石20g，生甘草5g，龙胆10g，白花蛇舌草30g，鸡内金10g，石韦15g，金银花15g。7剂，水煎服，每日1剂，分3次温服，每次150mL。

患者到湖北黄水避暑，坚持服用中药，尿路症状逐渐减轻，守方服用45剂。其间，曾用注射用人血丙种球蛋白1次，2.5g，静滴；注射用胸腺五肽，10mg肌内注射，每周1次，共4次。2017年9月初返万州检查，尿常规正常，尿培养提示大肠埃希菌，对多种抗生素敏感。患者欣喜万分，入院顺利完成钬激光碎石术，择期拔除双J管后痊愈。

后嘱其多饮水，随访已两年余，未再出现尿感症状。近闻欲录其医案，主动提供其诊疗资料复印件，有数斤重。

按：此案患者主动提供了详细资料，故参考叙事医学的一些理念，对患者看中医前的过程作了相对详细的记录。患者因结石导致严重感染，感染控制后第一次碎石，但因故未处理完全，拟二次碎石发现尿培养广泛耐药的肺炎克雷伯菌，导致结石手术无法按预期完成，月余细菌都无法有效控制，对患者身心都产生了较大影响。

反复发生的尿路感染，从西医角度讲，往往存在易感因素，包括自身免疫力下降和结石。此案的治疗与西医的理念颇有相似之处，采用攻补兼施的清心莲子饮配合化石通淋药物，其中太子参、黄芪、麦冬、五味子、女贞子等扶正，车前子、萹蓄、瞿麦等仿八正散清热通淋，加鸡内金、石韦化石通淋，一周取得初步疗效，持服用中药月余，自身不适感消失，顺利完成结石的手术治疗，取得了临床较为满意的结局。

讨论

此二案者，均系用中药处理复杂感染，也体现了郑氏温病流派的一脉相承。惠伯先生自创肺炎合剂治疗呼吸系统感染，用清心莲子饮治疗慢性尿路感染，并以方系病。笔者运用老师经验方，治愈很多类似患者，此处仅择两例典型案例以记之，两案均是在西医治疗面对困境时开始使用中医药，均采用了攻补兼施的治疗策略，均使用了大量的清热解毒类药物。

由此想到郑惠伯先生对清热解毒药物的应用，想到临床上清热解毒类药物的广泛使用，可重复的事件往往蕴含着规律，这留给我们一个有趣的思考：这些清热解毒药物直接杀灭细菌了吗？或是控制了感染导致的炎症状态，而依靠人体自身的免疫系统处理了细菌？

清热解毒药的应用，以温病居多，中医学温病领域，以西医学观之，多属于感染性疾病。清热解毒药的现代药理研究认为此类药物具有抗病毒和抗菌、保护心血管、抗肿瘤、提高免疫力等作用。

笔者认为清热解毒药的主要作用更倾向于控制炎症，而非感染（直接杀灭病原微生物）。对病原微生物的清除主要依赖于正气，相当于当代医学的免疫系统。

众所周知，感染是病原微生物入侵人体，生长繁殖引起的病理反应及对人体造成损害。炎症是具有血管的活体组织对外界刺激的防御反应，局部表现为红肿热痛和功能障碍，全身表现为发热及外周血白细胞计数及中性粒细胞百分比升高为主要表现。这里包括 3 个问题：感染常常以炎症形式表现出来；炎症有感染性的，也有非感染性的；炎症的典型表现是中医里热毒的典型表现。

数千年的积累，尤其是明清以来，清热解毒药物对温病的治疗是确切有效的。从病原微生物观点普及开始，中医药界开展了不少中药抗细菌及抗病毒的研究。然而时至今日，在杀灭细菌领域，临床上中药没有任何一种复方或单一成分能和西药抗生素相媲美。至于另一类常见微生物——病毒，目前普遍认为机体主要依靠免疫系统清除。那么，清热解毒中药究竟作用在什么环节？

因此，有没有可能清热解毒药的主要作用是控制炎症呢？这一观点的提出主要还有以下依据：①应用清热解毒中药后，炎症症状迅速缓解。②现代药理对不少清热解毒药的研究支持其炎症抑制作用。③非感染性疾病表现为炎症者使用清热解毒药有效，中医内科杂病发热按卫气营血治疗同样有效。④温病中后期常需加用扶正药物。

此观点系抛砖引玉，若成立，至少有以下意义：①能解释目前应用清热解毒类药物的主要临床问题。②不纠结于清热解毒药物消灭病原微生物的作用，转而关注其对炎症控制的靶点。③为炎症性疾病的药物选择提供指导。④不涉及耐药性问题。⑤控制炎症而不抑制免疫，避免糖皮质激素类药在感染性疾病应用的缺陷。

健脾开胃汤治疗小儿厌食症 60 例疗效观察

王光富　郑建本

笔者运用郑惠伯先生经验方"健脾开胃汤"治疗小儿厌食症 60 例，收效良好，现报道如下。

1. 资料与方法

（1）病例选择　90 例均为 2003 年 5 月～2006 年 5 月门诊患者。小儿厌食症的诊断标准参照《儿科疾病诊断标准》拟定：①长期食欲不振，而无其他疾病者；②面色少华，形体偏瘦，但精神尚好，活动如常，无腹膨；③有喂养不当史，如进食无定时定量、过食生冷、甘甜厚味、零食及偏食等。

（2）一般资料　90 例患儿按就诊先后顺序（2：1 比例），随机分为两组。治疗组 60 例，男 35 例，女 25 例；年龄 2～8 岁，平均 4.8 岁；病程 1 个月～1 年 6 个月，平均 5 个月。饮食不节、喂养不当 34 例；多病久病、损伤脾胃 14 例；先天不足、后天失调 10 例；情绪变化、思虑伤脾 2 例。对照组 30 例，男 18 例，女 12 例；年龄 2～8 岁，平均 5 岁；病程 1 个月～1 年 5 个月，平均 6 个月。饮食不节、喂养不当 17 例；多病久病、损伤脾胃 7 例；先天不足、后天失调 5 例；情绪变化、思虑伤脾 1 例。两组一般资料经统计学处理，差异无统计学意义（$P>0.05$），具有可比性。

（3）治疗方法　①治疗组：用健脾开胃汤治疗。药物组成：黄芪 15g，白术 10g，防风 5g，枳实 5g，麦芽 10g，神曲 5g，山楂 10g，鸡内金 5g，砂仁 3g。水煎服，日 1 剂。②对照组：多酶片，每次 1 片，1 日 3 次；葡萄糖酸锌口服液，≤3 岁者，每次 5mL，1 日 2 次，>3 岁者，每次 10mL，1 日 2 次。两组均以 10 天为 1 疗程，连续治疗 1～3 疗程，治疗期间未用其他影响本观察的药物，患儿护理喂养方法相同。

（4）疗效评定标准　疗效评定标准参照《中医病证诊断疗效标准》拟定：①痊愈：食欲与食量均恢复到正常水平；②显效：食欲明显恢复，食量恢复到原有水平的 3/4；③有效：食欲有改善，食量有所恢复，但未达到原有水平的 3/4；④无效：食欲与食量均无改善。

2. 结果

（1）两组临床疗效比较　疗效比较见表 6-1。治疗组痊愈率、总有效率明显高于对照组，两组比较，差异有统计学意义（$P<0.01$），提示治疗组疗效优于对照组。

表6-1　两组临床疗效比较　　　　　　　　　　　　例（%）

组别	n	痊愈	显效	有效	无效	总有效率（%）
治疗组	60	34（56.7）※	18（30）	6（10）	2（3.3）	96.7※
对照组	30	8（26.7）	9（30）	6（20）	7（23.3）	76.7

与对照组比较，※$P<0.01$

（2）两组食欲改善时间比较　两组食欲改善时间比较见表6-2。治疗组与对照组比较，10天内食欲改善例数大致相等，但在11～20天期间，治疗组优于对照组，两组比较，差异有统计学意义（$P<0.05$）。

表6-2　两组食欲改善时间比较　　　　　　　　　　例（%）

组别	有效例数	10天	11～20天	21～30天
治疗组	58	13（22.41）	42（72.41）※	3（5.17）
对照组	23	5（21.74）	11（47.83）	7（30.43）

与对照组比较，※$P<0.05$

3. 讨论　小儿厌食症是指小儿较长时间食欲减退、食量减少的一种儿科常见病证。在我国本病发病率呈上升趋势，城市高于农村。多因饮食不节，喂养不当；或家长过于溺爱子女，任其恣食生冷、肥甘厚味；或挑食、偏食等，久而久之，损伤脾胃。脾胃损伤，一方面受纳运化失职，而致食欲不振；另一方面土不生金，可致肺气不足，卫外不固，易受外邪侵袭。有研究表明长期厌食的患儿伴有免疫功能低下。笔者在观察病例中也发现多数厌食症患儿伴有免疫功能低下，出现反复呼吸道感染。故脾胃虚弱，受纳运化失职为小儿厌食症的主要病机。治疗宗"脾健不在补贵在运"的原则，以益气运脾开胃为主，避免纯补与峻消，以免阻碍气机，损伤脾胃。脾胃得运，则胃纳自佳；土能生金，则卫外可固。

健脾开胃汤由玉屏风散、枳术丸合方加山楂、神曲、麦芽、鸡内金、砂仁组成。方中玉屏风散益气固表止汗，为治疗表虚自汗或虚人腠理不固，易感风邪的常用方剂，且黄芪配白术亦能益气健脾；枳术丸健脾消痞，常用于脾虚气滞，饮食停聚，胸脘痞满，不思饮食；山楂、神曲、麦芽、鸡内金、砂仁运脾消食开胃。全方具有益气运脾开胃的作用，能针对小儿厌食症的主要病机而进行治疗，故而作为该病基础方。现代药理研究证实玉屏风散能增强机体免疫功能；枳术丸能调节胃肠功能，亦能增强免疫功能。神曲、麦芽能促进胃酸及胃蛋白酶分泌，所含 B 族维生素能促进消化，增进食欲；山楂、鸡内金、砂仁能促进胃液分泌及胃运动增强[5]。临床观察表明，服用本方不仅能增进食欲，促进机体对各种营养物质的吸收和利用，还能改善机体状态，增强免疫功能，减少呼吸道感染。

"乳贵有时，食贵有节。"治疗小儿厌食症，在药物治疗的同时，及时改善喂养方法，纠正不良饮食习惯，饥饱适宜，寒温适时，对本病的治疗亦有积极的作用。

［原载于：王光富，郑建本. 健脾开胃汤治疗小儿厌食症 60 例疗效观察.

光明中医，2007，22（4）：43-44.］

承家学代有创新　遵祖训仁心活人

——名医郑惠伯治学"五字经"

陈代斌

郑惠伯（1914—2003），重庆市奉节县人，业医 70 余年，成为享誉长江三峡的中医名家。他的成功与其严谨的治学方法密不可分，并具有很强的指导作用。

一、学贵在"精"

以"精"概括惠伯先生的读书与习业，笔者体会有两点：一是主张读书学习要精。惠伯先生认为，读书既要广更应精，广即广读博览，精即精选学习内容，只有博精结合才会学有所成。据惠伯先生传人郑邦本、王光富二位先生介绍，惠伯先生青少年时代在其父仲宾先生的指导下，大量涉猎相关目录学，以目录学作为获取知识的门径。惠伯先生除了通读过习医者必读的历代医籍外，尤其对《黄帝内经》《难经》《伤寒论》《金匮要略》《神农本草经》及明清时期温病学著作用力最多、领悟最深、收获最大。二是临床辨治要精，既精于求理，精于立法，更精于择方，精于遣药。就笔者所见到的惠伯先生临证实案资料来看，具有三大特点：一是认证准，二是药味少，三是见效快。他的在案处方，其用药少则两三味，多则十来味，每剂药方药房划价也就几角钱或几元钱。他常说"当医生的给患者开药方为的就是治病"，这与现今临床不少医生习惯于开大处方、用名贵药的价值取向大为不同，前者系仁术使然，后者是逐利而为。

二、术贵在"专"

惠伯先生出身于中医世家，自幼随父学医，后又拜奉节名医李建之（李重人之父）学医三年。1931 年参加重庆针灸班学习，同年又受业于江苏针灸大家承淡安先生。1932 年正式悬壶夔门，同时参加奉节县慈善机构"济贫药局"义诊三年有余。新中国成立后的 1952 年，惠伯先生在奉节县城创建县城关联合诊所，并任所长，后调县人民医院工作。1956 年调万县专区人民医院（今重庆大学附属三峡医院）筹建中医科。所言术贵在"专"，我的体会有两点：一是理想信念要专一。惠伯先生除临床诊务外，还担任中医教学和科研工作，在带教或专题讲座活动中，他常在不同场合对青年学子寄予厚望，时常讲："作为一名有志于中医事业的青年医者，不论资历如何，条件如何，只要专心、专业，锲而不舍，金石自可镂。"二是研究领域及研究方向必须专攻。惠伯先生在参加"济贫药局"义诊过程中，正值疫证流行，最常见的是湿温伤寒、疟疾、痢疾、春温、暑温等，初用仲景方治效果不尽理想，后改用温病方疗效大为提高。自此，惠伯先生便开始对温病急症产生了浓厚兴趣，并在临床积累了大量验案，其研究成果得到同行的公认和推广应用。惠伯先生在辨治温病急症方面总结出了三大经验：第一，必须分清温热与湿热的属性，以便对症立法遣方施药；第二，必须掌握证候病机特征，倡导以方系病，异病同治；第三，必须先发制病以防其传变，从而实现先安未受邪之地的效果。正是因为他那坚韧不拔的探索，才取得了令人瞩目的成就，博得同行的景仰，终成一代名医。

三、理贵在"悟"

惠伯先生常讲："历代医家虽然流传下来的东西很多，但都零星散在，且各具流派，若要验之临床，尚需深思熟虑，认真领悟，活学活用，否则很难奏效。"重温惠伯先生临证实案资料，他自己总结的"临床救误案辨析"最能启人心智者，其中记录的一则案例非常详尽，颇受启迪。

陈某，男，4 岁。1972 年 7 月 12 日初诊。

患儿发热 2 天，曾用抗生素及解热药无效，转门诊中医科治疗。据家长讲，患儿头痛发热，上午体温 37.6℃，午后逐渐升高，入暮则达 39℃以上，脘闷腹胀，不思饮食，心烦口渴。诊时见患儿舌红无苔，脉数。证属暑温夹湿，初用黄连香薷饮加味，嘱服 2 剂。药后体温非但没有下降，反上升至

40℃，手足抽搐，烦躁口渴，腹胀加剧，大便 3 日未行，舌红无津。诊为暑邪伤及阳明，投银翘白虎汤合升降散，经腑同治，服药 1 帖体温仍不见下降，且病情愈加严重，于夜间到家里求治。细询其家长起病原因，告之患儿病前 2 日食大量油腻之品，同时还吃了 3 支冰糕。诊时患儿腹胀不坚硬，且喜按，腹内有水鸣音，口虽烦渴，但喜热饮，饮亦不多。此乃寒湿油腻郁阻太阴，遏伏化热所致。急拟柴胡达原饮加味，温化太阴之寒湿，宣透郁阻之伏热。药用草果仁、槟榔、厚朴、藿香、姜半夏、陈皮、苍术、知母、赤芍、柴胡、石菖蒲、黄芩，当夜急煎，频频喂下，即见体温逐渐下降，至次日上午体温接近正常，继进原方，傍晚大便 2 次，泻出黄褐臭便，当夜体温降至正常，腹胀大减，知饥。后用甘露消毒丹加减，以除余邪告愈。

惠伯先生事后对此案析误中分析到，本病属暑温伤阳明，油腻饮冷凝滞太阴，由于暑热症状掩盖了太阴寒湿，因而致误。初诊时只从发热、心烦、口渴，舌红无苔着眼，认为系阳明暑温兼湿之证，而未详询病因，遗漏了进食大量冰糕及油腻致病之因，同时因舌红无苔，掩盖太阴寒湿内郁，此之一误也。二诊时因服前方无效，体温持续上升，出现轻微痉厥，判定为阳明经腑合病，用银翘白虎汤、升降散诸方煎服，看似药证合拍，但寒湿郁阻之因仍然不明，故而再误也。三诊从问诊上找出原因，方知此案并非单纯阳明实热证，而是兼寒湿凝滞太阴，改投柴胡达原饮加味 1 剂生效。由此可知，中医辨证应全面思考，广泛搜集相关信息至关重要，遣方用药亦应灵活掌握，否则便会耽搁病情，变证百出。

四、法贵在"活"

惠伯先生擅长治温病，据四川省万县市中心人民医院院刊载，惠伯先生治温病的学术特点主要表现在 4 个方面。

1. 祛邪救正，先发制病　惠伯先生治温病，既尊崇明清医家的卫气营血辨证之法理，又不拘泥于这几个层次。他认为，温病发展迅速，常有燎原之势，易致高热，且多灼伤津液，若不及时驱除邪毒，便不能存阴救正。惠伯先生提出，当邪在卫分时即可用气分药，以先发制病，防止传变。对于伏气温病，更是主张先安未受邪之地，如他治急黄（重症肝炎）证，即使病在气营分，亦采用清热凉血、活血化瘀、通里攻下、开窍醒脑之法，如此才能取得满意效果。

2. 以方辨证，以法创方　惠伯先生认为，以方辨证多为"异病同治"，掌握以方辨证规律，于临床是一种执简驭繁的方法，既能增加辨证手段，又可开拓论治思路。如他将《温疫论》之达原饮加柴胡名为"达原柴胡饮"，凡湿遏热伏夹秽浊内阻之证均选用该方再行加减而取效。又如《验方新编》四妙勇安汤，本是治疗血栓闭塞性脉管炎的验方，加入一味丹参名为"加味四妙勇安汤"，推而广之用以治疗冠心病心绞痛、肾结石绞痛、肝区血瘀绞痛等病证均获显效。再如，他将《伤寒论》麻杏石甘汤加入虎杖、金银花、大青叶、柴胡、青蒿、鱼腥草、地龙等品，以增强其清热解毒、宣肺平喘之力。该方自 20 世纪 70 年代初经医院制剂室制成"肺炎合剂"应用以来，一直是深受患者欢迎的有效药剂，并获万县地区重大科技成果奖。

3. 悉心辨证，尤重舌诊　惠伯先生主张临证当四诊合参，全方位获取信息，以求辨证准确。但在临床实际诊疗过程中，患者的舌、脉、证三者不相吻合的现象是屡见不鲜的。他认为，遇此情况，有时应舍证从脉，有时应舍脉从证，有时应脉证都舍而从舌。理由是，温病的病名繁多，但就其病因与病机，不外温热与湿热两端。辨治温热、湿热所致之病，尤应重视舌诊一法，否则不易见功。而辨舌，又当在舌质的形态、颜色及舌苔的厚薄、润燥上多用功夫，以便选择有效方法，提高临床疗效。

4. 不唯古训，敢于创新　惠伯先生是一位尊古而不泥古、创新而不离经的临床实践家，他的许多案例都颇具匠心之处。如他在《麻黄的妙用》一文说道："麻黄的三大功用为发汗、平喘、利水，在临床上疗效是可靠的。据笔者的临床经验，麻黄的功用远远不止上述三种，其用途甚广……"他所言"用途甚广"，是他在治疗许多疾病的药方中加麻黄而见奇效中得出来的。如他在 1959 年的一则案例：一女教师 30 余岁，因患重症肌无力，每日饭前必注射拟胆碱药新斯的明才能咀嚼吞咽。中药曾用温补脾肾之类的黄芪、炮附子、党参、白术、仙茅、淫羊藿、当归、川芎及人参再造丸之属，可疗效甚微，后于方中加入麻黄，并将其剂量由 6g 增至 15g，病情大有好转。自那之后，他在治面神经麻痹、多发性神经根炎后遗症、子宫脱垂等病证药方中配用麻黄均获显效。

五、业贵在"勤"

勤能补拙，勤能使人成功。惠伯先生认为，医学至精至深，属大道之术，并非短时可成。惠伯先生治学之"勤"有二：一是勤于学习，几十年中，惠伯先生坚持每天看书、读期刊、阅报纸，从不间断。二是勤于笔耕，惠伯先生不仅勤于学习、勤于实践，而且勤于笔耕、勤于总结。从我所珍藏由惠伯先生撰写见诸书刊的资料来看，其时空跨度上下 60 余年。20 世纪 30 年代，李重人在万县市创办《起华医药杂志》，笔者发现该刊连载有惠伯先生当时撰写的《疫痘汇参》专稿；《江苏中医》1960 年第 12 期和 1962 年第 4 期分别刊发有惠伯先生撰写的《血小板减少症在中医临床上分型治疗之我见》《湿热痹与寒湿痹的辨证论治》等临床研究性文稿；进入八九十年代后，他带领弟子们便开始着手对自己几十年来积累的经验进行系统总结整理，并相继在《四川中医》《中国医药学报》《中医杂志》《实用中医药杂志》《万县中医药》等多家刊物上发表用方用药之经验性文稿，还先后参加了《长江医话》《名医名方录》《中国现代名中医医案精华》《中医精华浅说》《中医自学阶梯》等多部著作的编写，将自己的临床经验和研究成果广泛交流与推广。

此外，惠伯先生不仅精于医术，而且在诗词、书法方面亦见造诣。惠伯先生的书法以行、篆、隶、魏碑等书体见长，他的书房、客厅悬挂的中堂、条幅皆由他本人亲笔所书，其弟子和文化界友人书斋亦多藏有惠伯先生书法佳作，有的作品还镌刻在万县市文化名胜"太白仙岩"和"西山公园"文化长廊。惠伯先生的诗词多以抒发爱党爱国为主，1999 年，既是中华人民共和国建国 50 周年，同时又迎来澳门回归，他在当年老人节时《调寄一剪梅》："五十国庆乐陶陶，放眼天地山欢水笑；历经沧桑人不老，白头聚首谈笑自豪；老人佳节花更姣，翰墨结缘共咏风骚；澳门回归兴更高，改革开放喜迎春潮。"又如由《万州》杂志社编辑、重庆出版社 1992 年出版的《三峡文学作品选》书中收录有惠伯先生《重阳怀念慈母歌》一首，以表达盼望台湾同胞回到祖国怀抱之情。"风潇潇，海漫漫，慈母遥望海峡岸。默默无言长太息，两行泪痕犹未干。回忆母子离别时，怕儿远行衣裳单。谆谆告诫莫忘本，犹恐别离迟迟还。去时慈母尚健壮，而今零落两鬓斑。每逢中秋月圆时，佳节思亲倍心……"笔者近日还从三峡古玩城爱好古玩收藏的胡德华先生处得知惠伯先生晚年拜师学习书法的一则趣闻。1982 年他和惠伯先生一同跟随万县市知名书法家周漫白学习书法，后来周老师见惠伯先生篆书、魏碑颇有功底，非常赏识，并结为挚友。这正是印证了"学无止境""活到老学到老"之名言古语。

[原载于：陈代斌. 承家学代有创新 遵祖训仁心活人. 中医药文化，2012，7（3）：4-7.]

中西医结合治疗小儿肺炎 232 例

四川省万县地区医院小儿科、中医科

肺炎是危害小儿健康之常见病，我院儿科自 1977 年 3 月至 1978 年 5 月，在惠伯先生指导下中西医结合治疗 465 例，死亡 8 例，病死率为 1.78%，效果满意。现将经 X 线检查胸透或摄片证实的 232 例，作一小结。

1. 诊断标准

诊断标准为有呼吸道感染之症状及肺部体征，并经 X 线胸透或摄片证实肺部有炎变者。

2. 一般资料

年龄：1～30 天，1 例；31 天～1 岁，64 例；1～3 岁，91 例；3～7 岁，58 例；7～12 岁，18 例。3 岁以内者占 67.2%。

性别：男 137 例，女 95 例。

3. 辨证分型

小儿肺炎大多属中医学温病范畴。根据卫气营血辨证划分如下。

（1）卫气实热型（与普遍型相似）

临床表现：起病似风热感冒，继则高热，咳嗽，气急，烦躁，鼻扇，口渴，痰声辘辘，苔黄，脉数，指纹紫，口周轻度发绀。

治法：宣肺平喘，清热化痰。

处方：麻杏石甘汤加味。

麻黄 3g，杏仁 6g，石膏 30g，甘草 6g，鱼腥草 18g，虎杖 15g，大青叶 12g，金银花 12g，重楼 6g。

加减：白细胞计数及中性粒细胞百分比不高者，选加僵蚕、柴胡、贯众。白细胞计数及中性粒细胞百分比高者，选加黄连、黄芩、穿心莲、十大功劳。痰多者，选加天竺黄、海金砂、葶苈子、三蛇胆贝母末。苔中厚者，加升降散（僵姜、蝉蜕、姜黄、大黄）。胸闷腹胀者，选加瓜蒌、枳实、半夏、黄连、厚朴、大黄。血瘀或炎变病灶久不吸收者，选加桃仁、红花、牡丹皮、赤芍。

（2）热入营血型（与中毒型相似）

临床表现：高热夜甚，烦躁不安，神昏谵语，气喘痰鸣，或痰中带血，或手足抽动，舌质红绛，脉细数。

治法：清营凉血，宣肺化痰，开窍。

处方：清营汤加减。

生地黄12g，玄参12g，麦冬12g，水牛角30g，赤芍12g，牡丹皮9g，石膏30g，黄连3g，麻黄3g，天竺黄6g，杏仁6g，甘草6g。

加减：根据白细胞情况选药同卫气实热型。抽风者，选加羚羊角、钩藤、紫雪丹、全蝎；高热神昏者，选加安宫牛黄丸、至宝丹；气虚者，加生脉散（人参、麦冬、五味子）。

由于邪气炽盛，正气虚衰，往往可发生正虚邪陷之危象，可见下面两种证型。

（3）肺气闭塞型（与喘憋型相似）

临床表现：咳嗽痰壅，喘促不安，面色青紫，脉数。

治法：扶正温肺，开闭化痰。

处方：参附汤、射干麻黄汤合方加减。

麻黄3g，射干3g，桂枝6g，人参6g，五味子9g，炮附子3g，细辛1.5g，白芍6g，白果6g，甘草6g，麦冬6g。

加减：病毒感染者，加僵蚕、重楼；痰涎壅盛者，加葶苈子、大枣。

（4）心阳虚衰型（与心血管型相似）

临床表现：咳嗽气急，烦躁不安，汗多，面色青紫，四肢不温，肝脏增大，心脏增大，脉数无力。

治法：益气养阴，生津除烦。

处方：生脉散。

人参6g，麦冬6g，五味子6g。或用独参汤，人参9g。

待心衰控制后，仍用益气养阴、清热化痰之剂治疗。

4. 西医治疗

根据临床估计，可能为细菌性感染者，酌情选加抗生素。维持患者水电解质平衡。喘重者临时静脉滴注1～2次氢考。惊厥者立即给予镇静剂。Ⅱ、Ⅲ度缺氧者，输氧、保持呼吸道畅通。个别并发气胸者，做闭式引流，并发脓胸者，穿刺抽脓，向胸腔注射抗生素。

5. 疗效观察

见表6-3。

表 6-3　232 例小儿肺炎分型治疗小结表

分型	项目人数	平均发病入院天数	白细胞 总数（万）				中性粒细胞百分比		未查	平均退热天数	啰音消失天数	阴影消失天数	加用抗生素人数	平均住院天数	备注
			<1	1~1.5	1.5~2	>2	<70%	>70%							
卫气实热型	186	5.86	80	43	13	18	111	43	32	（一）3.6	6.5(44)	7.5(71)	69	7.45	（一）此型有 35 人不发热，另 2 人至出院时体温仍未降至正常，均未统计在内（二）此型有 1 人至出院时体温未降至正常，未统计在内（三）此型有 1 人不发热，未统计在内（ ）内数字为例数
热入营血型	19	3.1	8	3	0	1	4	8	7	3.4	9.6(5)	9.5(8)	11	11.24	
肺气闭塞型	16	5.25	7	2	3	1	9	4	3	（二）5.8	6.2(9)	11.3(7)	7	8.62	
心阳虚衰型	11	5	4	2	1	2	7	2	2	（三）2.9	7.0(4)	11.2(4)	6	9.2	

本组肺炎以 3 岁以下乳幼儿最多，白细胞计数及中性粒细胞百分比一般不高，肺部阴影浅淡者多，中内带者多，在院外多数用过抗生素，但效果不好。估计多半为病毒性肺炎，少数为细菌性肺炎。治疗以中药为主，少数加用了抗生素，如青、链、红、庆大霉素，用 1～2 种不等，用药时间长短不一。此 232 例中，只死亡 1 例，为 12 天之新生儿，余皆治愈或基本治愈。由于以中药治疗为主，许多患者在体温正常临床症状好转之后，即要求出院，故能观察至肺部阴影消失者，只有 90 例。

6. 体会

（1）肺炎属中医学温病范畴，"温邪上受，首先犯肺"，宣肃失司，为咳为喘，热郁闭肺，灼津炼液为痰，热痰阻肺，肺气闭塞，故肺炎之病机可用

"热、痰、闭"概括之。治当清热、化痰、开闭。卫气实热型者，宣肺清气为重；热入营血型者，清营凉血为要；正虚邪陷者，或扶正祛邪并举（肺气闭塞型），或先顾本，后治病（心阳虚衰型）。

中医学与西医学分型有相似之处，卫气实热型相当于普通型，热入营血型相当于中毒型，正虚邪陷中的肺气闭塞型，相当于喘憋型，心阳虚衰型相当于心血管型。但绝不可丢掉辨证而生搬硬套，只有按辨证论治，方能取得满意疗效。如肺气闭塞型多因正虚邪陷所致，用参附汤、射干麻黄汤以扶正温肺、开闭化痰，多能取效或缓解症状。曾用黄连温胆汤亦治愈1例。

龚某，男，40天。患肺炎，于1978年3月27日入院。呼吸困难，Ⅲ度青紫，满口痰涎，体温37℃，呼吸54次/分，心率132次/分，肝肋下3.5cm，白细胞$9.5×10^9$/L，中性粒细胞百分比54%，双肺满布湿鸣及痰鸣，舌红，苔黄滑。虽经抗感染、吸氧、吸痰处理，但症状未能控制。证属痰热阻肺，肺气闭塞。治当清热涤痰立法。予黄连温胆汤加味。半夏3g，茯苓3g，陈皮6g，甘草3g，枳壳6g，竹茹3g，黄连1.5g，虎杖9g，僵蚕6g，鱼腥草8g，重楼3g，胆南星3g，天竺黄3g。1剂后病情好转，次日停止吸氧，住院6天痊愈出院。

（2）肺炎多数属温热性质的温病，但亦有少数为湿热性质者，我们用达原饮加减治愈2例。

张某，男，3岁。患肺炎高热，咳嗽10日，经中西医治疗无效，于1977年4月11日入院，虽高热（40℃），但不渴饮，喘咳胸满，腹胀拒按，舌尖红，苔白厚腻，脉浮滑数，证属上焦风温肺失宣肃，兼中焦湿浊阻滞。治以辟秽化浊、宣肺平喘、清热化痰立法。予达原饮、麻杏石甘汤合方加减。麻黄3g，杏仁6g，石膏30g，甘草6g，虎杖18g，贯众9g，僵蚕9g，草果3g，槟榔9g，厚朴6g，鱼腥草18g，黄连3g，赤芍9g，柴胡9g，黄芩9g，重楼9g。1剂热减退，再服3剂脉静身凉，腻苔退尽，喘嗽大减。以扶正逐余邪善其后，住院13天痊愈出院。另1例小儿肺炎亦是抓住舌象指征——舌红苔白厚腻，投以达原饮加减而愈。

再如1例四月患儿，低热咳嗽，吐泻十日，右心缘有小片状淡阴影，用中西药治疗1周无效。后注意到苔黄白滑，肛门红赤，证属湿热为患，投甘露消毒丹2剂而痊愈。

（3）生脉散对防止和控制心衰有效。生脉散加毒毛旋花子苷K比单用见效速；用毒毛旋花子苷K改善心衰后，再用生脉散维持，效果亦佳；有的单用生脉散即可改善心衰。故正虚邪陷心阳虚衰，见心脏增大、心率加快、气急烦躁、肝脏增大、脉数无力等症者，可及时投用，这与文献报告相符合。

　　编者按：本文系 1977 年 3 月至 1978 年 5 月惠伯先生指导中医科和儿科，在医院儿科病房中西医结合治疗小儿肺炎所撰写的论文。刊载于内部刊物《万县中医药》1978 年第 2 期。原文中选录之代表性案例可参见本书医案实录的温病医案部分：风温邪热壅肺（肺炎）1、风温气营两燔（肺炎）、风温正虚邪陷（肺炎合并心衰）。

加味二仙汤治疗功能失调性子宫出血 50 例

郑建本　莫绍伶

　　笔者学习惠伯先生治疗功能失调性子宫出血经验，运用加味二仙汤治疗该病 50 例，收效良好，现报道如下。

　　1. 临床资料　诊断标准参照《中药新药临床研究指导原则》有关功能失调性子宫出血诊断标准。全部病例均为门诊患者。年龄 13～50 岁，平均 30.7 岁；病程 3 个月～4 年，平均 9 个月；就诊时阴道出血时间 8～65 天，平均 14 天；有排卵型功血 10 例，无排卵型功血 40 例；合并轻度贫血 10 例，中度贫血 35 例，重度贫血 5 例；经用西药治疗后又复发或不能耐受激素副作用而转用中药治疗者 20 例，初始即用中药治疗者 30 例。妇科检查或 B 超检查，排除生殖道器质性疾患或节育环、妊娠等引起的异常子宫出血。

　　2. 治疗方法

　　基本方：加味二仙汤。组成：仙茅、淫羊藿、覆盆子、菟丝子、枸杞子各 15g，巴戟、知母各 12g，当归、黄柏、五味子各 10g。

　　加减法：出血较多，血虚加阿胶、艾叶；血热加地榆、槐花、仙鹤草；血瘀加三七、丹参、益母草；血脱加红参、龙骨、山茱萸；脾气虚加黄芪、党参、白术；冲任虚加鹿角胶、龟胶；肾阳虚加鹿茸、炮附子；肾阴虚加女贞子、墨旱莲；无热象去知母、黄柏，加女贞子、墨旱莲。

　　用法：每日 1 剂，水煎分 3 次口服。一般连服 3～7 剂出血即停止，血止后再服 3 剂以巩固疗效，以后每次月经前后各服 5 剂，连用 3 个月经周期，以资调理。观察期间，不用其他有止血作用的中西药物。

　　3. 疗效观察

　　（1）疗效标准　参照《中药新药临床研究指导原则》有关功能失调性子宫出血疗效标准。痊愈：控制出血后，连续 3 个月经周期、经期、血量均正常，自觉症状消失，血红蛋白 100g/L 以上。恢复正常排卵，黄体期不少于 12 天，或更年期妇女血止后绝经者。显效：控制出血后，月经周期、血量基本正常，但经期仍较长（7 天以上，10 天以下），自觉症状基本消失，血红蛋白 100g/L 以上者。有效：月经周期、经期、部分自觉症状得到明显改善，血量减少，血红蛋白在 80g/L 以上者。无效：以上各项均无改善者。

（2）治疗结果　痊愈 34 例，显效 8 例，有效 5 例，无效 3 例，总有效率 94%。

4. 典型病例　付某，女，42 岁。1998 年 9 月 15 日初诊。

患者两年来多次出现不规则阴道流血，曾用中西药物治疗（药物不详），但疗效欠佳。此次出血已两个月，出血量时多时少，量多时不能行动，只能平卧，大崩后则淋漓不断。面色㿠白，心悸、腰膝酸痛，头晕、耳鸣，舌嫩淡，脉细无力。血红蛋白 70g/L。

西医诊断：无排卵型功能失调性子宫出血。

中医辨证：肾气虚，冲任不固，气血两虚。

治法：滋肾阴，温肾阳，调冲任，益气养血。

处方：加味二仙汤。

仙茅、淫羊藿、菟丝子、枸杞子、覆盆子、女贞子、墨旱莲各 15g，巴戟天 12g，当归、五味子、阿胶（烊化）、艾叶各 10g，黄芪 20g。水煎服，每日 1 剂。

服药 3 剂，血量大减，精神转旺。药已中病，继用上方 3 剂，出血已完全停止，仍以加味二仙汤加减，补脾肾、固冲任。

处方：仙茅、巴戟天、覆盆子各 12g，淫羊藿、枸杞子、女贞子、墨旱莲、党参各 15g，当归 10g，五味子 10g，黄芪、大枣各 20g。3 剂。并嘱患者以后每次月经来潮前后各服此方 5 剂，连用 3 个月经周期，以巩固疗效。随访至今，功能失调性子宫出血未再复发。

5. 讨论　功能失调性子宫出血为妇科常见病，属于中医学崩漏范畴。《傅青主女科》谓"经本于肾"，又谓"经水出诸肾"，说明肾气在月经的产生中起主导作用。惠伯先生根据月经产生的机制，结合自己的临床经验，认为崩漏的发病原因虽然复杂，但其根本在肾，是由于肾气虚，封藏失职，冲任不固，不能约制经血所致。

二仙汤是上海曙光医院验方，主要用于治疗更年期高血压及更年期综合征。惠伯先生用二仙汤、五子衍宗丸合方去车前子，称为加味二仙汤，用治功能失调性子宫出血取得了较好疗效。方中仙茅、淫羊藿、巴戟天、菟丝子温肾阳，枸杞子、覆盆子、五味子滋肾阴，知母、黄柏泻肾火，当归温润养血而调冲任。全方具有温肾阳、滋肾阴、泻肾火、调理冲任的作用，能针对崩漏的主要病机进行治疗，故而作为该病基础方。

崩漏在出血阶段可以出现血热、血瘀、脾虚等不同见证，惠伯先生认为不能与肾虚等同对待，不可作为崩漏的主因，可作为兼证对待，但应随证选加凉血、化瘀、健脾之品，这种以补肾为主，兼顾他证的治疗方法，实即塞流与澄源相结合，标本兼顾，故收效良好。

[原载于：郑建本，莫绍伶．加味二仙汤治疗功能失调性子宫出血50例
[J]．四川中医，2004，22（10）：68-69.]

郑惠伯巧用甘露消毒丹

郑邦本　王光富

四川名老中医郑惠伯主任医师，对温病名方的运用很有研究。本文重点介绍他运用甘露消毒丹的经验。

甘露消毒丹为清·薛生白《湿热病篇》治疗湿热并重证候的有效方剂。《温热经纬》推崇本方为"治湿热时疫之主方"。本方功效在于化浊利湿、清热解毒。《医方新解》认为它有调整胃肠功能、利尿、利胆、保肝、解毒、抗菌抗病毒等作用。惠伯先生一年四季都常用本方，尤其夏秋暑湿季节，运用最多。凡见湿温、暑温、时疫之属于湿热并重，邪留气分者，本方多取得满意疗效。其经验有二。

一、掌握辨证要点

惠伯先生运用甘露消毒丹的辨证要点，是发热缠绵、倦怠肢酸、胸闷腹胀、尿赤、苔黄白相间或薄腻等为主的湿热并重证候。主张无论中西医的病名如何，只要它们的临床表现与甘露消毒丹的辨证要点相符合，即可选用本方加减治疗。试举例介绍。

伤寒：孟某，男，50岁。患者因发热，脾肿大，肥达反应阳性诊断为伤寒。经用氯霉素治疗，症状未减，反觉身更倦怠，血检白细胞计数由9×10^9/L下降至3×10^9/L。患者恐惧得再生障碍性贫血，要求改用中药治疗而求诊。刻下午后身热，身体倦怠，全身酸痛，腹部胀满，不饥不食，呕恶，口不渴，苔黄白相间，脉缓。证系湿热并重，邪留气分。治拟化浊利湿、清热解毒、降逆止呕。用甘露消毒丹去浙贝母，加黄连、苏叶、姜半夏。服3剂后，发

热消退，病情显著好转，仍用原方，经 1 周治愈。白细胞由 $3\times10^9/L$ 上升至 $5\times10^9/L$。

病毒性心肌炎：曾治一农村女孩，夏末秋初，起病似胃肠型感冒，经住院诊断为病毒性心肌炎，因经济困难出院，来门诊求中医治疗。刻下午后发热，全身倦怠，胸闷心悸，腹部胀满，不饥不食，小便色黄，舌质红，苔黄滑，脉率 140 次/分，心律不齐。证系湿热并重，邪留气分，心脉痹阻。治拟化浊利湿、清热解毒、活血通络。用甘露消毒丹加玄参、金银花、当归、甘草、苦参。服 3 剂后，症状明显好转，脉率每分钟减为 105 次，原方去苦参再服 3 剂，症状基本消失。后用黄芪生脉散、四妙勇安汤合方加减继续治疗，至病愈为止。

传染性单核细胞增多症：周孩，因发热，颈淋巴结肿大，肝脾肿大而住某院儿科。诊断为传染性单核细胞增多症，建议服用中药治疗。刻下低热，倦怠，嗜睡，纳差，厌油，腹胀，便秘，尿赤。苔白滑微腻，脉滑。证系湿热并重，阻滞三焦，腑气不通。治拟化浊利湿、清热解毒、通腑泄热。用甘露消毒丹加蝉蜕、僵蚕、姜黄、大黄、柴胡。服 3 剂后，症状减轻，大便通畅，上方去大黄续用 3 剂，症状基本消失。后守方加丹参、郁金收功。

病毒性肺炎：张某。秋季突然感冒，气候尚暖，但身着棉衣，咳嗽胸闷，身倦怠，午后尤甚，舌苔白滑。血常规正常，胸部 X 线透视诊断为肺炎。证属湿热郁滞，肺气失宣。治拟化浊利湿、清热解毒、宣通肺气。用甘露消毒丹加麻黄、杏仁、蝉蜕、僵蚕、柴胡。服本方 2 剂，微似有汗，顿觉周身轻爽，恶寒消失。再投 3 剂，复查肺部病灶消失。

肺炎属风热犯肺者多见，但惠伯先生在临床中观察到有一部分病毒性肺炎，确属湿温范畴，用甘露消毒丹、柴胡达原饮效果良好。

暑温：陈某，20 岁。夏暮季节，发热近个 1 月，曾口服西药并输液，效果欠佳。患者午后低热，时而寒热如疟，晨间汗出热退，头眩身倦，胸闷腹胀，苔白滑，脉细数。证系暑湿之邪，郁阻少阳。治拟化浊利湿、清热解毒。用甘露消毒丹加柴胡、青蒿。服本方 2 剂热退，诸症均愈。

秋季腹泻：惠伯先生每年秋冬季节在门诊及儿科病房均要治疗数十例秋季腹泻患儿。一般用甘露消毒丹加木瓜、石榴皮、地锦草、凤尾草；高热者再加青蒿、柴胡。服用 2～3 剂即泻止病愈，效果良好。

二、以方系病

在掌握辨证要点的基础上，惠伯先生更进一步倡导以方系病。以方系病，即异病同治。应该是证候基本相同，病机基本一致。甘露消毒丹，病机为湿温邪留气分，湿热并重。并指出同一疾病，有不同的证候类型；同一证候类型，可以见于不同的疾病。同一证候类型，即有相同的治法和方剂，所以异病能够同治。不同疾病的同一证候类型，虽然治法方剂相同，但疾病不同，可供选用的专药或优选药亦各有异。例如，上述病案所举伤寒，可加入黄连，以清热燥湿、泻火解毒；病变初期，大便秘结者，还可选加虎杖或大黄，以泄热通便。病毒性心肌炎，可加入玄参、金银花、当归、甘草（四妙勇安汤），以清热解毒、活血通络。临床观察四妙勇安汤有增加冠状动脉血流量、纠正心律失常，改善心功能的作用；如心动过速，还可加入苦参，苦参有抗快速心律失常作用；如气阴两虚，还可加入黄芪生脉散；病毒性心肌炎急性期过后（两周后），惠伯先生一般用黄芪生脉散、四妙勇安汤合方加减，以益气养阴、活血通络，兼以清热解毒，从西医学的观点看，即提高免疫功能、纠正心律失常、改善心功能、扫除原发病灶。传染性单核细胞增多症，可加入蝉蜕、僵蚕、姜黄、大黄，以疏风清热、活血通便。现代药理研究，蝉蜕、僵蚕有良好的抗病毒作用。病毒性肺炎，可加入麻黄、杏仁、蝉蜕、僵蚕，以疏风清热、宣肺止咳。秋季腹泻，可加入地锦草、凤尾草、木瓜、石榴皮，以清热解毒、化湿止泻。急性黄疸型肝炎，可加入板蓝根、虎杖或大黄；热毒重者还可再加龙胆，以清热解毒、利胆退黄。上述疾病，只要发热较高，均可加入青蒿、柴胡，此两味药与甘露消毒丹中黄芩配用，即取蒿芩清胆汤、小柴胡汤蒿芩、柴芩相配之意，具有良好的和解退热作用。

不同的疾病，只要证候基本相同，病机基本一致，是可采用同一方剂治疗的，但在运用同一方剂时，由于疾病不同，应参照中医理论，也可结合西医学知识，选用适合病情的专药或优选药，这样才能提高疗效。

[原载于：郑邦本，王光富．郑惠伯巧用甘露消毒丹．辽宁中医杂志，
1992（11）：7-8.]

郑惠伯治疗冠心病经验及体会

郑邦本　王光富

郑惠伯为四川省万县地区人民医院主任医师，对中医内科中的胸痹病（冠心病）有其独特的治疗经验。现将其运用加味四妙勇安汤治疗该病的经验及体会介绍于下。

1. 基础方剂

基础方：加味四妙勇安汤。组成：当归 30g，丹参 30g，玄参 30g，金银花 30g，甘草 30g。

本方具有益气养阴、活血化瘀、清热化痰、解痉止痛的功效。用于治疗冠心病胸闷，心绞痛，脉促、结或代等症。

中医学认为冠心病的基本病机可以概括为"本虚标实"。本虚即气、血、阴、阳的虚损；标实即气滞、血瘀、痰凝、湿阻。气血阴阳之虚，又可分为心气不足、气阴两虚、阴阳两虚、肝肾阴虚、阴虚阳亢等，气滞血瘀痰凝湿阻，又可分为血瘀气滞、痰浊壅塞、痰瘀交阻、水湿上泛等。冠心病的基本证型：轻者多为气虚（或气阴两虚）血瘀证，重者多属气虚（或气阴两虚）血瘀痰热证。但需动态观察，方能准确辨证。加味四妙勇安汤中的甘草、玄参益气养阴；当归、丹参养血活血化瘀；金银花、甘草清热化痰，五药配用，具有益气养阴、活血化瘀、清热化痰、解痉止痛的功效。另结合药理分析，该方可能包含了下述三个方面的作用：扩张血管，增加冠状动脉的血流量；疏通冠状动脉，防止粥样斑块的形成和促其消退；益气缓急，控制症状，减少缺血、缺氧对心脏的影响，延缓病情发展，有利于建立侧支循环。因此，临床运用本方治疗冠心病效果好。

2. 加减法　气虚甚者，加黄芪、党参；气阴两虚甚者，加黄芪、党参、麦冬、五味子；肝肾两虚者，加何首乌、枸杞子、女贞子、墨旱莲；阳虚寒凝者，加炮附子、肉桂；阴虚血热者，加生地黄、麦冬、牡丹皮、赤芍；血瘀心胸刺痛甚者，加蒲黄、五灵脂；痰浊壅滞者，加全瓜蒌、薤白、姜半夏、陈皮、葶苈子；痰瘀交阻者，加姜半夏、陈皮、益母草、郁金；食滞脘痞者，加山楂、莱菔子；水气凌心者，加桂枝、白术、茯苓；浮肿而小便不利者，加黄芪（30～50g）、白术、茯苓、桂枝；心悸脉率增快者，加生脉散、玉竹、生地黄、酸枣仁、龙骨、牡蛎；脉率减慢者，加淫羊藿、肉桂或麻黄附子细辛汤；脉结或代者，加苦参、灵芝，或炙甘草汤；血压高者，加钩藤、夏枯草、杜仲、桑寄生；血压低者，加红参、麦冬、五味子、肉桂、黄精；胆固醇或甘油三酯过高者，加决明子、山楂、泽泻。

心绞痛控制后，服用由"加味四妙勇安汤"为主组成的成药"舒心合剂"，1个月为1个疗程，3个疗程后，间断服药以巩固疗效。"舒心合剂"由当归、丹参、玄参、金银花、甘草、黄芪、党参、麦冬、五味子、川芎、红花、赤芍、降香、葛根、山楂、毛冬青、苏合香油组成。

3. 临床疗效　自 1965 年以来，惠伯先生在门诊和病房运用加味四妙勇安汤治疗冠心病胸闷、心绞痛取得了满意疗效。1980 年以后，参照 1979 年全国修订的冠心病诊断参考标准，对确诊为冠心病，而用本方加减治疗者共 163 例。其中男性 99 例，女性 64 例。年龄 38～85 岁，平均 58.2 岁。病程 1 年以内者 51 例，1 年以上 5 年以内者 98 例，5 年以上 10 年以内者 10 例，10 年以上者 4 例。

本组病例中，有心绞痛者 154 例，治疗后显效 91 例，改善 59 例，变化不明显 4 例，总有效率为 97.4%。

本组病例中，复查心电图 86 例，临床痊愈（心电图恢复正常）35 例，显效（心电图显著改善）21 例，有效（心电图有所改善）17 例，无效（心电图无改善）13 例，总有效率为 84.9%。从心电图判定疗效，本方对合并陈旧性心肌梗死、传导阻滞者心电图改善不理想；有效病例以 S-T 段下移、T 波改变的恢复及改善为佳。

4. 病案举例　黄某，男，56 岁。1983 年 3 月 4 日初诊。

患者自去冬以来，常感心悸，心前区闷痛。近半个月来心绞痛频发，痛引后背，胸闷，气短，舌质紫暗而干，脉细而结。心电图：V_5 导联 S-T 段压低 0.5～0.75mv，提示心肌损伤。

辨证：气阴两虚，心脉痹阻。

治法：益气养阴，活血化瘀，解痉止痛。

处方：加味四妙勇安汤化裁。

黄芪 30g，党参 15g，麦冬 10g，五味子 10g，当归 20g，玄参 20g，丹参 20g，金银花 20g，甘草 10g，红花 10g，川芎 10g，赤芍 15g，太阳草 10g，葛根 20g。

服上方 10 剂，症状减轻。改用"舒心合剂"继续治疗，症状逐渐消失，4 月 28 日心电图复查正常出院。随访观察 1 年，病情无反复，曾 3 次复查心电图均正常。

5. 体会　舌诊在冠心病的辨证中有重要意义。惠伯先生认为冠心病患者的舌质以暗红或淡暗、紫气、紫斑等紫舌多见。心绞痛愈剧烈，舌紫气愈深。暗红舌渐转红活，示脏气渐复。冠心病可以无苔，若有苔，可为白黄薄苔。正如岳美中所说，此等舌苔，一因阴邪踞阳位，不免表面阳化，二因阴浊逼胸中阴气上腾，也可使表面阳化，所以上罩薄黄滋润之苔，是即欲阳化而又无力祛除阴邪以廓清阳位，故见白黄苔，不可误为热象。一般情况下，苔不厚亦不腻，亦病情较轻；苔厚腻，示病情沉重。经治疗厚腻苔渐化者，为邪去之象征；厚腻苔久日不化，甚或加重，为邪深重之恶候。

治疗冠心病要处理好主要矛盾与次要矛盾的关系，方能提高疗效。惠伯先生主张按中医辨证，急则治标，缓则治本的原则施治。如曾治疗一冠心病患者，暑天外感发热，胸闷胸痛，心房颤动，脉促，服新加香薷饮、王氏清暑益气化裁，热退后，胸闷痛即缓解，脉促亦好转。又曾治疗多例胆囊炎、胆石症合并冠心病患者，用大柴胡汤加减，而使胆道症状和心绞痛同时控制。冠心病患者的一般兼证，处于次要矛盾地位时，则以治疗冠心病为主，用药时兼顾兼证即可。

参七粉和冠心双降丸的运用。冠心病见胸闷、胸痛，伴心悸、气短、乏力，舌质淡暗，脉细弱等气虚血瘀症状者，常服参七粉（红参、三七等份为末，每次3g，日2～3次，吞服，并视其病情轻重，适当调整用量）。惠伯先生对于冠心病气虚血瘀证病情较重者，常以参七粉配合加味四妙勇安汤治疗；病情稳定后，即单用参七粉巩固治疗。有数十例冠心病患者，长期间断服用参七粉，临床观察，效果较佳。

冠心病患者兼见血压和胆固醇高者，可配用"冠心双降丸"（自拟方：野菊花、何首乌、益母草、鱼腥草、槐花、青藤香、决明子、山楂、钩藤、葛根），效果亦较佳。

此外，加味四妙勇安汤用于治疗风心病、病毒性心肌炎，以及肝肾结石所致绞痛，均可收到满意效果。

[原载于：郑邦本，王光富. 郑惠伯治疗冠心病经验及体会. 实用中医药杂志，1993（2）2：5-6.]

读惠伯先生笔记有感

蒋 飞

为写惠伯先生的医集，我反复读其笔记，思维如涓涓细流，渐渐汇成江河奔腾，有感，遂择其中一二以记之。

一、也谈读中医典籍

学中医不易，原因之一，需要读诸多典籍。中医药之历史，源远流长，中医药之典籍，汗牛充栋。

不读典籍，难称中医，那跨越千年的历史，经验积淀成文字，中医药的灵魂，就在这典籍中流淌。一代又一代中医人，不断从中汲取营养。

如何读典籍，又确需一番思量。

任何学习，都不可能掌握所有知识，所以学习是有方向的。读中医典籍亦然。若无方向，就如一头扎进大海，放眼望去四周海茫茫。庄子云："吾生也有涯，而知也无涯。"虽然我们说要一直学，不断学，但学习时间总是有限的。郑惠伯先生幼时，就开始背诵《内经》《难经》及方剂、中药等内容，不少条文，多年后仍历历在目，以经解经，信手拈来。同窗李重人等，也是如此。

然而，现在不少学中医的人读典籍，是从大学时段才开始的，换句话说，从小就开始读典籍的，或者说花在典籍上的时间，越来越少了。

学习中医药读典籍，第一件事是建立框架。

首先要读的书是《内经》，此书的横空出世（也许当时还有其他伟大的医书，可惜我们看不到了），奠定的了整个中医学的理论基础，阴阳五行、生克变化、脏腑经络、五运六气、预防保健、望闻问切，全在书里。《难经》另有发挥和补充。《伤寒杂病论》比较系统地建立了辨证论治的体系，并有大量体现其思维的方剂。这些都是不可回避，老生常谈的书籍，于此不详论。推荐读一读《医宗金鉴》，它是一部集理法方药于一体的好书籍。

第二件事是分广精。

广读可读目录学，郑惠伯先生年轻时，在其父指导大量涉猎目录学，如《四库全书总目提要》《书目答问》《医学读书志》《中国医学大成总目提要》《四部总录·医药编》等。从目录学入手，从而知道各书的大概内容，时至今日，使用电脑检索更为便捷。避免以管窥天，克服孤陋寡闻，再根据自己研究需要，选择精读部分。

至于具体精读哪些书，每个人并不一样。如前说所，每个医生不可能识得所有病，也不可能治好天下所有病，中医里面学说、派别林林总总，各有所长，读典籍也就各有侧重。一些构建体系的书，或者针对某一问题详细阐述的书，是值得精读的。例如，郑惠伯先生在 1949 年前学习温病的过程中，逐渐认识到伏气温病，虽然有多本书提及，但系统阐述伏气温病的，当数何廉臣的《重订广温热论》，细读此书，对理解、治疗伏气温病事半功倍。

另一种精读，是针对某一知识点的比较式精读。比如"下法"这种治疗方法，从《内经》"其下者，引而竭之，中满者，泻之于内"，到张仲景制定的 31 个泻下方剂，以及刘河间、张子和、吴又可、吴鞠通等对下法均有论述及方药，将此部分内容挑选出来，通过比较、精读、理解，往往会有所启迪。郑惠伯先生通过这个过程，不仅在外感温热病中常用下法，而且在危重急症中，亦常配有下法。小儿肺炎、重症肝炎、尿毒症、脑血管意外等，在辨证基础上加用下法后，能转危为安，能提高和巩固疗效。

第三件事明辨是非。

先贤受多因素影响，其著作良莠不齐，古人不是神人，也有犯错的时候。中医典籍里面，可能一部分是有独到见解的，有些也不是对的。如古人调侃：《医林改错》，越改越错，但就这样一本很多错误的书，其活血化瘀的部分，却闪耀着真知灼见，直到现在对临床有深刻的指导意义。

第四件事重实用。

读中医学典籍不是为了附庸风雅，而是为了临床防治疾病，解决实际问题，因而，实用性就特别重要。

世间万事万物，都在发展变化中，疾病谱也在不断变化中。过去有效的，现在不一定有效。惠伯先生初临床时，瘟疫流行，先喜用仲景方，但效果并不显，换用温病方剂后，临床效果甚佳，这个时段对先生来说，读温病典籍是最实用的。治疗方法随着时代变化，过去有效的，现在可能已有新的更好的方法。我们就不应当纠结于"古法"而执偏。

实用还是辨是非的重要手段。无论典籍中说得如何，在临床应用中如不能得到验证，皆属不实用者。

第五件事是融会贯通，"得意忘形"。

古人说：审查于物，别异比类，慧然夺悟。可见整个的中医学习中理解领悟十分重要。典籍里的内容，在我们没理解之前，都不是属于自己的。我们从典籍里汲取知识，这些知识在脑海里辗转酝酿，在临床上反复实践，终将融会贯通。具体的某个知识点从哪里来，不再重要，它们都在自己的知识框架知识体系里了，是谓得其意而忘其形。

此外，若有闲暇，不妨读一读与典籍同时代的其他书籍，对理解中医典籍里的字词意等还是有帮助的。

一翻典籍，神会先贤，学以致用，广读精选，之所以看得更远，是因为站在巨人之肩。

二、直面西医，发展岐黄

不仅仅是像惠伯先生他们那一代中医人，也许将来几代人，甚至很多代中医人，都不得不面对一个值得思考的问题：西医。

我不是来讨论中医存废问题，也不是竭力证明中医应当存在的依据，而是讨论当我们在中西医并存的这样一个客观现实中，个人的一些看法。

中医和西医在一些问题上，还是有共同点的。大家都知道解剖学对西医的重要性，当我们翻开《灵枢·经水》："若夫八尺之士，皮肉在此，外可度量切循而得之，其死可解剖而视之。"又如《灵枢·肠胃》的描述，按比例计算与今天的解剖结果是基本符合的。在病因学方面，吴又可等对"戾气"的论述及针对性治疗，与当今病原微生物及抗菌药物是何其相似。每当我在课堂上对学生讲到"冠心病、胰腺炎、肝硬化、糖尿病"等发病时，脑海里常常闪过"饮食有节，起居有常，不妄作劳……以酒为浆，以妄为常"。在治疗上，中医对水肿的治疗法则是"开鬼门，洁净府"，尤其是洁净府，与西医利尿有异曲同工之妙。

中医和西医有共同之处，是因为无论是中医还是西医，当面对具体患者的时候，虽然主观思维过程不一样，但面对的客观存在是相同的。

当然，中医和西医因为主观思维的不一致，表现出来诸多不同。中医发展成这个样子，有其沉重的历史原因。如果麻沸散不失传，也许中医的外科是另一番景象，如果能坚持《内经》里的解剖理念，也许不会有那么多的揣测和形而上。然而，历史不能假设，时光不能逆转，中医，就成了现在这个样子。

我们能够做些什么，也许更为重要。我们不能也不可能让西医消失，那我们能做的就只能是发展中医了。

1. 心理上不能狂妄自大，也不能妄自菲薄　不要去藐视西医，西医也在不断发展，而且速度很快。当我们放眼看世界，就不会狂妄自大。

也不要妄自菲薄，中医在历史的长河中一路而来，自有其辉煌。当代用下法治疗胰腺炎、用砒霜治疗白血病、青蒿素治疟疾，这些都是了不起的中医的成就。惠伯老先生在临床上用中医处理急症，比如有些高热，用包括抗生素在内的西药无效者，投以中药、迅速见效。

2. 摆正心态后，方法手段也应改善　先举个例子，以前人们出行用马车，后来用汽车，现在还可以用高铁、飞机。随着时代的发展，出行的方法和手段都越来越多，我们研究、发展中医的方法手段难道不应该提高吗？展开来说太宽泛，结合个人的学习和在实际工作中的谈两个问题。

（1）统计学　当下自然科学研究主要看数据，经过统计学检验过的数据。20 世纪 70 年代惠伯先生在临床做肺炎合剂的研究时，为了证明中药对小儿肺炎有效，就使用了对照及统计学处理。中医药要发展壮大、影响世界，要么按照世界通行的标准，要么自己拿出一套标准，并让世界认可。统计学问题实际是评价标准的一个方面。

（2）对当代物理、化学方法的应用　这些好像被自动默认为西医了。其实不然，拿显微镜来说，它只是一种工具，西医可以用，中医为什么不能用？用了显微镜观察结果的中医就不是中医了？张锡纯、何廉臣他们都是先行者啊。

以前当医生，患者来了，望闻问切，一支笔一张纸就可以了。现在不行了，患者完全可能拿一个验血或者照片单的报告结果，你说：我是中医，不需要报告单。这在当今能行吗？

实际上当我们回顾中医的发展史，先贤们把他们能够认知、收集到的信息都逐渐纳入了中医的体系里面，在他们那个时代，可被感知到的信息都可以纳入体系进行分析，指导治疗。然而，现代对整个疾病的认识，已经超出了那个时代。能不能把当代对疾病的认识纳入传统的中医体系里面去，如何纳入，都涉及中医理论的自身发展。

3. 穷则变　中医理论的发展，一直都是一个大的问题。现在的中医理论如何发展，讨论和争论都十分多，但并没有达成多少共识。什么是发展，我们不妨以他山之石可以攻玉的心态来参看西医：某个病发病原因或过程有了新的认识，预防、治疗有了新的方法和手段，都是发展。

现在中医理论面临的最大问题之一是：我们的认知已经有一部分超过了传统理论的范围。要解决只有两条路：

一是尝试用传统的理论合理地解释新的认知内容，并在科研和实践中证实。现在做得更多的可能是这条路，比如微观辨证提出。又比如我们在临床上解释蛋白尿：脾肾气虚、精微下注。

二是新创理论来解释，就如同当年温病对发热性疾病的发病原因和治疗都提出了新的、行之有效的见解一样。

无论怎么做，都将是一条铺满荆棘之路。

4. 中药之殇　如果是理论是中医的枪，那中药就是中医的子弹，接下来讨论一下中药发展的问题。

目前中药方面的研究发展，还是精彩纷呈，比理论方面发展要好一些。得益于现代研究手段，从单药成分到复方，从基础到临床，各类研究都很多，可还是有一些问题没能解决。

（1）中药的毒理问题　包括两个方面：一方面是要弄清楚中药的毒性，不是说中医不重视，回顾《神农本草经》，里面就充分体现了重视毒性，限于当时的科技水平，认识有限，现在，诸如含马兜铃酸中药对肾脏的影响，不断提示弄清楚中药毒副反应的必要性。另一个方面是不能因为毒副作用就不用，正如郑钦安在《医法圆通》中指出："用药一道关系生死，原不可以执方，亦不可执药，贵在认证之有实据耳……病之当服，附子、大黄、砒霜皆是至宝；病人不当服，人参、黄芪、鹿茸、枸杞子，都是砒霜。"西药也是有毒副作用的。认为中药无副作用是错误的，关键在于我们至少第一步要弄清楚常用中药的毒副反应。

与此相关的是中药的有效成分问题，估计很长时间内都无法完全明晰。

（2）中药剂型问题　传统的中药以煎剂为主，服药方式以口服为主。现在的生活节奏快了，熬药这一过程让一些人，尤其是年轻人不喜欢。成药是一种变革，但成药不能体现中药加减变化的特点。剂型若能改革，更加便于携带服用，惠伯老先生将验方制成肺炎合剂，也涉及携带服用的问题。现在有个别地方尝试直接送煎剂上门，或者做成类似冲剂的颗粒，应当都是一些好方法。能否适应现代工作生活节奏，实际上涉及需求，谁解决需求，谁拥有将来。

（3）中药来源问题　斗转星移，有的药没了，比如清心热十分强悍的犀牛角，现在只能用有点臭烘烘的水牛角替代。有替代的还算好的，有的快被整绝了种，比如穿山甲，有的价格被炒上了天，比如冬虫夏草，严重影响了临床应用。涸泽而渔、焚林而猎，向来都是饮鸩止渴之道。传统药源越来越少，希望规模化种植或饲养能保证中药来源。个别贵重特殊的中药能不能考虑通过实验室合成。

5. 传承问题　所有的事，没人来做，终归一场空。对中医后备人才的培养，是发展中医的重中之重。每年从院校毕业的人还是不少的，后来扎根中医的有多少，大家看一看自己的同学就心知肚明了。

自幼习中医的人现几乎绝迹，院校的培养只能看作是一个基本培养，要在临床上站稳，体现出特色，还是要跟师学习。

现在学习中医，不但要学习中医的传统中医理论知识，还要掌握科研思维和实验手段。设计合理的研究，详实的数据，会为中医发展提供强力支撑。

先生在培养其学术继承人的过程中曾要求：熟读背诵中医经典文集；多见大病重病；养成随手记录、分析反思的习惯。不少后学者从这些要求中受益，现记录于此。

先时针药不分家，如《伤寒》载"先刺风池、风府，却与桂枝汤则愈"，现在针灸相对独立了，个人对针灸认识不深，故不言。

自西医传入以来，每过一段时间，就会有废除中医的声音冒出来，当然，到目前为止都没有真正得逞过，这却从另一个角度为中医自身发展敲响了警钟，路漫漫其修远兮，所有中医人都得上下而求索。

年　谱

1914 年 10 月 6 日　　生于原四川省奉节县（现重庆奉节）永安镇，祖籍四川
　　　　　　　　　　成都。

1920 年　　自幼随父学文同时习医。其父郑仲宾，少时师承郑钦安，后毕业
　　　　　于京师大学堂，医文并茂，川东儒医，曾受朱左文聘请，于奉节
　　　　　创办"昭文私塾"并任教。

1924 年　　入昭文私塾学习国文、数学、英语、博物（自然）、医学，与李
　　　　　重人（曾任北京中医学院副教务长，全国著名中医学家、中医教
　　　　　育家）、向蛰苏（曾在湖北中医学院任教）等同窗。

1931 年　　重庆针灸医院学习一年，同时受业江苏承淡安函授针灸，与龚志
　　　　　贤、熊雨田、唐阳春等同窗。被当时政府考试院录取为中医师。

1932 年　　悬壶奉节县。参加慈善机构"济贫药局"义诊三年，同时拜李建
　　　　　之（李重人之父亲，擅长温病）先生为师，学医三年。当时，时
　　　　　有疫症流行，从而开始了对温病急症的临床探索和经验积累。

1934 年　　参与创建中医药馆"泰和祥"并设医于此。被李重人创办的《起
　　　　　华中医杂志》聘为编委，并发表《疫痘汇参》《痨病灸》等论文。

1939 年　　躲避日军空袭，避难奉节安坪乡行医。

1951 年　　任奉节县中西医卫生工作者协会主任委员。参加川东卫生行政干
　　　　　部训练班学习。

1955 年　　任奉节县城关镇一、二联合诊所所长。当选为奉节县人民委员。

1956 年　　奉调万县专区医院（重庆大学附属三峡医院前身）参与组建中医
　　　　　科，建立和完善了综合性医院中医工作体系，为医院中医工作奠
　　　　　定了坚实基础。其间于夜大系统学习西医三年。长期参与病房危
　　　　　急重症和感染性疾病的中医诊疗及科研。逐渐形成了辨治温病，
　　　　　分清温热湿热属性；祛邪救正，先发制病；以方辨证，以法创方；
　　　　　重视药理，西为中用；细心辨证，尤重舌诊的学术思想。并将卫
　　　　　气营血辨证应用于内科发热。

1957 年　　创立郑氏虎挣散治疗骨结核。

1960 年　　提出血小板减少的中医辨证论治。

1965 年　　自拟加味四妙勇安汤治疗冠心病。

1977 年　　广泛运用"釜底抽薪"法救治急、慢性肾功能衰竭。自拟"肺炎合剂"治疗肺炎、急性支气管炎，医院中药科制剂室将之制成合剂，自 1978～2005 年供院内门诊和病房使用，常常供不应求，深受广大中西同仁和社会群众的信赖和欢迎，收到明显的社会效益和经济效益。

1978 年　　被授予中医主任医师职称。

1979 年　　任四川省中医学会理事。

1981 年　　运用清热凉血、活血化瘀、通里攻下、开窍醒脑法成功抢救重症肝炎。

1982 年　　任《四川中医》编委。

1985 年　　任农工民主党四川省万县市临时领导小组主任委员，筹委会主任委员。

1986 年　　任农工民主党四川省万县市第一届委员会主任委员。

1991 年　　由人事部、卫生部、国家中医管理局确定为首批全国老中医药专家学术经验继承工作指导老师，学生：郑邦本、王光富。

1993 年　　享受国务院政府特殊津贴待遇。

2003 年　　病故。自 1932 年步入医林至 2003 年的七十一春秋中，从未间断临床实践和中医学术研究，数十年如一日，唯以发古创新，解除人民的疾苦为己任。

后 记

一直犹豫要不要写一段后记。庚子岁长夏，全书书稿初成，有感一些内容前不能尽，遂做后记。

惠伯先生仙逝于 2003 年，我是 2007 年毕业后方来万州参加工作，之前虽对先生有耳闻，但未有机会当面聆听教诲。作为《郑惠伯医集》的执笔，确属岳父母提携，常惴惴然，恐有负所托，不能尽现先生之光华。

据悉曾有多次机会出版惠伯先生的专辑，因种种原因未能成集。后读先生手书自传末尾："希有生之年，出一本书"时，不觉两眼潸然。幸得中国中医药出版社拟出《郑氏三杰中医学术经验丛书》，获"夔门郑氏温病流派"的全力支持，耗时 5 年有余，终得书成。

当初受命，前往图书馆学习已出版的类似医集后，由岳父王光富先生提议，我们定下了"简赘述、明思路、重临床、可重复、易阅读"的整理思路。

收集资料过程是烦琐的。可喜的是先生未公开发表的大多数资料保存完好。如不少病案的按语，都是先生当年亲笔手书，为后来的整理奠定了很好的基础。本书的关键理念部分，均由顾问委员会讨论指导。他们均是当年受先生亲自指导并长期工作于临床一线的专家教授，也是将郑氏温病流派发扬光大的关键人物，集中讨论，以避免偏离或歪曲先生本意。

寒来暑往，增减改删，部分内容，易稿不下数十次。尤忆岳父，花甲之年，还和我一同为此书熬夜过子时。本书的编者们，为此书的编撰、整理、校对，也做出了大量工作。

在整理的过程中，我们舍去了以下内容：有现实临床指导意义但还没能提取归纳成熟的内容；尚未找到强力证据帮助理解的一些观点；分歧较大的部分。我们将继续收集整理资料，若能形成相对完整支撑，将于再版时补入。

因书中时间跨度较大，不同年代的文章格式、写法不尽相同，为避免修旧如新，尽量保留了当初的模样，加以说明或按语。部分实验室检查项目现在未再使用或已发生了变化，由原三峡中心医院检验科主任王长本先生做了校对，在书中作了说明，以方便读者理解。惠伯先生来万州后所在的医院名称多次变更，据其官网称：1951 年为万县专区人民医院，1979 年改为万县地区人民医院，1993 年改为万县市中心人民医院，1998 年改为重庆三峡中心医院。在本书的编写过程中，2020 年医院改名为重庆大学附属三峡医院，同时保留重庆三峡中心医院的名称。

先生所处的年代，西医和今天相比较是有很大差距了，部分内容涉及西医学知识，望读者以发展变化的眼光看待此部分内容。一家之言，总有部分和大众的、教材上的不一致，读者需结合自身实际，以批判的态度去取舍。

经验方剂中的绝大多数都是经过长时间检验和大量应用的，望读者能有所收获，若能进一步用当下的科研方法、手段进行临床的或基础的研究，我们乐见之。毕竟中医的循证医学证据方面显得薄弱。书中所及任何方法、药物的选择和剂量，在实际临床应用中都务必遵循最新的法律法规及相关要求。

目前的西医学分科越来越细，中医学也受其影响，每个医生的诊治领域相对局限，和当年惠伯先生内外妇儿通治的情况有所不同。但我们不希望先生宝贵经验因分科而失传，而且现在的师徒早就不局限在血缘范围，故希望这本书载的内容，如同种子撒向杏林。

随着全科医学和整合医学的发展，期望中医药有更好的未来。

以此，作为后记。

重庆三峡医药高等专科学校附属医院科教部主任、肾病科主任　蒋飞

2022 年 10 月